Coordination

姿勢と歩行
協調からひも解く

樋口貴広・建内宏重・著

Interaction

三輪書店

はじめに

　姿勢と歩行の制御を理解するためのアプローチ方法は，実にさまざまである．本書では，2人の筆者が「協調する身体」をキーワードとして，姿勢と歩行（主として立位姿勢）の制御，そしてその障害について解説する．建内宏重は「身体内部の協調」，すなわち筋骨格系における要素間の協同作業という切り口から解説をする．樋口貴広は「中枢・身体・環境の協調」，すなわち中枢神経系・筋骨格系・環境の循環的関係に基づく動きの調整という切り口から解説する．

　協調とは，辞書的にいえば，立場や役割の異なるものどうしが互いに協力し合うことを意味する．身体運動に関する研究領域においては，特に筋骨格系の要素間の連携を示す際には，「協調」よりも「協同（コーディネーション）」という言葉が使用される．本書では，複数の要素が互いに協力し合うという意味に加えて，その結果として動きが柔軟に「調整」されるという意味を含める意味で，"調"を含める「協調」をキーワードとした．

　協調に着目するということは，姿勢と歩行を構成する各要素に着目するのではなく，それらの要素が全体として，どのように振る舞うかに着目することを意味する．一般に，ものごとの本質に迫るには，ミクロな視点とマクロな視点の両面から，丹念に吟味していく必要がある．ミクロな視点とは，例えば対象となるものごとを構成する個々の要素について，その詳細を厳密に理解しようとする視点である．姿勢や歩行についていえば，それを形づくる筋骨格系の要素一つひとつを詳細に理解することであり，さらには筋骨格系の振る舞いを決定する中枢神経系の個々の働きを詳細に理解することである．

　たった一つの筋肉や関節をとってみても，それ自体の全貌を明らかにしようとすれば，解剖学，生体力学，生理学といった，さまざまな視点からの理解が必要であり，決して一筋縄にはいかない．きわめようとすればす

るほど，個々の構成要素の探求それ自体に，膨大な時間がかかる．研究領域では，複雑な現象を単純で要素的な単位に分解して明らかにしようとする考え方を，要素主義，もしくは要素還元主義という．対象物を厳密に捉えようとする研究の特性上，要素還元主義的な研究が多いことは，決して不思議なことではない．要素還元主義的なものごとの捉え方が，厳密性という意味で多くの人に好まれるということは，リハビリテーション領域のように実践知が求められる領域においても，同じことである．

　しかしながら，姿勢や歩行の制御の全貌を明らかにしようと思えば，自ずとマクロな視点での観察も必要になる．というのも，姿勢や歩行を形づくる筋骨格系の振る舞いは実に多様であり，その振る舞いの仕組みが，必ずしも個々の構成要素の中に埋め込まれてはいないからである．

　今，銃で的の中心を狙う動作を考えてみる（上肢の動きが主役であるものの，立位姿勢の制御が重要な役割をもつ）．的の中心を正確に射抜くためには，できるだけ銃口の揺れを止める必要がある．最もシンプルに思われる制御は，上肢がまったく動かないように固めてしまうことかもしれない．確かに，銃を構える上肢の姿勢に関わる主導筋と拮抗筋の共収縮を利用すれば，こうした「固い」制御も可能であろう．しかしながら，生体のもつゆらぎの特性を考慮すると，こうした固い制御は，必ずしも銃口の安定性を保証しない．生体には，心臓の拍動や呼吸，神経系のゆらぎなど，内部環境としての変動の要因がある．さらに，屋外では風向きや路面状況といった外部環境の変動の要因も加わる．固い制御の場合，身体基部がほんのわずかに揺らぐだけで，その揺れが末部に伝わり，銃口が大きく揺らいでしまう．つまり固い制御は，不可避な変動との共存を強いられる生体の制御には不向きなのである．

　実際，熟練者はこうした固い制御をしていない．熟練者は手首と肩の関節の動きに，協応（協調）構造をつくり，銃口に近い手首の揺れを，肩関節の動きで相殺している[1]．つまり，動きを固めるのではなく，積極的かつ協応的に動かすことで，揺れをキャンセルできる関係性を築いているのである．さらにこの上肢の動きは，体幹や下肢との動きとも協応関係を築き，

揺れを最小限にとどめる機構を実現させている．

　水族館にいるオットセイがボールを鼻の上にのせて落とさないようにコントロールしている時や，われわれが広げた手のひらの上にホウキのような長い棒をのせ，倒れないように維持しようとする時には，オットセイの頭やわれわれの手が，常に意味のある揺れ方をしていることに気づくであろう．つまり，身体が機能的に動くことで，かえって棒やボールの挙動が安定するのである．しばしば，「静止」立位とも表現されるわれわれの立位姿勢ですら，実際には静止しておらず，機能的に揺らぐことで動的にバランスを保っている．こうした制御の仕組みは，筋骨格系の個々の要素だけに着目していては，必ずしもみえてこない．筋骨格系の要素間の振る舞いという，少しマクロな視点で動きを観察することにより，はじめて明らかになる特性である．

　筋骨格系の要素間の振る舞いを理解することは，リハビリテーションを考えるうえでも多くの示唆を与える．コンピューターシミュレーションに基づく研究によれば，できるだけ最小の筋力発揮で椅子から立ち上がろうとする時，股関節と膝関節が協調する[2]．股関節を動かすための筋力発揮を最小にして立ち上がるためには，膝関節を動かすための筋力発揮を増加させればよい．逆に，膝関節を動かすための筋力発揮を最小にして立ち上がるためには，股関節を動かすための筋力発揮を増加させればよい．この際，足関節はあまり関与しない．つまり，身体に負担をかけずに椅子から立ち上がるためには，股関節と膝関節を協調させることが，一つの目標となる．膝関節の動きに痛みを伴う患者に対しては，少なくとも痛みが改善されるまでの一定期間においては，股関節の動きを主体とした立ち上がり動作をアドバイスすることも有益であろう．

　さらに，もう少しマクロな視点でみれば，姿勢や歩行は，中枢神経系，筋骨格系，そして環境という，三者間の協調（循環的関係）により形づくられるという見方もできる．立位姿勢の維持であれ歩行であれ，それ自体は中枢神経系の司令に基づく筋骨格系の振る舞いである．しかし，だからといって筋骨格系が中枢神経系に隷属的に支配されているという関係には

ない．歩行では，振り出した下肢が環境に作用することで，さまざまな感覚情報が生起する．中枢神経系は，この感覚情報を受容することで状況を把握し，事後の司令内容を微調整する結果，常に安定したバランスを維持することができる．このようにみれば，むしろ筋骨格系と環境の相互作用こそが，中枢神経系の司令を形づくっているといっても過言でない側面がある．

　われわれの姿勢や歩行はあまりにも柔軟であり，さまざまな変化に即応できる．中枢神経系があらかじめその動きのパターンのすべてを決めておき，それを忠実に実行するというスタイルでは，こうした柔軟な動きの制御はできない．あらゆる状況で最適に制御するためには，状況に応じた調整，すなわち環境との協調という要素が欠かせない．このように考えれば，運動を学習することとは，単に全身の動かし方（コーディネーション）を体得するだけでなく，環境に対してどのように作用するかを学ぶことともいえる．例えば，安全でバリアフリーな環境のもとで，自立した歩行を獲得できたとしよう．身体と環境の相互作用という考え方に基づけば，このことは必ずしも，「いかなる場面でも汎用化できる歩行能力を獲得できた」ということを意味しない．平坦で摩擦係数が一定な路面環境で，下肢をどのように動かしてバランスを維持するかを学習しているにすぎない．デコボコした道や滑りやすい道，または人混みなど，実生活における多様な歩行環境においても，転倒せずに歩行できるのかどうかは，また別問題である．こうした知見は，リハビリテーションにおける環境設定の重要性を示唆する．

　こうした背景を踏まえ，本書では「協調」というキーワードのもと，2人の筆者がそれぞれの専門性を活かして，姿勢や歩行の制御，およびその障害について概説する．第1部では，建内が，筋骨格系の各要素が具体的にどのように協調し，姿勢や歩行を支えているのかについて解説する．続いて第2部では，樋口が，中枢神経系，筋骨格系，そして環境の相互作用によって，どのような協調関係が生まれ，姿勢や歩行が形づくられるのかについて解説する．

本書の執筆にあたり，2人の筆者はいずれも，できるだけ自分の専門性に特化して内容を精選し，執筆することを心がけた．筋骨格系の個々の構成要素の知識など，姿勢や歩行の制御の理解に必要な知識を網羅的に含めた場合，本書の主眼である「協調する身体」をキーワードとした，マクロな視点に基づく姿勢と歩行の理解という特徴が薄れてしまうためである．本書を手に取られた読者諸氏においては，姿勢や歩行を知るための王道的な，運動学的知識を得るというスタンスではなく，協調という観点で姿勢や歩行をみつめなおすというスタンスで楽しんでいただきたい．

筆者を代表して　樋口貴広

文　献

1) Tuller B, et al：The Bernsterin percpective：Ⅱ. The concept of muscle linkage or coordinative structure. Kelso JAS (ed)：*Human motor behavior—An introduction.* Lawrence Erlbaum Associates, Hillsdale, 1982, pp253-270
2) 吉岡伸輔：椅子立ち上がり動作における複数関節と複数筋の機能協調．体育の科学　**63**：435-440，2013

目 次

第1部 身体内部の協調 ……………………………… 建内宏重

第1章 姿勢制御

第1節 ヒトの姿勢の力学的平衡
- **上半身と下半身との協調関係** 2
  - 脊柱の矢状面バランス 2
  - 協調する上半身と下半身のアライメント 4
- **身体重心制御の優位性** 6
  - 支持基底面と身体重心 6
  - 加齢による姿勢アライメントの変化 7
  - クリニカルヒント 姿勢制御反応を利用して重心位置を変える 12
  - 重心線と身体各部位との位置関係 13
  - 重心と股関節中心による姿勢の調整 14
  - クリニカルヒント 重心線と股関節中心の一致について 15
- **姿勢の分類について** 16
  - 脊柱アライメントからみた分類 16
  - 脊柱全体のバランスからみた分類 18

第2節 身体各部位のアライメントの協調関係
- **頭部・脊柱・骨盤アライメントの協調関係** 20
  - 頭部・頸椎・胸椎の協調関係 20
  - 骨盤・仙骨・腰椎の協調関係 20
  - クリニカルヒント 骨盤アライメントの評価について 23
- **下肢アライメントの協調関係** 24
  - 協調する骨盤・下肢アライメント 24
  - クリニカルヒント 大腿骨前捻角の評価について 28
  - 協調する足部内部のアライメント 29
- **内在する姿勢の偏りとねじれ** 31
  - 内在する姿勢の偏り 31
  - 内在する脊椎の回旋 33

第3節　安定化機構の協調関係

◆ 脊柱における安定化機構　36
　脊柱における能動的システムと受動的システム　36
　屈曲弛緩現象　37
　座位姿勢における安定化機構　39
　　クリニカルヒント　能動的システムを機能させた座位を獲得するために　43

◆ 足部における安定化機構　44
　足部における受動的システムの重要性　44
　足部における能動的システムの役割　45

◆ 腸脛靱帯という組織　49
　腸脛靱帯と周辺組織の連結　49
　腸脛靱帯の張力増加による影響　49
　受動的システムとしての腸脛靱帯　53
　　クリニカルヒント　受動的・能動的システムを意識した運動　57

第4節　運動連鎖と姿勢制御

◆ 荷重下での運動連鎖　59
　運動連鎖とは何か　59
　足部と脛骨間の強い関係性　60
　足部からの運動連鎖　61
　骨盤からの運動連鎖　63
　協調する脊柱の三次元的運動　66
　脊柱アライメントと肩甲骨運動との関係性　67

◆ 運動連鎖と姿勢制御の協調関係　70
　足部回内が引き起こす運動連鎖と姿勢制御　70
　胸郭と脊柱間の関係性と姿勢制御　72
　　クリニカルヒント　胸郭変位と脊柱アライメントの関係性からの臨床的示唆　74
　姿勢制御の優位性　75
　足底荷重位置と身体アライメントとの関係性　76
　　クリニカルヒント　トレンデレンブルグ徴候の改善のために　77

第2章　歩行制御

第1節　受動的制御と能動的制御

◆ ヒトの歩行制御について　88
　ヒトの歩行の神経機構　88

受動的歩行とは　89
　　　歩行の安定性における受動的・能動的制御　93
　◆ **受動的弾性による歩行制御**　95
　　　受動的弾性とは　95
　　　歩行における受動的弾性の利用　98
　　　障害による受動的・能動的制御の変化　101
　　　クリニカルヒント　股関節における受動的弾性の活用のために　102

第2節　筋の機能的協調関係
　◆ **ダイナミックカップリング**　105
　　　筋張力の発揮が引き起こすこと　105
　　　荷重位での筋張力の伝達　107
　　　クリニカルヒント　抗重力位での股関節・膝関節伸展を促すために　109
　◆ **大腿直筋の機能的作用**　110
　　　大腿直筋は股関節伸展筋？　110
　　　歩行における大腿直筋の作用　114
　　　クリニカルヒント　stiff-knee gait を改善するために　115
　◆ **筋の機能的なつながりの強さ**　116
　　　筋張力の低下に対する代償からわかること　116
　　　歩行における筋間の関係性　117

第3節　身体各部位の協調関係
　◆ **下肢における協調関係**　120
　　　下肢関節・体節間の協調関係　120
　　　足部の内部における協調関係　124
　　　足関節と股関節間の運動力学的協調関係　126
　　　クリニカルヒント　足関節底屈筋から股関節屈筋へのシフト　130
　◆ **骨盤と胸郭間の協調関係**　132
　　　骨盤と胸郭の運動位相差　132
　　　骨盤と胸郭間の協調関係の異常　134
　◆ **歩行制御における上肢の役割**　135
　　　なぜヒトは歩行中に腕を振るのか　135
　　　腕の振りの受動的・能動的制御　136
　　　クリニカルヒント　胸椎と胸郭の可動性改善や腕の振りから歩行を変える　138

第2部　中枢・身体・環境の協調　　　　　樋口貴広

第3章　理論的枠組み

第1節　3つの視点
- ◆ 一貫した動作結果を生み出す柔軟な動き　146
  - 型にはまらない柔軟性　146
  - 歩行の柔軟性　147
  - Bernstein の教え　150
  - 柔軟な動きを支える2つの調整システム　151
- ◆ 協調がもたらす現象　153
  - 脳波と筋電図にみる中枢と身体の協調　153
  - 学習の特殊性にみる身体と環境の協調　154
  - アメリカンフットボール選手における学習の特殊性　156
  - 運動学習の転移　160
  - 多様性練習　161
  - クリニカルヒント　「環境の知覚の身体性」に配慮した運動支援　163
- ◆ 認知的側面　164
  - 姿勢と歩行は自動運動か　164
  - 経験や認識に基づく調整　166
  - 障害の認知的側面　168

第2節　協調の背景
- ◆ 運動の自由度　170
  - 運動の自由度とは　170
  - シナジー　171
  - 運動障害とシナジー　173
- ◆ 環境との協調　174
  - 生態心理学の発想　174
  - アフォーダンス　176
  - アフォーダンスを知覚する脳部位？　177
  - 麻痺があってもアフォーダンスは知覚できるのか　179
  - 行為選択力―行為境界の主観的判断　180
  - 高齢者の行為選択力　182
  - クリニカルヒント　行為選択力を磨くには　183

第4章　姿勢制御

第1節　姿勢の知覚制御

◆ 3つの感覚情報に基づく姿勢制御　190
- ヒトの立位姿勢の特性　190
- 定位―3つの方略　191
  - クリニカルヒント　定位の3方略と転倒危険性　193
- 姿勢動揺量に基づく平衡の評価　194
  - クリニカルヒント　姿勢動揺量に基づきバランスを評価するにあたって　197
- 感覚情報に対する重みづけ調整　198

◆ 視覚と姿勢制御　202
- さまざまな視覚特性と姿勢制御　202
- 壁の動きに応答する姿勢　205
- 視環境の変化に弱い高齢者　208

◆ 体性感覚と姿勢制御　212
- 下肢の体性感覚と姿勢制御　212
- 体性感覚情報に対する重みづけ調整①―変化に対する迅速な再調整　217
- 体性感覚情報に対する重みづけ調整②―スポーツ選手にみる学習の特殊性　219
  - クリニカルヒント　感覚情報の重みづけ調整―個人差の問題　221
- ライトタッチ―指先接触がもたらす立位姿勢の安定　221

◆ 前庭感覚と姿勢制御　224
- 前庭感覚の機能　224
- 前庭感覚と姿勢制御　226
  - クリニカルヒント　前庭機能喪失者に対するリハビリテーション　229

第2節　姿勢の認知制御

◆ 注意と姿勢制御　230
- デュアルタスク条件下での姿勢制御　230
- posture-first strategy―高齢者の特徴　232
- デュアルタスク条件下での評価は，高齢者の転倒危険性を予測できるか　233
- 杖を持つことのデュアルタスク性　234
- 身体内部への注意，身体外部への注意　236
- 身体外部への注意と姿勢制御　238
  - クリニカルヒント　立位姿勢課題の意味―注意の観点から　239

- ◆ 随意活動，主観的経験と姿勢制御
    - 立位姿勢動揺を随意的に抑えることはできるか 240
    - メンタルローテーションと姿勢制御 241
    - 立位姿勢制御の実施前に身体を局所的にモニターする意味 246
        - クリニカルヒント 立位姿勢バランスの改善に向けた認知的介入 249

第5章 歩行制御

第1節 歩行の予期的調整

- ◆ 視覚に基づく予期的調整 258
    - 視線と歩行 258
    - 片麻痺者における歩行中の視線行動 261
        - クリニカルヒント 眼の動きの独立性 264
- ◆ 障害物の回避 266
    - 障害物回避に伴う接地位置変更のルール 266
    - 障害物のまたぎ動作①—制御の予期性 268
    - 障害物のまたぎ動作②—後続脚の制御 271
        - クリニカルヒント 運動性の情報と強調 274
    - 隙間通過行動 275
    - パーキンソン病患者や高齢者の隙間通過行動 280
    - 動いている障害物の回避 283
        - クリニカルヒント 歩行の予期的制御のサポート 286

第2節 歩行の調整—その他の特性

- ◆ 前庭感覚と歩行制御 288
    - 直流前庭刺激の影響①—進行方向の維持 288
    - 直流前庭刺激の影響②—目標地点からの逸脱 291
- ◆ 注意と歩行 292
    - デュアルタスク条件下での歩行 292
    - 高齢者の posture-first strategy—歩行の場合 296
    - パーキンソン病患者の「逆説的歩行」と注意 298
    - 障害物回避と注意 302
        - クリニカルヒント 認知性・運動性の負荷を考慮した歩行介入 305

第1部
身体内部の協調

第1章
姿勢制御

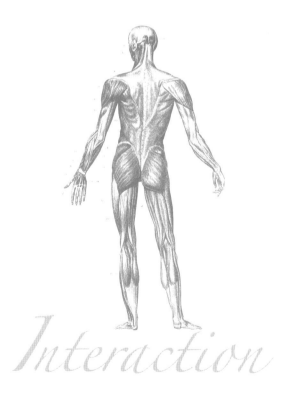

第1節 ヒトの姿勢の力学的平衡

上半身と下半身との協調関係

脊柱の矢状面バランス

　ヒトの姿勢の力学的平衡を論じる前に，まず脊柱における矢状面の力学的平衡について述べる．胸椎や腰椎の弯曲は，ヒトによってさまざまな形態を示し，そのバリエーションを表現するために円背や平背などの用語が用いられる．しかし，脊柱全体の力学的平衡を考える際には，胸椎や腰椎など脊柱局所のアライメントよりも全体的なバランスをみる必要がある．その際に有用な方法として，第7頸椎の椎体から下ろした垂線（C7 plumb line；C7垂線）が，股関節中心や仙骨底後縁に対してどこを通過するかという見方がある．

　健常者における平均的な姿勢においては，C7垂線は仙骨底後縁の位置とほぼ一致する[1]（図1-1-1）．Jacksonら[1~3]は，このC7垂線が股関節中心よりも後方を通るものを代償バランス（compensated sagittal balance），C7垂線が股関節中心よりも前方を通るものを非代償バランス（decompensated sagittal balance）と呼んでいる（図1-1-2）．図1-1-2aについて，①は胸椎後弯，腰椎前弯，そして仙骨前傾がそれぞれ増大し，逆に③では胸椎後弯，腰椎前弯が減少して仙骨が後傾しているが，いずれも理想的なアライメントである②と比べて，C7垂線は股関節に対して同じような位置を通っており，これら3つの姿勢は脊柱全体のバランスとしては良好な状態が維持されているといえる．一方，図1-1-2bでは②の理想的なアライメントに対して，①，③ともにC7垂線が股関節の遙か前方を通過しており，

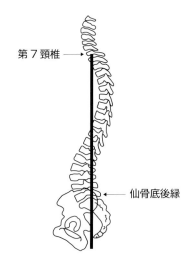

図 1-1-1 第 7 頸椎から下ろした垂線（C7 plumb line，C7 垂線）
第 7 頸椎から下ろした垂線は，健常者の平均的な姿勢では仙骨底後縁とほぼ一致する

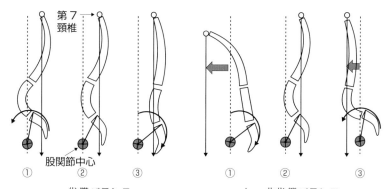

図 1-1-2 脊柱全体のバランス（代償バランスと非代償バランス） （文献4）より改変引用）
a．脊柱の弯曲や骨盤の傾斜が異なってもC7垂線が股関節の後方を通る場合，脊柱全体としてのバランスは保たれている（代償バランス）と考えられる
b．C7垂線が股関節中心より大きく前方を通過する場合，脊柱全体としてのバランスが保たれていない状態（非代償バランス：①と③）と考える

脊柱全体のアライメントとして平衡が保たれていない状態になっている．C7 垂線が大きく前方に変位すると，姿勢を保持するために背部や股関節後方の筋群が活動を余儀なくされ，力学的負荷が大きくなる．脊柱の弯曲だけでなく脊柱全体のバランスを観察することで，力学的負荷の推定も可能になる．このようにヒトの姿勢，特に脊柱の全体的なアライメントを捉えるためには，代表的な指標として C7 垂線を用いるこの方法は有用である．ちなみに，金村ら[4]は同様の方法で日本人（20～69 歳）の脊柱バランスを評価し，平均的には C7 垂線が股関節中心の約 3 cm 後方を通ると報告している．

協調する上半身と下半身のアライメント

次に，脊柱全体のバランスが保たれず上半身が前方や後方に変位した場合に，ヒトがどのように対応しているのかを考えてみたい．ヒトの姿勢の力学的平衡を考える際に，身体重心（以下，重心）と足圧中心の関係性を理解しておくことは重要である．重心とは，身体の質量分布の中心点であり，足圧中心とは身体と床面との接触面に働く力の分布の中心点である．この両者は，ときに混同されて用いられることがあるが，まったく別のものである．静止立位を保持している際には，重心の床への投射点よりも大きな範囲で足圧中心が移動し，重心の動揺を制御している．ただし，立位保持の一定時間における重心の床への投射点の中心点と足圧中心の中心点とは一致しているとみなしてよい．なお，前述の C7 垂線と重心線とは異なり，一般に健常者では重心線は C7 垂線よりも約 5～6 cm 前方にある[5]．

立位での姿勢制御のメカニズムについて，まず Lafage ら[6]の研究データをみていただきたい．彼らは，18～93 歳までの幅広い年齢層の参加者 131 名を対象として，矢状面 X 線像ならびに床反力計を用いて，骨盤や脊柱の矢状面アライメントと重心線の位置を評価した．そして，C7 垂線と仙骨底後縁との位置関係を基準として，垂線が仙骨底後縁の ±2.5 cm 以内に位置する群，それより後方に位置する群，前方に位置する群の 3 群に分けた．これはすなわち，骨盤に対する上半身の前後位置により群分けを行ったことを意味している．そして，この 3 群間で骨盤や脊柱のアライメント，重

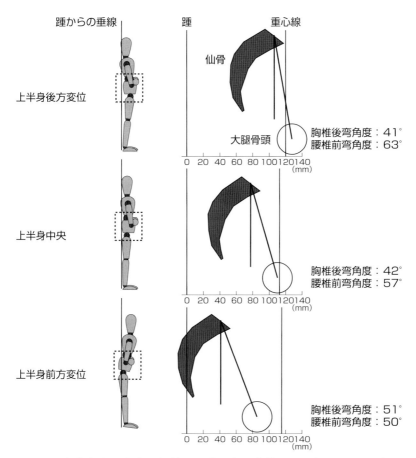

図 1-1-3　上半身と下半身は矢状面で逆方向に変位する　(文献 6)より改変引用)
C7 垂線が仙骨底後縁よりも後方に変位している場合(上半身後方変位)は，骨盤が前方に変位し，逆に C7 垂線が前方に変位している場合(上半身前方変位)は，骨盤が後方に変位しやすい．しかし，この 3 タイプの姿勢間で，重心線の位置に差はみられない

心線の位置を比較検討した．その結果を端的に表しているのが図 1-1-3 である．まず，踵の位置を左端にそろえて比較すると，仙骨（すなわち骨盤）の位置は上半身が後方の群で最も前方にあり，上半身が前方の群で最も後方にある．当然，大腿骨頭の位置も同様に，上半身が後方の群で最も前方になり，上半身が前方の群で最も後方となっている．立位姿勢での骨盤の

前後変位は，膝関節の屈曲拘縮など大きな異常がなければ骨盤から足部までを含む下半身の前後変位とほぼ同義といえる．したがって，この結果は上半身が後方にあれば下半身が前方に，上半身が前方にあれば下半身が後方にと，両者が逆方向に変位する傾向にあることを示している．

　この3タイプの姿勢では，そのほかにも胸椎および腰椎の弯曲など，さまざまな違いが検出されているが，重要な点で一つ，3つの姿勢の間に差がみられないものがある．それは，重心の位置である．踵からみた重心線の位置は，3姿勢ともほぼ同じところに位置していた．上半身が前あるいは後ろに変位すると，重心の位置も影響を受けてその方向に変位しやすい．しかし，ヒトは姿勢制御として上半身の変位に対して下半身を逆方向に変位させる傾向があり，結果として重心の位置はそれほど変位しないと解釈できる．逆にいえば，ヒトは重心の位置を変位させないように，上半身と下半身の位置を協調させているように思える．

　このような上半身と下半身との協調関係は，矢状面だけではなく前額面においても存在するようである．試しに片足立ちでバランスを保ちながら，上半身を左あるいは右に傾けて下半身の動きを確認していただきたい．上半身が左側に変位すると下半身は右側に，上半身が右側に変位すると下半身は左側に変位することが確認できるであろう．このような，矢状面と前額面における上半身と下半身との協調関係は，重心を支持基底面内に収めるための姿勢制御の現れであり，立位姿勢における力学的平衡を保つための本質的な制御メカニズムであると考えられる．なお，水平面での変位については，このような上半身と下半身との協調関係ははっきりとしない．水平面での変位は，重心の変位に直接的には結び付きにくいことが，その理由であろうと思われる．

身体重心制御の優位性

支持基底面と身体重心

　両脚立位での支持基底面とは，接地している足底面の外縁を結んだ範囲

であり，つまり両足底面の外縁を最短距離で結んだ範囲となる．そして，立位を保持するためには，重心の投射点が支持基底面の範囲内にあることが絶対に必要である．

　もっとも，接地している足底面のすべてが真に支持基底面であるわけではない．接地はしていても，なんらかの理由で荷重を支えることができない部位は支持基底面とは考えられない．したがって，足底面内で荷重をかけられる限界，すなわち足圧中心を移動できる限界域を機能的支持基底面（functional base of support）とする考えもある[7]．機能的支持基底面の大きさは，60歳くらいを境に差がみられ，それより若年では足長の約60％の範囲が機能的支持基底面として活用されるが，それより高齢では加齢により徐々にその範囲は減少することが報告されている（図1-1-4）．

加齢による姿勢アライメントの変化

　加齢による姿勢変化については多くの調査があるが，そのメカニズムに関して仲田ら[8,9]による理論が理解しやすい．加齢に伴って全身のアライメントに変化が生じるが，まず脊柱の前屈（後弯あるいは前弯の減少）が先行して生じる．前方へ傾斜した上半身を正中位に戻すためには，2つの戦略が考えられ，一つは骨盤の後傾（股関節の伸展）であり，もう一つは膝関節の屈曲である（図1-1-5）．骨盤の後傾については，脊柱の根元にある骨盤から後傾方向に傾けることで，脊柱の弯曲は変化させなくても脊柱全体を起こしてくることができる．一方，膝関節の屈曲についてであるが，立位で膝関節を屈曲させるという動きは，下腿の前傾と大腿の後傾を伴う動きである．したがって，膝関節を屈曲させることで大腿を後傾させて，膝関節より上部の身体を一塊として立ち直らせることができる．実際には，骨盤の後傾と膝関節の屈曲の両方の戦略を組み合わせて対応していることが多いようである．

　さらに仲田ら[8,9]は，128名の高齢者について立位側面の写真から姿勢を評価し，高齢者の姿勢は4つのタイプに分かれると報告している（図1-1-6）．また，姿勢のタイプと椎体の圧迫骨折や椎間板の変性が関連するとも

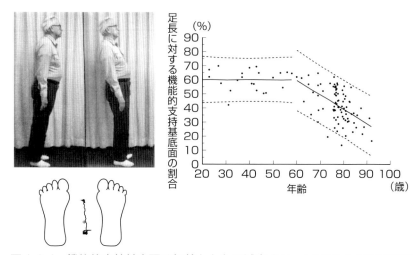

図 1-1-4 機能的支持基底面は加齢とともに減少する （文献7）より改変引用）
身体を最大に前後に動かした際の足圧中心の移動範囲（機能的支持基底面）は，60歳以降で減少する傾向にある

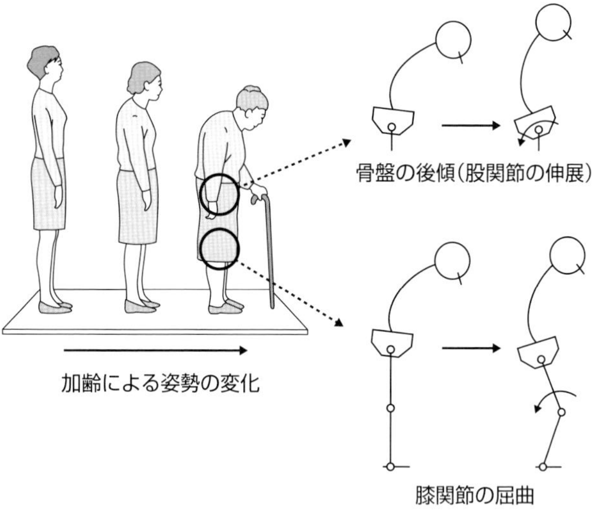

図 1-1-5 加齢に伴う姿勢変化の代償
胸椎後弯の増強や腰椎前弯の減少による脊柱の前屈に対する代償として，骨盤後傾（股関節伸展）と膝関節屈曲の2つの戦略がある

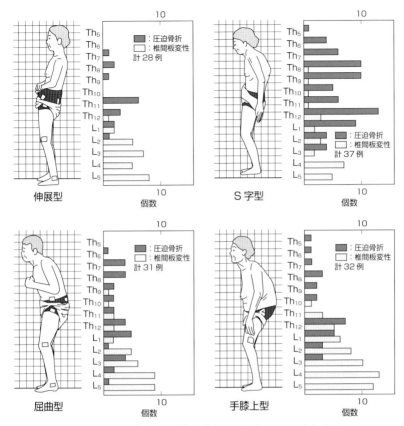

図 1-1-6　高齢者の姿勢の分類　（文献 9）より改変引用）
高齢者の姿勢を 4 タイプに分類している．タイプにより胸椎圧迫骨折や腰椎椎間板変性の程度が異なる

述べている．具体的には，伸展型では胸椎圧迫骨折よりも腰椎椎間板変性が多く，S 字型では胸椎圧迫骨折が主体となり，屈曲型では胸椎圧迫骨折に加えて腰椎椎間板変性も多い．また，手膝上型については屈曲型と類似しているが，腰椎椎間板変性がさらに多い．このように，圧迫骨折だけでなく，椎間板変性も加齢に伴う脊柱のアライメント変化に大きく関与していることがわかる．

　先に述べたように，骨盤の後傾と膝関節の屈曲は，加齢に伴う脊柱のア

ライメント変化を代償するための重要な戦略であるが，当然のことながら，そのような姿勢の代償的変化は，股関節や膝関節への負荷を増やしてしまう可能性がある．股関節に関しては，骨盤後傾により股関節の被覆率が低下し，力学的負荷が増すことで寛骨臼形成不全など先行する骨形態の異常がなくても変形性股関節症を発症する危険性が高まることが知られている．また，仲田ら[8,9]は立位での膝関節屈曲角度が30°を超えるのは，ほとんどが手膝上型の姿勢の人であることを報告している．すなわち，膝関節屈曲による代償は屈曲30°程度までが限界であり，現実的には，その角度を超えて膝関節屈曲による代償を行うことは困難であるといえる．

　このように，加齢に伴い脊柱のみならず下肢を含めた全身的なアライメントのダイナミックな変化が生じる．これだけ大きなアライメントの変化が生じると，重心の変位も引き起こしてしまいそうである．Schwabら[10]は，75名の健常者を年齢により3グループに分けて，姿勢アライメントと重心位置を包括的に調査している．その結果，前述のような加齢による姿勢の変化がここでも認められ，特に加齢により胸椎後弯の増大やC7垂線の前方化，骨盤の後傾や後方変位が進むと述べている．しかし，重心線の位置は3グループ間で差を認めていない（図1-1-7）．また，日本人を対象とした調査においても若年者（平均23.3歳）と高齢者（平均71.5歳）とでは重心線の位置には差がみられず，どちらも足長に対して踵から約40％のところに重心線が位置している[11]．加齢により脊柱を中心としたアライメント変化が必然的に生じるが，ヒトはそれに対応して骨盤や下肢を協調させることで大きな重心位置の変位を防いでいるようである．膝関節を屈曲させて立位を保持すると，理想的なアライメントでの立位よりも大腿四頭筋や膝関節への力学的負荷は増加する．しかし，ヒトはそのような局所のアライメントや力学的負荷の変化よりも，支持基底面内に重心を収めるという立位保持の大原則を守るための重心制御を優先させているといえる．われわれは，とかく見た目の姿かたち（アライメント）の変化に目がいきがちであるが，ヒトが何を優先して姿勢を制御しているか，その本質を忘れないことが重要である．

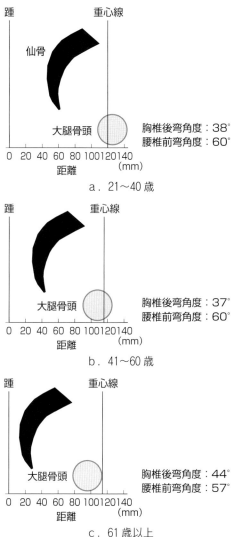

図1-1-7 加齢による姿勢と重心位置の変化 (文献10)より引用)

加齢により脊柱の弯曲や骨盤傾斜,C7垂線の位置などに変化はみられるが,重心線の位置は変化しない

姿勢制御反応を利用して重心位置を変える

　加齢により重心位置は変化しないと述べたが，もちろん重心位置には個人差があり，ときには重心が支持基底面内で前方や後方に変位し，その修正が必要な場合もある．重心位置を変化させる方法の一つとしては，重力環境下での自然な姿勢制御反応を利用することが有効である．例えば，重心が後方化している場合には，後足部を浮かせることで支持基底面として機能しないように環境設定を行い，それにより重心を前方化した姿勢を学習させることができる．重心は必ず支持基底面の真上に位置するため，重心位置を視覚的に観察することが困難であっても，支持基底面の工夫で重心位置を制御することは可能である．また，スロープを

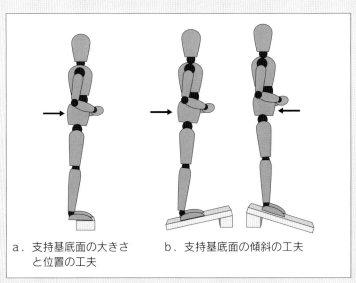

　a．支持基底面の大きさ　　　b．支持基底面の傾斜の工夫
　　と位置の工夫

図1-1-8　支持基底面の大きさや傾斜を変化させる
後足部を浮かせるように支持基底面を工夫すると，重心位置は前方化する．つま先上がりのスロープでは重心が前方化し，つま先下がりのスロープでは重心が後方化する

用いることでも重心位置を変化させることができ，つま先上がりの床面上では重心が前方に，つま先下がりの床面上では重心が後方に，それぞれ変位しやすくなる（図 1-1-8）．

重心線と身体各部位との位置関係

　重心位置が変化しなくても，アライメントが変われば重心線と身体各部位との位置関係は変化する．まず，健常者における重心線と身体各部位との平均的な位置関係について確認する[6,10,12,13]．上半身においては，耳介あるいは第1胸椎と重心線はほぼ一致しており，胸椎の中位では重心線が椎体の前方を通る．そして，注目すべきは股関節中心と重心線との位置とがほぼ一致するということである（図 1-1-9）．重心線は，重力により体に加

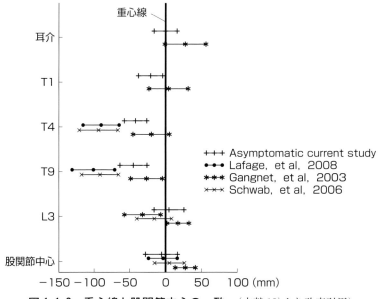

図 1-1-9　重心線と股関節中心の一致　（文献 13）より改変引用）
　平均的な姿勢においては，重心線と股関節中心とがほぼ一致する

わる外力の位置を表しているため，重心線と関節の回転中心とが一致するということは，外力により関節が回転させられる力がほぼゼロということである（矢状面において）．これは，関節にとっては最も省エネで体重を支えられるということを意味している．なお，股関節より遠位においては通常，重心線は膝関節の前方約 1.4 cm，足関節の前方約 4.4 cm を通るとされている[14,15]．

重心と股関節中心による姿勢の調整

これまで述べてきたように，ヒトは上半身と下半身の位置関係を協調させることで重心を制御している．したがって，姿勢異常を改善する際には，これらのポイントを押さえておくことが重要である．例えば，図 1-1-10 のようにヒトの身体をきわめて単純化した上半身と下半身のモデルと，そしてそのつなぎ目で最も可動性の高い部位として股関節を想定し，このモデルの姿勢を正すことを考える．まず，重心の位置のみを規定する．しかし，

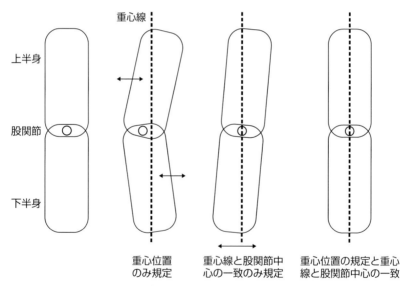

図 1-1-10 重心と股関節中心による姿勢の調整

立位姿勢を整える際には，重心位置および重心線と股関節中心の一致の 2 点を考慮することがポイントである

これだけでは上半身と下半身を逆方向に変位させれば無限に姿勢を変化させることが可能であり，姿勢を一つに決めることはできない．そこで次に，重心線と股関節中心の位置とを一致させることのみを行う．そうすると，アライメントは直立に整えることができるが，重心位置は無限に変化させられる．したがって，この両者（重心位置の決定と重心線と股関節中心の一致）を同時に定めれば，姿勢は一つに決まることになる．臨床においても，このような大局的見地から姿勢調整を行うことが効果的である[16]．

重心線と股関節中心の一致について

　立位姿勢を整えるためには，重心位置および重心線と股関節中心の一致を考慮することが重要であると述べた．しかし，重心も股関節中心も視覚的に正確な位置を把握することは，なかなか困難である．そこで，筆者が臨床的に行っている評価方法を紹介する[17]．対象者の自然な立位に対して検者が肩の上方から鉛直下向きに荷重を加える．重心線と股関節中心がほぼ一致している場合は，矢状面で股関節まわりに生じる回転力は小さいため，姿勢の変化は生じない．しかし，**図 1-1-11a** のように股関節中心が重心線よりも前方に位置している姿勢では，荷重により骨盤の前方変位や後傾が生じることが観察できる．逆に，股関節中心が重心線よりも後方に位置している場合は，骨盤の後方変位や前傾が観察される．

　また，両脚立位で片側下肢への荷重量を増やした際の股関節外転筋群の収縮を徒手的に触知する方法も有用である．股関節中心が重心線よりも前方に位置している場合は，外転筋群の中でも屈曲作用を有する前方の筋群（大腿筋膜張筋，中殿筋・小殿筋前部線維）がより強く緊張し，大殿筋上部線維の収縮は弱く感じられることが多い（**図 1-1-11b**）．

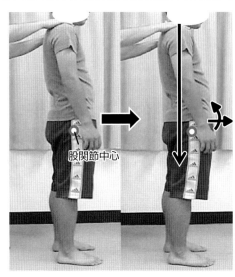
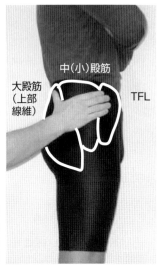

a．両脚立位での鉛直下向きの荷重に対する反応の観察

b．両脚立位での片側下肢への荷重量増加に伴う股関節外転筋群の収縮の評価

図 1-1-11　重心線と股関節中心との位置関係の評価　（文献 17）より引用）

姿勢の分類について

脊柱アライメントからみた分類

　従来，姿勢の分類としては，Staffel らの分類や Wiles らの分類（図 1-1-12）が用いられている[18,19]．また，日本人を対象としたものとしては，背面曲線から姿勢を 27 型に分類した詳細な報告がある[18]．これらは円背や平背など，主に矢状面での脊柱の弯曲や仙骨傾斜の特徴によって分類したものである．特に，Staffel らの分類は簡便であるため，現在でも姿勢の特徴を表現する際にはよく用いられている．

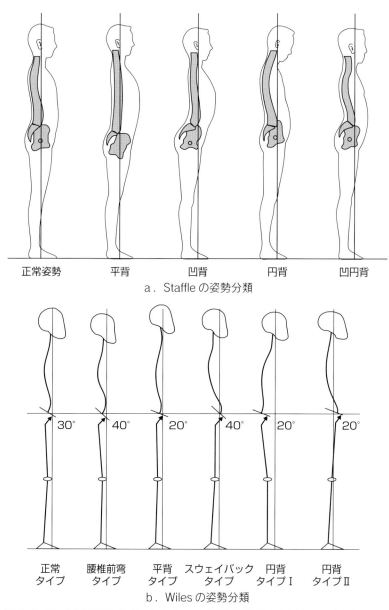

図1-1-12 脊柱アライメントからみた姿勢の分類 （文献18,19）より引用）
従来，脊柱弯曲や仙骨傾斜からの姿勢分類が用いられている

脊柱全体のバランスからみた分類

　一方，前述の脊柱全体のバランスを考慮した分類として，金村ら[20]は立位姿勢を7タイプに分類している．420名の健常者の矢状面のX線を用いて，まずC7垂線の位置から平均値±1標準偏差以内のものを代償バランス，C7垂線がそれより前方に変位しているものを前方非代償バランス，後方に変位しているものを後方非代償バランスとした．そしてさらに，それぞれの小分類として，代償バランスを前弯増加型，前弯至適型，前弯減少型に分類し，非代償バランス（前方および後方）については，バランスの変位の主原因が胸腰椎の角度比あるいは仙骨上縁傾斜角のいずれであるかによって分類した．つまり，前方非代償バランスの主原因が胸腰椎角度比の増加（胸椎後弯角＞腰椎前弯角）によるものを後弯型，仙骨前傾の増加によるものを骨盤前傾型とし，後方非代償バランスでは主原因が胸腰椎角度比の減少（胸椎後弯角＜腰椎前弯角）によるものを前弯型，仙骨前傾の減少によるものを骨盤後傾型としている．健常者を対象とした彼ら[20]の調査においては，対象者の33.1％が代償バランスの前弯至適型であり，最も多かった．この分類方法は，胸椎や胸椎のアライメントの特徴のみでなく，脊柱全体のバランスとして適切であるか，前後に変位しているかをまず観察することを重視しており，見た目の姿かたちだけではなく，身体への力学的負荷の推定も可能にしている点が利点であろう．

　著者[16]は，金村ら[20]の分類を参考にして，立位姿勢を9タイプに分類する方法を臨床的に用いている（**図1-1-13**）．基本的には，仙骨に対する上半身の位置から上半身中央タイプと上半身前方タイプ，上半身後方タイプの3つに大別する点は金村ら[20]の分類と同様である．小分類については，それぞれのタイプをさらに3つに分け，上半身中央タイプは，胸腰椎の弯曲が正常，増大，減少の3タイプ，上半身後方タイプは，アライメント異常が最も顕著な部位により骨盤後傾，腰椎前弯増大，胸椎後弯減少の3タイプ，上半身前方タイプについては，骨盤前傾，腰椎前弯減少，胸椎後弯増大の3タイプに，それぞれ分類している．

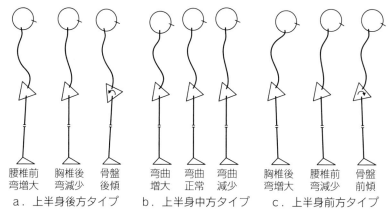

図 1-1-13　脊柱全体のバランスからみた姿勢の分類　（文献 16) より引用)

脊柱の局所的なアライメントではなく，まず仙骨に対する上半身の位置から3タイプに大別する．小分類としてはアライメント異常が最も顕著な部位により，さらに3タイプに分類できる

　しかし，ここで重要なことは，アライメント異常が最も際立っている部分が必ずしも姿勢異常の原因になっているとは限らないことである．例えば，若年者で多くみられる上半身後方タイプの骨盤後傾タイプや腰椎前弯増大タイプなどでは，一見，股関節や腰椎，体幹機能などに問題があるように思うが，実は頭部・頸椎・胸椎のアライメント異常や柔軟性低下を潜在的に有しており，頭部の前方変位を代償するようにこのような姿勢を呈している場合もある．したがって，これらの分類はあくまでも姿勢のタイプ分類であり，姿勢異常の原因を探るためには，脊柱や股関節の可動性や筋力などの他の評価を合わせた判断が必要になる．

第2節
身体各部位のアライメントの協調関係

頭部・脊柱・骨盤アライメントの協調関係

頭部・頸椎・胸椎の協調関係

　前節で述べたとおり，ヒトの姿勢は力学的平衡を保つために上半身と下半身の位置を協調させて変化させている．このような体節の位置関係の強いつながりは，頭部や脊柱，骨盤といった細部のアライメントにおいても，さまざま確認されている．

　まず，頭部・頸椎・胸椎のアライメントに関して，それらは相互に強く関係していることが報告されている．基礎的研究の結果をまとめると，頸椎前弯と胸椎後弯が相関すること[21,22]，胸椎後弯の増大と頭部の前方変位が関係すること[23]，また頭部の前後位置と頸椎のアライメントの関係について，頭部が直立位にある時には頸椎は前弯位にあり，頭部が前方変位している時には下位頸椎は後弯，上位頸椎は前弯位を呈し，その中間の頭部位置では頸椎が直線的になりやすいこと[24]などがあげられる（図1-2-1）．しかし一方では，胸椎から頸椎の一部のアライメントが変化しても，C7から下ろした垂線と仙骨後縁との位置関係（脊柱全体の矢状面バランス）には大きな影響を与えないとされている[21]．つまり，頭部・頸椎・胸椎は一つのユニットとして一部のアライメント変位をユニット内の他部位が代償する形で姿勢がつくられる傾向にある．

骨盤・仙骨・腰椎の協調関係

　頭部・頸椎・胸椎のユニットとともに強い協調関係が，骨盤・仙骨・腰

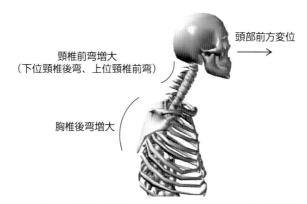

図 1-2-1　頭部・頸椎・胸椎アライメントの協調関係
　胸椎後弯の増大は，頭部の前方変位や頸椎前弯の増大（特に上位頸椎）と関連しやすい

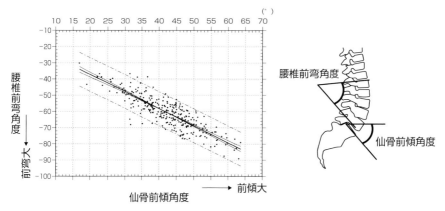

図 1-2-2　仙骨前傾と腰椎前弯の関係性　（文献 27) より改変引用）
　仙骨の前傾が大きくなるほど腰椎前弯も大きくなる

椎のアライメントにもみられる．仙骨の前傾と骨盤前傾，そして腰椎前弯の大きさが強く相関することが，多くの報告で共通して確認されている[21,22,25〜27]（**図 1-2-2**）．

　また，股関節を含む骨盤・仙骨・腰椎の関係性を知るうえで重要な指標として pelvic incidence がある[28]．pelvic incidence は，**図 1-2-3** に示す大

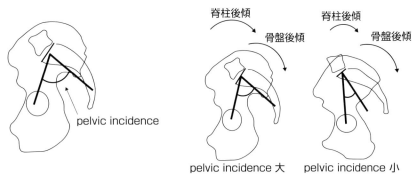

図 1-2-3　pelvic incidence （文献 29）より改変引用）
大腿骨頭の中心と仙骨底の中心を結ぶ線と仙骨底に直行する線のなす角度を pelvic incidence と呼ぶ．pelvic incidence が大きいほど，骨盤後傾による脊柱の後傾は大きくなる

腿骨頭の中心と仙骨底の中心を結ぶ線と仙骨底の中心から仙骨底に直行する向きに引いた線のなす角度で表される．この指標は，個々人の形態学的特徴により決定されるものであり，骨盤の傾きや姿勢が変わっても一定である．形態学的な仙骨および骨盤の前後傾角度の影響を含んでおり，腰椎前弯の程度と強く関係することが知られている[22,25~27]．しかも，重要なことは pelvic incidence の大きさによって骨盤前後傾による脊柱全体のバランス調節能力が異なるということである．つまり，加齢や脊柱の障害などで脊柱アライメントの変化が余儀なくされた場合に，骨盤の前後傾を変化させることで上半身の全体的なバランスを回復させることができるが，この骨盤による調節能力が，pelvic incidence が大きい人では高く，小さい人では逆に制限されてしまう．例えば，脊柱後弯の増大によって脊柱が全体的に前方へ変位した場合に，骨盤後傾によって脊柱全体の位置を後方（中央寄り）に戻すことができるが，pelvic incidence が小さい場合は骨盤を後傾して脊柱を後方へと傾ける程度に限度があり，効率が悪い[29]（**図 1-2-3**）．

一方，胸椎後弯と腰椎前弯の関係性については，緩やかに関係しているという報告[22,25,27,30]もあれば，関係しないという報告[30]もあり，一定した見解は得られていない．さらに，骨盤傾斜や仙骨傾斜と胸椎・頸椎のように

離れた部位間のアライメントの関係性については,有意な相関関係を認めないとする報告が多い[21,22,26,27].

このように頭部・脊柱・骨盤は,矢状面における上半身の力学的平衡を保つために内部で巧みに協調していることがわかる.ただし,アライメントとして強い関係性を認めるのは,頭部・頸椎・胸椎のユニットと骨盤・仙骨・腰椎のユニットであり,離れた部位間のアライメントの関係性は弱い.

骨盤アライメントの評価について

臨床で骨盤の前傾角度を評価する際に,上前腸骨棘と上後腸骨棘を結んだラインの傾きで評価することが多い.しかし,それらの位置は腸骨の骨形態に依存し,個人間のバリエーションも大きい.報告によると,骨

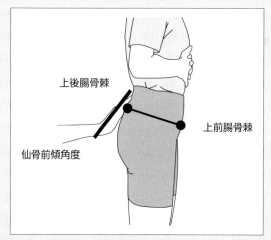

図 1-2-4 骨盤前傾の評価方法 (文献 16) より改変引用)
骨盤前傾の評価は,上前腸骨棘と上後腸骨棘を結んだ線の角度による評価とともに,仙骨前傾角度による評価も行うとよい

盤前傾角度は同じでも上前腸骨棘と上後腸骨棘を結んだラインの傾きは0～23°と幅がある[32]．したがって，上前腸骨棘と上後腸骨棘の高低差が必ずしも骨盤の前後傾の程度を反映していない場合もある．そのため，骨盤前後傾と強い関係がある仙骨の傾斜角度を合わせて評価し，骨盤の前後傾を判断するとよい（図1-2-4）．本来，仙骨の前傾角度はX線像から評価することが望ましいが，それが難しければ，体表から仙骨後面に手を当てて，仙骨の全体的な前傾角度を評価する[16]．両者の結果が異なる場合は，仙骨傾斜角度での判断を優先する．仙骨は，欧米人で約40°，日本人で約35°前傾している[33]．

下肢アライメントの協調関係

協調する骨盤・下肢アライメント

さまざまな下肢の障害を引き起こす原因として，各部位のアライメント間の関係性が重視されている．すべてが実証されているわけではないが，一般に荷重位での足部（距骨下関節）の回内は，踵骨の外反とともに距骨の内転と底屈を生じさせ，その距骨の変位は距腿関節を通じて脛骨および大腿骨を内旋させる．逆に足部の回外は，脛骨・大腿骨の外旋につながる（第1章第4節を参照）．そのため足部の過剰な回内は，足底腱膜炎や足の疲労骨折のみならず，脛骨過労性骨膜炎（シンスプリント）や，膝関節および膝蓋骨の変位による膝前面痛や膝蓋大腿関節痛，大腿骨の変位による股関節への過剰なストレス，さらに仙腸関節や腰仙椎部の障害などと関連すると考えられている[34]．一方，近位から遠位へ向かう方向での関係性としても，股関節および体幹の機能低下やアライメント異常が，腸脛靱帯炎や膝蓋大腿関節痛，前十字靱帯（ACL：Anterior Cruciate Ligament）損傷，さらに足関節や足部の障害と関連することもわかってきている[34]．

このように各部位のアライメント間の関係性から力学的ストレスが推測

され，障害を生じる原因が考察されているが，実際にヒトの下肢アライメントは，どのような関係性をもつ傾向にあるのであろうか．多くの対象者での実測データから，その関係性を考えてみたい．

Nguyenら[35]は，218名もの若年健常者を対象とし，骨盤・股関節・膝関節・足部のアライメント間の関係性を分析した結果を報告している．彼らの報告によると，骨盤・下肢のアライメント間の関係性は，3つのまとまりに分けられるという．それは，膝関節外反に関連したアライメント〔骨盤の前傾，Q角の増大，大腿脛骨角（FTA：Femorotibial Angle）の増大〕，足部回内に関連したアライメント（反張膝，舟状骨の低下，脛骨外捻の減少），そして大腿骨前捻角である．それぞれは互いに独立した要因ではあるが，これらが複雑に影響することで下肢の障害につながる可能性を指摘している．一方で彼らは，同様の調査にてQ角の増大に対し，FTAおよび大腿骨前捻角の増大が重要な要因であることも指摘している（図1-2-5）．FTAおよび大腿骨前捻角が1°増加するとQ角は，それぞれ0.6°，0.18°増加する[36]．このように，健常者のバリエーションの中でも関係しやすいアライメントがあることがわかる．

われわれの調査[37]では，大腿骨前捻角が立位での骨盤アライメントにも影響を与えることがわかっている．若年健常者27名を対象として，自然な片脚立位時の骨盤の三次元的アライメントと骨形態や股関節可動域との関連性を調べたところ，大腿骨前捻角や股関節回旋中間位（内旋＋外旋可動域の中間位）が骨盤水平面でのアライメントと関連し，さらに大腿骨前捻角が大きく，また股関節回旋中間位が内旋寄りになるほど，支持側への骨盤回旋が大きくなった（図1-2-6）．つまり，大腿骨前捻角が大きいと，大腿骨頭の関節面がより前方を向きやすいため，水平面で寛骨臼との接触面を増やすためには股関節を内旋させるか，骨盤を支持側へと回旋させる必要がある．われわれの調査では，片脚立位時の足位を10°と統一したため，骨盤回旋アライメントとの関連性がみられたのであろう．健常者とはいえ，骨形態には個性があり，その骨形態と関連して姿勢アライメントにも個性がみられる．したがって，骨形態の特徴に応じた姿勢アライメントになっ

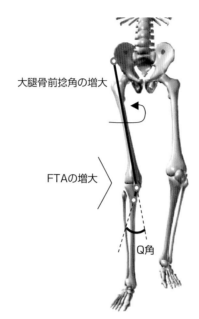

図 1-2-5　Q 角の増大に影響する要因

　大腿骨前捻角が大きい場合，また大腿脛骨角（FTA：大腿骨と脛骨の長軸がなす角度）が大きい場合に，Q 角（上前腸骨棘と膝蓋骨中央を結ぶ線と膝蓋骨中央と脛骨粗面を結ぶ線のなす角度）は増大する

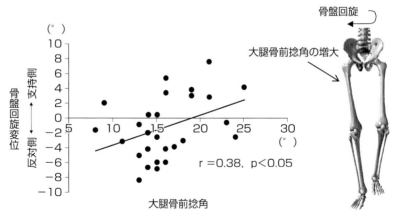

図 1-2-6　骨形態が姿勢アライメントに影響する例

　大腿骨前捻角の増大や股関節回旋中間位の内旋変位があると，骨盤の支持側への回旋変位が大きくなる

ていることが，その人にとってのよい姿勢といえるかもしれない．

それでは，正常から逸脱した骨関節変形を有する患者では，アライメント間の関係性は，どのようになっているのであろうか．内反あるいは外反変形を有する変形性膝関節症を対象とした調査では，外反膝を呈するほど後足部は内反し，内反膝を呈するほど後足部は外反する傾向にあることが示されている[38]（**図1-2-7**）．つまり，膝関節の過剰な内反・外反変位を距骨下関節で補償するようにアライメントが協調していることがうかがえる．ただし，この研究では変形が軽度の症例（内外反変形が9°以下）に限る場合，膝関節と後足部とのアライメントの明らかな関係性は確認されていない．すなわち，前述のような膝関節と後足部のアライメントの関係性は，わずかなアライメント変化では必ずしもみられることではなく，正常から逸脱した過剰な変位が生じた際に現れてくる現象と理解できる．加えて，この報告[38]では膝関節のアライメントが外科的治療により劇的に変化した場合の問題点についても言及している．前述のように，膝関節の変形

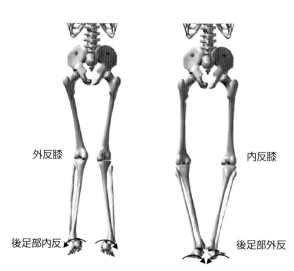

図1-2-7　外反膝と後足部内反，内反膝と後足部外反が関連しやすい
膝関節の変形が重度な症例においては，外反膝の症例で後足部が内反しやすく，内反膝の症例で後足部が外反しやすい

に対応して距骨下関節が変位していることが多いが，距骨下関節が変位したままで柔軟性を失っている場合，手術後には膝関節の改善されたアライメントと距骨下関節の肢位が協調せずに，全体的な下肢のアライメントの調和が崩れ，場合によっては距骨下関節や足部の症状を惹起することもありうる．治療によりある局所のアライメントが大きく変化した際に，その他の身体部位が協調的に変化できることが姿勢制御においては重要である．

大腿骨前捻角の評価について

　大腿骨前捻角は骨形態の一つであるため，評価にはX線やCTなどの画像が用いられる．しかし，臨床的にそれらの使用が難しい場合は，trochanteric prominence angle testもしくは，Craig testと呼ばれる方法が有用である．方法は以下のとおりである．患者は腹臥位で膝関節を90°屈曲する姿勢となり，検者は下腿を把持して股関節を回旋させながら，もう一方の手で大転子を外側から触り，大転子が最も外側に張り出してきた時（すなわち，大腿骨頸部が床面と平行になった時）を感知し，その時の内旋角度を測定する．その角度が大腿骨前捻角と等しくなる（図1-2-8）．この方法は，習熟する必要はあるが，画像を用いた測定よりも精度がよく，大腿骨前捻角を評価できるという報告もある[39]．また，大腿骨前捻角と股関節内旋・外旋の関節可動域とは強く関連することも知られており（大腿骨前捻角が大きいほど，股関節の内旋可動域が大きく外旋可動域は小さくなる），内旋・外旋可動域の傾向をみることで大腿骨前捻角の異常をおよそ推測することもできる[40]．

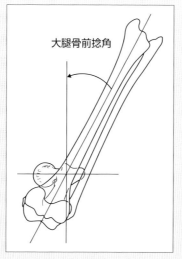

図 1-2-8　大腿骨前捻角の評価　（文献 40）より改変引用）
股関節回旋の可動域の中で，大転子が最も外側に張り出す時に大腿骨頸部は床面と水平になる

協調する足部内部のアライメント

　前述のように，一般に足部の過回内は，下腿・膝関節・股関節・腰部などにおける，さまざまな障害と関連することが知られている．しかし，細部にさらに目を向けてみると，足部内部におけるアライメントも協調していることがわかってくる．足部を細かく，前足部・中足部・後足部に分けて，それぞれのアライメントを前足部の内反・外反（距骨下関節中間位での評価），荷重による舟状骨の下降（navicular drop），立位での下腿に対する踵骨の内反・外反で評価し，それら関係性を分析した研究[41]では，前足部・中足部・後足部のアライメントは，それぞれ有意な相関関係にあったと報告されている．例えば，前足部内反が増大していると舟状骨の下降が増大するとともに後足部外反が増大する．前足部が内反している足部では，床面に前足部が接地すると前足部に引っ張られるように後足部が大きく外

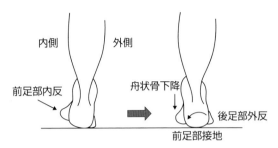

図 1-2-9　足部内部でのアライメントの協調関係
　前足部が内反している足部では，前足部に対して後足部が相対的に外反していることになるため，前足部が接地すると後足部は下腿および床面に対して外反位となり，舟状骨も下降しやすい

反し，舟状骨の下降も大きくなる（図 1-2-9）．しかし，興味深いことに，前足部の内反・外反が全対象者の平均値 ±1 標準偏差の範囲内に入る「正常」なアライメントのグループ内では，これらのアライメント間の関係性は認められなかった．膝関節の変形と後足部のアライメント間の関係性でもあったように，やはり身体各部位のアライメント間の関係性は，正常から逸脱したアライメント異常が存在する場合に顕在化する傾向にあるようである．

　さらに，前足部のアライメント変位が下肢全体に及ぼす影響についてみてみよう．片脚でのスクワット動作を課題とした研究では，後足部に対して前足部が内反位にあると股関節の内旋が増大することが示されている[42]．その理由は，前述のとおり内反位にある前足部を接地するために後足部は外反位になり，それが脛骨・大腿骨の内旋につながるためと考えられる．さらに負荷が強くなるジャンプの着地動作でも，下腿に対して前足部が内反位にあると，着地時に前額面で膝関節が股関節や足部に対して内側に位置するアライメント（いわゆる knee-in）を呈しやすい[43]．

　さらに因果関係は不明ではあるが，臨床的に気になるデータが存在する．385 名の地域在住の男女（平均 63.1 歳）を対象とし，前足部および後足部のアライメントと股関節の病変との関係を調べた報告において，前足部の

内反が増加するほど股関節の疼痛や圧痛などの症状を有する者の割合が有意に高くなること，また人数は多くはないものの，人工股関節全置換術を受けた人の割合も高くなることが報告されている[44]．しかし，不思議なことに後足部のアライメント異常は，これら股関節病変との有意な関係性は見出されていない．また，この報告では前述の説明と同様に，前足部が内反している足部で荷重することにより下肢が内旋位に誘導され，その結果，股関節外旋筋群が伸張されて股関節に過剰な負荷がかかる可能性を考察しているが，真偽は不明である．股関節の病態につながるメカニズムは不明ではあるが，前足部のアライメント異常が股関節のアライメントならびに力学的環境を変化させる可能性はあるため，股関節疾患患者の治療において股関節から最も離れた前足部のアライメントは注視すべきポイントであるかもしれない．

　このように動きとしては非常に小さく観察が難しい足部ではあるが，足部内部でも協調した動きは生じており，それが離れた部位で生じる異常な動きの原因にもなりうる．通常，足部全体の回内・回外を評価する際には，後足部のアライメント変化に目がいきがちであるが，前足部のアライメントにも注意が必要であることがわかる．

内在する姿勢の偏りとねじれ

内在する姿勢の偏り

　一般に姿勢を評価する際の指標として，前額面では左右対称性をみることが多い．しかし，そもそも姿勢アライメントには左右差が存在し，例えば利き手側と非利き手側を比較すると，利き手側の肩のほうが下がっていることが多い．その他，スポーツや楽器の演奏などを頻回に行う人では，姿勢アライメントも影響を受けて大きな左右差が生じていることが多い．
　Oyamaら[45]は，障害を有さない野球，バレーボール，テニスの競技者を対象として安静立位時の肩甲骨アライメントを評価した．その結果，競技

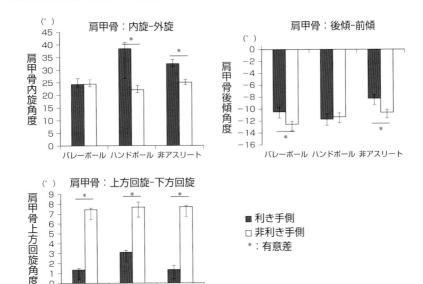

図 1-2-10 肩甲骨アライメントの左右差 （文献 46)より改変引用）

健常者よりもバレーボールおよびハンドボール選手では，静止立位で肩甲骨がより前傾位にある傾向にある．非アスリートでも，肩甲骨アライメントには左右差が存在し，利き手側では内旋の増加，前傾・上方回旋の減少がみられる

種目にかかわらず利き手側の肩甲骨が反対側よりも内旋・前傾位にある傾向にあった．Ribeiro ら[46]も同様に，障害を有さないバレーボールとハンドボールの競技者を対象として安静位での肩甲骨アライメントを評価し，Oyama らの結果と同様に，競技者では健常者に比べて利き手側の肩甲骨がより前傾位にあったと述べている．しかし，この報告では非アスリートの健常者の左右差も分析し，利き手側では肩甲骨の内旋が増加し，前傾・上方回旋が減少していることが示されている（図 1-2-10）．このように，非アスリートでも肩甲骨アライメントの左右差は存在するが，片側の上肢を酷使するスポーツなどにより，さらにその変位が顕著になるといえる．また，これら2つの報告では障害を有さない競技者においても肩甲骨アライメントの左右差が存在するため，姿勢アライメントの評価で左右差が検出されても，直ちに「異常」と判断すべきではないということが，共通して

強調されている.

　また，バイオリン奏者と一般健常者の脊柱アライメントを比較したところ，バイオリン奏者では，胸椎後弯が大きく腰椎前弯は逆に小さく，肩や骨盤の高低差や左右変位も大きかったとしている[47].これは演奏のための特有の構えや，繰り返される非対称的な動きによって脊柱アライメントや姿勢の左右差が増大したものと考えられる.さらに，骨盤（左右寛骨）のアライメントの左右差についてトライアスロンやクロスカントリーなど，左右差の少ない動きをする競技者と比べて，ホッケーなど左右差の大きい動きをする競技者では寛骨アライメントの左右差が大きいという報告もある[48].

　一方，姿勢アライメントだけでなく，立位での荷重量にも多少の左右差が存在する.健常若年者を対象とした調査では，静止立位時に利き手側の右側に51.4％，その反対側に48.6％の荷重分配であったと報告がされている[49].そして，その荷重量の左右差は加齢により増加する傾向にある[50].荷重量に左右差が存在する意味について，あらかじめ荷重をどちらかに偏らせておくことで，不意な外乱などに対して早くステップをすることができるという意見がある[50].しかし一方で，左右下肢への荷重分配を随意的に変化させて静止立位時のバランス能力を評価した研究では，荷重の左右非対称性を強めるほどバランス能力が低下する傾向を示しており[51,52]，静止立位を保持するという課題においては，左右均等に荷重することが望ましいようである.

内在する脊椎の回旋

　これまで述べてきたように，障害を有さない健常な身体であっても，完全に左右対称であるということはなく，利き手もしくは利き足やさまざまな職業，スポーツ，生活習慣の影響を受けて偏りが生じてくる.しかしそれだけではなく，元来われわれは姿勢の非対称性（脊椎の回旋変位）を有しているという報告がある.Kouwenhovenら[53〜56]による一連の研究を概観し，ヒトの身体の興味深い傾向性について考えてみたい.

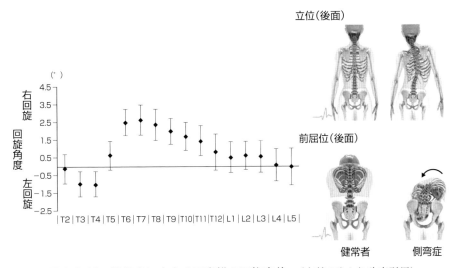

図 1-2-11　健常者に内在する脊椎の回旋変位　(文献 53)より改変引用)
胸椎部，特にT6〜11レベルは各椎体が右回旋位になっている．特発性側弯症の多くでは，胸椎で右回旋が生じる

彼ら[53]は，青年期の特発性側弯症の多くは，胸椎部で椎体が右回旋変位することに着目し，その理由を調べるために，まず側弯症を有さない健常者での脊椎の回旋変位を調査した．その結果，胸椎部（特にT6〜11レベル）において有意な右回旋変位が存在した（図 1-2-11）．つまり，ヒトは脊柱の変形を有していなくても，潜在的に脊椎の回旋変位を内在しているということである．これは，側弯症の患者で観察される脊椎の回旋方向と一致するものであった．しかし，なぜそのような回旋変位が生じているのであろうか．彼らは，その回旋が胸部大動脈に由来している可能性が高いとしている．胸部大動脈は，ちょうどT5レベルから胸腰椎移行部あたりにかけて脊柱のすぐ左側を下降する．その胸部大動脈の拍動によって椎体が右側へと回旋しているのではないかということである．このように，健常者でも脊椎の回旋変位が存在すること，その原因として内臓の配置との関係が示唆されたことを受けて，彼らは内臓の配置が正常とは左右逆転している全内臓逆位症の症例を対象として脊椎の回旋変位を分析した．その結

果，やはり脊椎の回旋パターンも健常人の場合とは逆のパターンを示したという[54]．

　しかし，側弯症は年代により変形のパターンが異なることも知られており，青年期の側弯症は前述のとおりであるが，幼児期の側弯症は逆に胸椎部で左に回旋していることが多いという．そこで彼らは，側弯症を有さない幼児期（0～3歳），小児期（4～9歳），青年期（10～16歳）の各年代について脊椎の回旋変位を調べた．その結果，青年期では胸椎部で右回旋を認めたのに対して，幼児期では胸椎部で脊椎の左回旋を確認した[55]．これも，その年代での側弯症の変位方向と一致するものである．ヒトが脊椎の回旋を幼児期から有していることに驚くとともに，このようなデータをみると，内在する脊椎の回旋と側弯症との関係を疑わざるをえない．そこで，彼らはさらにもう一つの調査を実施した．それは，犬を対象とした調査である．犬には特発性の側弯症は存在しないとされる．そこで内在する脊椎の回旋が犬にはみられず，ヒト特有のものであるならば，やはり側弯症との関係性が強く示唆されるであろうと考えたわけである．しかし驚くことに，犬でもヒトと同じように胸椎部で脊椎は右回旋しているという結果が得られた[56]．したがって，これはヒト特有のものではなく，動物一般にみられる現象であると考えられる．この結果を受けて彼らは，内在する脊椎の回旋のみが側弯症の原因とはいえず，それに加えて脊柱が垂直化して重力が加わることなどが側弯症の発症に影響しているのだろうと考察している．

　内在する脊椎の回旋変位と側弯症との関係は依然として明らかではないが，このようにヒトの身体は，決して左右対称ではないこと，また骨関節のアライメントは内臓の形態や配置の影響も受けていることは明らかである．一連の研究では，脊柱の動きにまでは言及していないが，潜在的に脊椎のアライメントが変位しているのだとすれば，脊柱の運動も潜在的な左右差を有していても不思議ではない．骨の形態やアライメントと動きとの協調関係について，興味は尽きない．

第3節

安定化機構の協調関係

脊柱における安定化機構

脊柱における能動的システムと受動的システム

脊柱の安定化機構について，Panjabi[57]が提唱した概念が広く用いられている[58]（図1-3-1）．その概念では，脊柱の安定性は，受動的システム，能動的システム，神経的システムの3つのサブシステムから構成される．受動的システムには，脊柱，椎間関節，椎間板，靱帯，関節包，そして筋の受動的張力が含まれ，能動的システムとしては筋および腱の作用，また神経的システムとしては靱帯や筋腱の受容器からの情報と神経系の制御が含まれる．

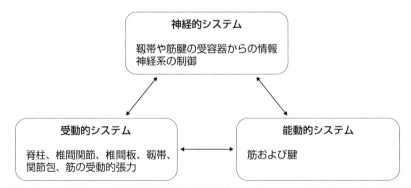

図1-3-1 脊柱における安定化機構のサブシステム （文献57)より改変引用）
脊柱の安定性は，受動的システムと能動的システムおよび神経的システムの協調的な作用によりもたらされる

さまざまな姿勢の変化や外力による負荷に対して適切な安定性を獲得するために，それらのサブシステムが協調して作用している．それでは，サブシステム間の役割分担はどのようになっているのであろうか．能動的システムは，神経的システムと協調しながら個々の筋張力を調整することで安定性を供給する．しかし，受動的システムは能動的システムのように自らが収縮して力を発揮することはできないため，靱帯や関節包などが伸張されることではじめて関節運動を制動することができる．したがって，椎体や椎間関節による荷重支持の役割を除くと，脊柱の肢位が前弯・後弯の中間位付近にある場合における受動的システムの貢献度は低いと考えられる[56]．しかも受動的システムのみでは，およそ10 kg程度の垂直荷重までしか耐えることができないといわれている[59]．そのため，能動的システムの貢献が必要不可欠である．

屈曲弛緩現象

　それでは，脊柱の安定化機構としての受動的システムと能動的システムの協調関係をより深く理解するために，脊柱の屈曲弛緩現象（flexion-relaxation phenomenon）という特徴的な現象を例に考えてみたい．
　屈曲弛緩現象は，立位での前屈運動の際に腰椎屈曲の最終域付近で脊柱起立筋の活動が減少あるいは消失する現象のことである[60]．この現象は，1951年にFloydとSilver[61]がLancetにはじめて報告したとされている．立位で前屈をしていくと，上半身の質量により前回りのモーメントが身体に加わるため，腰部後面の組織が力を発揮して姿勢を保持する必要がある．その際，当然，腰部伸展筋である脊柱起立筋が活動するため，前屈するほど筋電図の振幅も大きくなる．しかし，前屈が進み腰椎屈曲の最終域付近になると，腰部に加わる前回りのモーメントは大きくなるにもかかわらず，脊柱起立筋の筋電図は明らかに減少する（**図1-3-2**）．これはすなわち，脊柱の安定化機構において能動的システムの機能が抑えられ，受動的システムに切り替わったことを意味している．腰椎屈曲の最終域付近になると，受動的システムである脊柱の弾性要素（後方の靱帯や筋膜，椎間板や関節

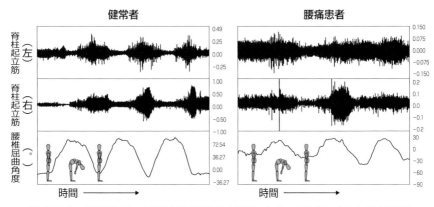

図 1-3-2 腰痛患者では屈曲弛緩現象が消失する （文献 60) より改変引用)
　立位での前屈動作を 3 回繰り返した時の脊柱起立筋の筋電図と腰椎屈曲角度を示す．健常者では，腰椎屈曲位で脊柱起立筋の筋活動が減弱あるいは消失している（屈曲弛緩現象）が，腰痛患者ではその現象が明確には観察されない

包など）が伸張位になることで張力を発揮し，それが身体を支える力源となるため，脊柱起立筋は活動を弱めることができる[60,62]．しかし，前屈位で脊柱に加わる負荷はかなり大きく，棘間靱帯・棘上靱帯や椎間板の後方の線維輪などには，それらの組織が破綻するほど大きな外力が加わるという報告もある[63]．したがって，脊柱起立筋の筋活動は減少あるいは消失し，能動的な意味では機能はしていないが，それらの筋も受動的に伸張されることで負荷に抗していると考えられる．さらに，屈曲弛緩現象は脊柱起立筋を対象として研究が進められてきたが，腰背部のすべての筋が前屈位で活動が減弱するわけでもないようである．Andersson ら[64]は，前屈動作時の筋活動を脊柱起立筋の表層部・深層部，そして腰方形筋から記録している．その結果，脊柱起立筋の表層部は前屈位で筋活動が消失するものの，脊柱起立筋の深層部と腰方形筋では持続した筋活動が確認された（**図 1-3-3**）．したがって，前屈位では受動的システムのみに依存しているわけではなく，筋活動による能動的システムも部分的に機能している．

　この屈曲弛緩現象が広く研究されている背景には，この現象が腰痛患者と健常者とを鑑別する客観的指標として有用であるということがあ

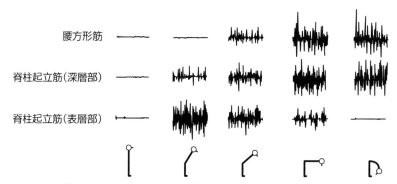

図 1-3-3 屈曲弛緩現象は,すべての筋で観察されるわけではない (文献 64) より改変引用)

脊柱起立筋(表層部)は腰椎屈曲最終域付近で筋活動が消失しているが,腰方形筋や脊柱起立筋(深層部)では筋活動が持続している

る[65,66]. 一般に,腰痛患者では,健常者でみられるような屈曲弛緩現象が観察されないことが多く[67,68](**図 1-3-2**),筋スパスムの影響,あるいは疼痛を回避するための筋活動パターンが関与している可能性が考えられている[69]. しかし,そのような異常な現象も,筋電図によるバイオフィードバックを利用した運動療法などの治療により改善し,屈曲弛緩現象が確認されるようになることも報告されている[68]. すなわち,脊柱の安定化には受動的システムと能動的システムの協調関係が重要であり,その異常は腰痛患者に特異的な現象として観察されるため,評価のポイントとしても重要である.

座位姿勢における安定化機構

脊柱の安定化機構については,座位の姿勢を抜きには語れない. 仕事などで日中のほとんどの時間を座位で過ごすという人も少なくないであろう. 姿勢の異常はわずかであっても,それが長時間に及ぶと脊柱に大きな負担を生じさせる危険性がある.

座位姿勢の研究においては,骨盤や脊柱のアライメントを変化させた代表的ないくつかの姿勢パターンが用いられている. O'Sullivan ら[69]は,骨

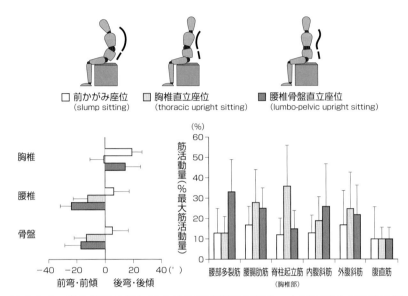

図 1-3-4 座位姿勢の違いによる体幹筋活動の変化 （文献69）より改変引用）
前かがみ座位：骨盤後傾，胸椎・腰椎後弯位，胸椎直立座位：骨盤前傾，胸椎・腰椎前弯位，腰椎骨盤直立座位：骨盤前傾，腰椎前弯，胸椎後弯．前かがみ座位では筋活動が低く，胸椎直立座位では脊柱起立筋群の活動が増加し，腰椎骨盤直立座位では腰部多裂筋や内腹斜筋の筋活動が高まりやすい

盤を後傾させ胸椎と腰椎も後弯位の座位姿勢（前かがみ座位；slump sitting）と，骨盤を前傾させ腰椎も胸椎も前弯位の姿勢（胸椎直立座位；thoracic upright sitting）および骨盤を前傾し腰椎も前弯するが胸椎は緩やかに後弯位とした姿勢（腰椎骨盤直立座位；lumbo-pelvic upright sitting）の3種類の姿勢において，体幹筋の活動を比較した．その結果，前かがみ座位はどの筋についても活動が低下しており，胸椎直立座位では脊柱起立筋群の活動が増加し，腰椎骨盤直立座位では腰部多裂筋や内腹斜筋の活動が高まりやすかった（図1-3-4）．Clausら[70]も，同様に座位の姿勢の違いによる体幹筋の活動の変化を報告しており，先の報告と同様に腰椎骨盤直立座位（報告の中ではshort lordosisと表現）では，胸椎直立座位（long lordosisと表現）や前かがみ座位など，他の姿勢よりも腰部多裂筋（表層・

深層）および内腹斜筋の筋活動が高くなることを示している．一方，前かがみ座位は，やはりすべての筋において活動は低い傾向にあった．

　各種座位姿勢の中で，一般的に「悪い姿勢」と捉えられる前かがみ座位は，しかし最も長時間とりやすい姿勢であるかもしれない．先の筋電図学的な調査結果から，この姿勢を保持するためには，体幹筋の役割は小さいことがわかる．実際に，直立座位から徐々に前かがみ座位に姿勢を移していくと，腰部多裂筋や内腹斜筋，胸椎部の脊柱起立筋において屈曲弛緩現象が確認される[71,72]．すなわち，前かがみ座位は安定化機構の中でも受動的システムに強く依存した姿勢であるといえる．受動的システムと能動的システムそれぞれの貢献度を変化させるという観点においては，骨盤を前傾位にすることで，能動的システムを機能させた座位をとることができ，また姿勢をわずかに変化させることで，体幹筋の中での活動パターンを変化させることもできる．体幹筋のトレーニングとして，近年では各種運動が紹介されているが，日常的な座位姿勢に目を向け，それを改変していくことで能動的システムを機能させ，かつ特定の筋を優位に働かせて安定した姿勢を獲得していくことも可能である．

　ここでもう一つ，日常的によくみかける特徴的な座位姿勢について考えてみたい．それは足を組んだ座位である．Snijdersら[73]は，通常の座位姿勢と足を組んだ座位姿勢で体幹筋群の筋活動を比較した．その結果，足を組んだ座位姿勢では腹直筋の筋活動には変化がみられないものの，内腹斜筋・外腹斜筋の活動は有意に減少したことを報告している．一般に腹斜筋群は，仙腸関節の安定化作用があるといわれている．それでは，足を組んだ姿勢では仙腸関節の安定化が得られていないのであろうか．実は，その時には主役である腹斜筋群に代わって脇役の安定化作用が働いていることがわかっている．足を組む，すなわち股関節を屈曲・内転することによって仙腸関節をまたいで付着している大殿筋や梨状筋，あるいは後仙腸靱帯が伸張位になる．彼ら[74]は後の研究で，立位，座位，足を組んだ座位姿勢で梨状筋がどの程度伸張されるかを実際に確認している（図1-3-5）．その結果，立位に比べて普通の座位では7.8％，足を組んだ座位では21.4％も梨

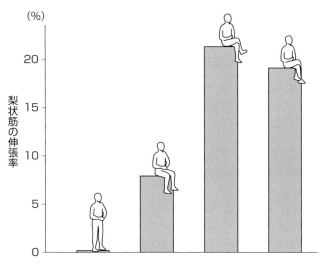

図 1-3-5　足を組むと梨状筋が伸張される　（文献74)より改変引用)
静止立位時に対する各姿勢での梨状筋の伸張率を示す．足を組む座位姿勢では，立位や通常の座位姿勢よりも梨状筋が伸張され，仙腸関節の安定化に貢献する

状筋が伸張される．また，その張力によって仙腸関節への圧迫力も高まることを確認している．すなわち，足を組んだ座位では仙腸関節をまたぐ筋の伸張による張力が腹筋群の収縮に代わって，仙腸関節の安定化作用を担っていると考えられている．

　このようにヒトは，座位においても姿勢を巧みに切り替えながら筋の疲労や関節周囲組織へのストレスの集中を避けて座り続けるという戦略をとっているようである．たとえ「良い姿勢」であっても，ある一つの姿勢をとり続ければ，いずれどこかの組織に無理がかかって破綻してしまう．長時間にわたって同一の姿勢が続くと，椎間板を構成する髄核や線維輪から水分が絞り出されてしまうという危険性もある（クリープ現象）．そういった意味では，他の座位姿勢のパターンは「悪い姿勢」なのではなく，その人が使うことができるバリエーションであると考えたほうがよいかもしれない．バリエーションが少ないことこそが，快適な座位での生活を妨げる．実際に腰痛患者では，よい姿勢の座位から姿勢を崩した座位へ変換

する際も骨盤や脊柱の動きの幅が小さく，姿勢を変化させる能力も低くなっていることが知られており[75]，バリエーションを増やすことも治療における重要な観点であろう．

能動的システムを機能させた座位を獲得するために

　受動的な支持から能動的な支持に切り替えるためのポイントは，骨盤の角度である．骨盤を後傾位から前傾方向に起こしてくる際には，坐骨結節が座面と接する感覚を手がかりとするとよい（図1-3-6a）．

　腰椎骨盤直立座位は，多裂筋や内腹斜筋など一般に機能が低下しやすい筋を賦活させやすい姿勢であるが，実際的にはこの姿勢をとることが容易ではない．患者にこの姿勢を習得させるために筆者は，まず脊柱のアライメントについては指示せずに骨盤を後傾位から起こすことを指示する．そうすると，多くの場合は脊柱全体の伸展も伴って胸椎直立座位に近い姿勢になりやすい．その状態から骨盤・腰椎のアライメントを保ったままでみぞおちのあたりの力を抜くように指示すると，胸椎部の緊張がゆるみ，腰椎骨盤直立座位となる．

　また，骨盤・腰椎の中間位に起こした肢位を保持するための練習として，腰椎骨盤直立座位で上肢の動きを使って肩甲骨・胸郭を動かす運動を行う（図1-3-6b）．これは，上肢を動かす際中に，自然と腰椎が伸展・屈曲しやすく，上肢の運動が腰椎への負荷となる．上肢を動かしながら，骨盤・腰椎を中間位に保持することを意識する．この際も，坐骨結節と座面との位置関係を動かさないように注意して行うと，骨盤・腰椎の肢位を一定に保ちやすい．

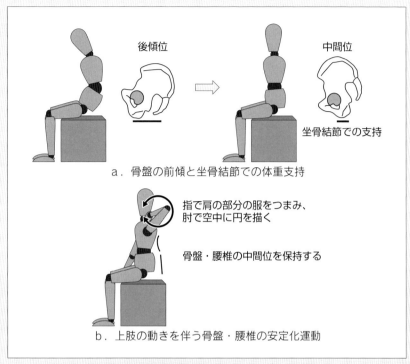

図 1-3-6 能動的システムを機能させた座位
a．骨盤を後傾位から起こしてくる際には，坐骨結節と床との接点を意識するとよい
b．上肢に動きにより肩甲骨や胸郭は柔軟に動かしながら，骨盤・腰椎の中間位を保持する練習を行う

足部における安定化機構

足部における受動的システムの重要性

　前述の脊柱・骨盤帯の安定化機構に関する，受動的システム・能動的システム・神経的システムの概念は，足部の安定化機構にも応用することができる[76]．
　一般に足部のアーチはトラス構造に例えられ，主に骨と足底腱膜とで支

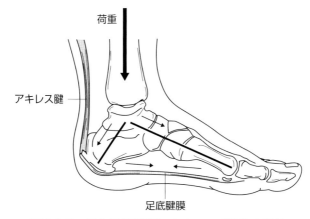

図 1-3-7　骨と足底腱膜によるアーチ構造の保持
骨と足底腱膜で形成されるトラス構造により，足部のアーチが保持される

持されると考えられている（**図 1-3-7**）．実際に足底腱膜を切離することにより，内側縦アーチの剛性が約 25% 低下してしまう[77]．さらに，内側縦アーチの高さを保持することに対する足底の靱帯（足底踵舟靱帯，長足底靱帯，短足底靱帯）および足底腱膜の貢献度を調べた報告[78]では，各組織の中で足底腱膜の貢献度が最も高く（79.5%），足底腱膜を切離してしまうと，切離していない時に比べて足底踵舟靱帯で約 2 倍，長足底靱帯と短足底靱帯では約 3 倍ものストレスの増加が確認されている．これらの報告から足部の安定化機構における受動的システムとして，特に足底腱膜が重要であることがわかる．

足部における能動的システムの役割

　しかし一方で，足部の安定化機構における能動的システムとして，特に足部の内在筋の役割も注目されている．足部の内在筋は，背側では表層（短母趾伸筋，短趾伸筋）と深層（背側骨間筋），そして底側では 4 層に分けられる．底側の 4 層として，表層の第 1 層は足底腱膜の下で母趾外転筋，短趾屈筋，小趾外転筋，第 2 層は足底方形筋と虫様筋，第 3 層は母趾内転筋

の横頭・斜頭,短母趾屈筋,短小趾屈筋,そして最も深層の第4層は底側骨間筋から構成される[79]（図1-3-8）．

次に,これら能動的システムの重要性を示唆する実験をいくつか紹介する．Fiolkowskiら[80]は,内果の後下方部で脛骨神経に神経ブロックを行う

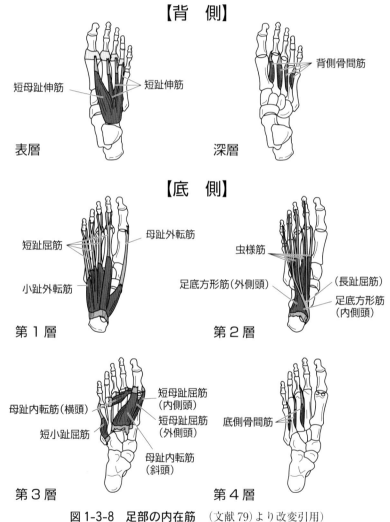

図1-3-8　足部の内在筋　（文献79）より改変引用）
背側は表層と深層に,底側は4層に分けられる．なお,長趾屈筋は外在筋

ことで，母趾外転筋の筋活動量が神経ブロック前の約27％に低下し，座位から立位になった際の舟状骨の下降（navicular drop）が増大する（神経ブロック前：約6 mm，神経ブロック後：約9 mm）ことを観察している．そのことから彼らは，静止立位においても，内側縦アーチの保持には筋の作用が重要であることを指摘している．また，Headleeら[81]は足趾の屈曲運動を繰り返すことで筋を疲労させ，その前後で舟状骨の下降の程度を比較している．その結果，筋の疲労後には舟状骨の下降が増大する（疲労前：約10.0 mm，疲労後：約11.8 mm）ことから，やはり筋は内側縦アーチの保持に重要な役割を有していると述べている．さらに数学的モデルを用いた分析からも，筋の活動がなければ，長足底靱帯や足底腱膜の張力が増加することや[82]，足部の内在筋の筋張力を増加させると内側および外側のアーチ構造へのストレスが軽減することなどが示されている[83]．これらの報告からすると，荷重位での足部の安定化は受動的システムのみならず能動的システムの関与，すなわち筋による安定化も重要であると考えられる．

それでは，受動的システムと能動的システムとの役割分担はどのようになっているのであろうか．Kellyら[84]は針筋電図検査を用いて，座位，両脚立位，片脚立位時の足底方形筋，短趾屈筋，母趾外転筋の筋活動を記録した．その結果，両脚立位では足部内在筋には断続的な小さな筋活動がみられるにすぎないが，片脚立位になると筋活動が急激に増加することを示している．さらに，足部内在筋の筋活動は片脚立位での足圧中心の側方動揺のパターンと関連していたと報告している（図1-3-9）．また，前述の数学的モデルを用いた研究においても，通常の両脚立位の条件に比べてより前方に荷重した条件では，筋の活動がない時の長足底靱帯や足底腱膜の張力の増加がより大きかったと報告されている[82]．また足部内在筋ではないが，前脛骨筋，後脛骨筋，長腓骨筋，腓腹筋について，内側縦アーチが正常なグループと低下しているグループでの歩行時の筋活動の比較を行った研究[85]では，内側縦アーチが低下しているグループでは，代償的に荷重応答時の前脛骨筋の活動増加および立脚中期以降の後脛骨筋の活動増加が確認されている．さらにテーピングを用いて足部の過回内を抑制し，内側縦アー

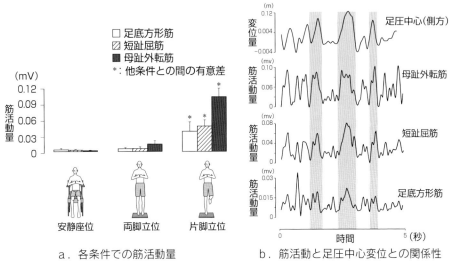

図 1-3-9　足部内在筋は両脚立位よりも片脚立位で筋活動が増加する　（文献84）より改変引用）

a．足底方形筋，短趾屈筋，母趾外転筋は，座位や両脚立位に比べて片脚立位で筋活動が増加する

b．足部内在筋の筋活動は，片脚立位時の足圧中心の側方動揺と関連する（相関係数；0.4～0.62）．足圧中心の前後動揺と筋活動の関連は認められなかった（相関係数；<0.2）．灰色の部分は，足圧中心の大きな動揺と筋活動の増加が同期している

チを挙上させると，歩行時の前脛骨筋や後脛骨筋の筋活動が減少するという報告もある[86]．

　これらの報告から考えると，足部の安定化に関しては，安静立位のように力学的要求が低い場面においては内側・外側および前方・後方の4つのアーチ構造を保持する骨や靱帯，関節包からなる受動的システムを主とした支持が行われるものの，両脚立位での足圧中心の大きな変位や片脚立位の保持，あるいは歩行のように力学的要求が高くなる場合，または4つのアーチ構造の低下など足部の構造的な脆弱性がある場合には受動的システムに加えて能動的システムが機能し，足部構造の安定化が図られるものと理解できる．そして，さらに足部の内在筋の解剖学的特徴から大きな力を

発揮するという役割よりも，関節位置の変位などの感覚情報を鋭敏に感知する役割も推測されており[76]，それらによる神経的システムの機能も足部の安定性や姿勢制御に対して重要な役割を担っていると考えられる．

腸脛靱帯という組織

腸脛靱帯と周辺組織の連結

腸脛靱帯はユニークな組織である．腸脛靱帯は大腿部の外側で筋膜が肥厚した索状で腱様の組織であり，腸骨稜から始まり最終的には脛骨のGerdy結節に付着する．しかし，その構造は単純ではなく，走行の過程で周囲の多くの組織と連続性をもつ[87〜91]（図 1-3-10）．近位部では，大腿筋膜張筋，大殿筋と中殿筋の一部から線維が合流する．大腿部では，腸脛靱帯は外側筋間中隔を介して大腿骨に付着する．また，遠位部では外側広筋とも連続している．そして，大腿骨外側上顆と膝蓋骨にも付着しGerdy結節に終着する．

このように腸脛靱帯は多くの筋や骨と連続性を有するため，その張力は連続する筋の収縮や伸張，関節角度の変化など，実にさまざまな要因の影響を受ける．また，腸脛靱帯は股関節と膝関節とをつなぐ重要な支持組織であるが，臨床的には過剰な張力増加が問題を引き起こすことが多く，どちらかというとネガティブなイメージで捉えられることが多い組織でもある．

腸脛靱帯の張力増加による影響

腸脛靱帯の張力増加により引き起こされる代表的な疾患は，腸脛靱帯炎である．腸脛靱帯炎は，腸脛靱帯と大腿骨外側上顆との間で炎症を生じる疾患であり，スポーツ障害として特にランナーに多く発症する（5〜14％）[92]．そのメカニズムとして以前は，膝関節の屈曲・伸展に伴う腸脛靱帯の大腿骨外側上顆の上での摩擦が炎症を生じる原因と考えられていた．しかし近年では，腸脛靱帯と大腿骨外側上顆は線維により連続しており摩

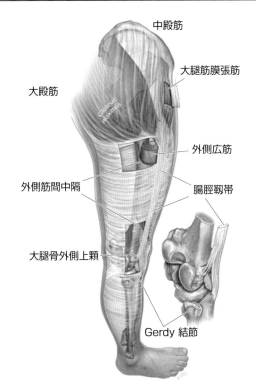

図 1-3-10 腸脛靱帯は筋や骨など,さまざまな組織と連続性をもつ (文献91)より改変引用)
　筋としては大腿筋膜張筋,大殿筋,中殿筋,外側広筋,骨としては大腿骨,膝蓋骨,脛骨と連続する

擦運動は生じにくいことが指摘され,主に腸脛靱帯が大腿骨外側上顆との間にある血管や神経を含む脂肪組織を圧迫することで,炎症が生じるものと考えられるようになってきている[93]. また,スポーツ障害としてだけではなく,内反変形を呈する変形性膝関節症患者においても,74.2%の患者において腸脛靱帯炎を示唆する兆候がMRIにて確認されたと報告されている[94]. これは,膝関節の内反変形により外側にある腸脛靱帯が伸張され,大腿骨外側上顆との間での強い圧迫が強いられることがその原因と考えられる.

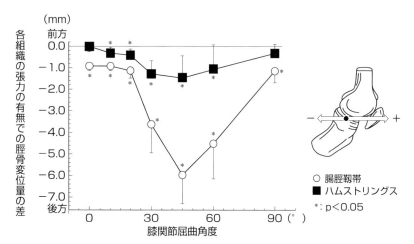

図 1-3-11　腸脛靱帯の張力は脛骨を後方に変位させる　（文献 95）より改変引用）
　腸脛靱帯，ハムストリングスともに，その張力は大腿骨に対して脛骨を後方へと変位させるが，その程度は腸脛靱帯のほうがより大きい

　このように，腸脛靱帯の張力が増加すると腸脛靱帯炎を生じやすくなるが，それ以外にも，腸脛靱帯の張力の変化がそれと付着する脛骨や膝蓋骨の運動にも影響を与えることが確認されている．Kwakら[95]は，遺体を用いて腸脛靱帯に加わる張力を変化させ，大腿骨に対する脛骨および膝蓋骨の変位を詳細に調べている．その結果，脛骨については腸脛靱帯の張力増加により外旋および外反が生じ，その変化量は外反よりも外旋で大きい傾向にあった．腸脛靱帯の張力変化は，特に脛骨の回旋変位への影響が大きいようである．さらに脛骨の前後方向の変位に対する影響として，腸脛靱帯の張力増加により脛骨の後方変位が増加した．そしてこの影響は，ハムストリングスの張力を増加させた時よりも，腸脛靱帯の張力を変化させた時のほうがより大きかったと報告されている（**図1-3-11**）．この腸脛靱帯の張力により脛骨を後方へと変位させる力は，前十字靱帯の役割を補助するものである．したがって，ハムストリングスと同様に腸脛靱帯と前十字靱帯とは機能的に協調関係にあるとも考えられている．実際，前十字靱帯損傷を経験したことがある人は，経験していない人に比べて腸脛靱帯の緊

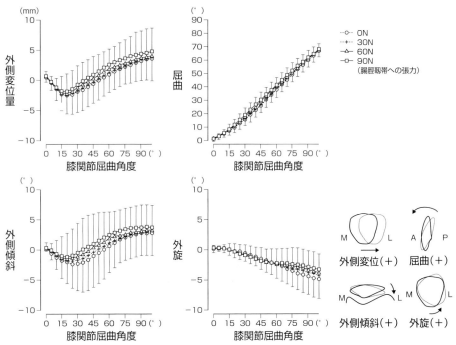

図 1-3-12 腸脛靱帯の張力が膝蓋骨に与える影響 (文献 97) より改変引用)
腸脛靱帯の張力増加 (0～90N) により,膝蓋骨の外側変位,外側傾斜,外旋の増加と,わずかな屈曲の増加が生じる

張が高くなっているという報告もある[96]．
 一方,膝蓋骨への影響については,腸脛靱帯の張力増加により膝蓋骨の外側への変位が大きくなると報告されている[95]．さらに,Merican ら[97]も同様に,腸脛靱帯の膝蓋骨および膝関節に生じる運動を報告しており,腸脛靱帯の張力増加により,膝蓋骨の外側変位・外側傾斜・外旋が増加し,そして膝蓋骨屈曲もわずかながら増加すると報告している (**図 1-3-12**)．また,膝蓋骨の側方安定性についても腸脛靱帯の張力が増すと膝蓋骨を外側へと逸脱させるために必要な力が減少する．つまり,外側への安定性が低下することが報告されている[98]．
 このように腸脛靱帯の張力変化は,脛骨の前後変位や回旋変位だけでな

く膝蓋骨の挙動にまで影響を及ぼす可能性がある．そのため，脛骨大腿関節あるいは膝蓋大腿関節の障害を有する患者においては，腸脛靱帯の張力の異常は注目すべき問題である．

受動的システムとしての腸脛靱帯

　腸脛靱帯の張力増加は，さまざまな問題を生じさせることがわかった．それでは，その腸脛靱帯の張力増加は，なぜ生じるのであろうか．腸脛靱帯は，自らが能動的に収縮して緊張することはできないため，理論的には解剖学的に連続する筋の収縮，もしくは伸張による張力の増加，あるいは腸脛靱帯がまたぐ股関節や膝関節の角度変化があれば，腸脛靱帯の張力が変化するはずである．しかし，前述のとおり腸脛靱帯に影響を与える要因がさまざまであり，また生体において腸脛靱帯の張力を測定すること自体が技術的に困難であったため，現在まで実際にどの要因の影響が大きいか定かになっていない．そこで筆者ら[99]は，荷重位で姿勢を変化させた際の腸脛靱帯の硬さの変化を超音波エラストグラフィ機能による技術を用いて推定することで，その要因を探った．

　実験としては，前額面における股関節および膝関節の角度と外的負荷（外的モーメント）を変化させて，その際の腸脛靱帯の硬度の変化を調べた[99]（図 1-3-13）．その結果，腸脛靱帯が最も硬くなるのは股関節内転位で，かつ外的股関節・膝関節内転モーメントも大きくなる姿勢（図 1-3-13 の C）であった．全体的には，股関節外転位よりも股関節内転位のほうが腸脛靱帯の硬度は増加する．股関節内転位では腸脛靱帯が伸張位になることが，その原因であろう．しかし，ここで重要なことは股関節が内転するだけでは，必ずしも腸脛靱帯が硬くはなっておらず，併せて外的負荷が増大した場合に腸脛靱帯が硬くなっていることである．外的股関節・膝関節内転モーメントが増加した姿勢を保持するためには，股関節・膝関節の外側の支持機構での力発揮が必要であり，そのためには外側にある筋の収縮力を高めることが考えられる．しかし，同じ関節角度である図 1-3-13 の B と C の姿勢を比べると，大殿筋ではわずかに筋活動が増加する傾向を認めたもの

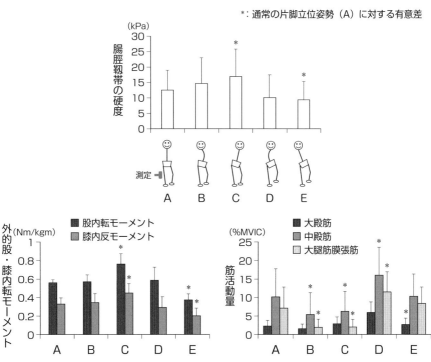

図 1-3-13 姿勢の変化による腸脛靱帯の硬度変化 （文献 99）より改変引用)

通常の片脚立位姿勢と，股関節を約 10°内転 (B, C)，約 10°外転 (D, E) した姿勢で腸脛靱帯の硬度を比較した．B, C および D, E の間では股関節角度に差はないが，C では支持側と反対側に，E では支持側に体幹を傾斜させている．股関節内転位でかつ外的股関節・膝関節内転モーメントも大きくなる姿勢 (C) で，腸脛靱帯は最も硬くなった．しかし，その姿勢 (C) において，股関節外転筋の筋活動の明らかな増加は認めなかった

の，驚くべきことに中殿筋や大腿筋膜張筋の筋活動には有意な変化はなかった．つまり，外的負荷の増加に対して積極的に筋活動を高めるという対応はしていない．股関節内転位では腸脛靱帯が伸張位にあり，伸張により発揮される受動的張力が使いやすい環境にある．そのため外的負荷の増加に対して，主に腸脛靱帯の張力増加により対応することを優先しているようである．

このような分析を通じて，下肢外側での支持機構における能動的システ

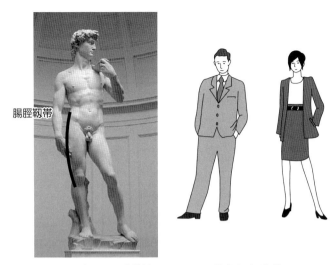

図 1-3-14　受動的システムに依存した姿勢
　一般に，楽に立位を保持している時には，どちらか片側の下肢に荷重をかけて股関節内転位で支持し，腸脛靱帯に代表される軟部組織の張力を利用した立位をとっていることが多い

ムと受動的システムの協調関係を考えると，関節角度変化の影響により受動的システムが機能しやすい環境にある（軟部組織が伸張位にある）場合には，能動的システムをわざわざ機能させずに受動的システムが優先される傾向にあるように思える．それは，能動的システムを機能させるためのエネルギー消費を抑えることに貢献するのかもしれない．実際に，ヒトはなにげなく立っている時，特に集中して何か作業をしているわけではない時に，片側の下肢に体重をかけて股関節を内転位にした姿勢をとっていることが多い[100]（図 1-3-14）．このような姿勢は，受動的システムに依然した姿勢とみることができる．著者ら[99]のデータでも股関節内転位での支持（図 1-3-13 の B，C）は，股関節中間位での支持（図 1-3-13 の A）よりも股関節外転筋群の筋活動は減少している．しかし，受動的システムへの過剰な依存は，受動的組織の過度なストレスから前述のような，さまざまな問題を生じさせる危険性もある．実際に腸脛靱帯炎を生じる危険因子として，股関節内転位でのランニングフォームが指摘されている[101]．したがっ

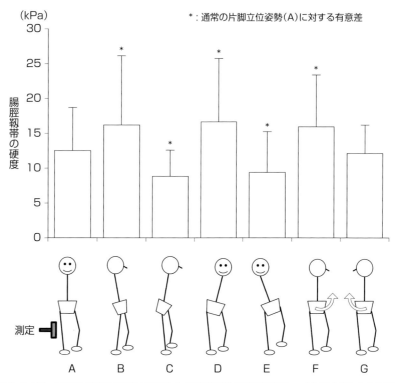

図 1-3-15　三次元的な姿勢の変化と腸脛靱帯の硬度変化　(文献 102) より引用)
股関節内転位だけでなく，股関節伸展位や外旋位でも腸脛靱帯の硬度は増加する．
A：通常の片脚立位，B：股関節伸展位，C：股関節屈曲位，D：股関節内転位，E：股関節外転位，F：股関節外旋位，G：股関節内旋位

て，時と場合に応じて受動的・能動的システムをうまく切り替えて機能させることが重要であり，受動的システムに依然した制御に偏りすぎた状態は問題と捉えるべきであろう．

　ちなみに，股関節内転位だけでなく，股関節伸展位や外旋位でも，腸脛靱帯の硬度が増加することがわかっている[102] (**図 1-3-15**)．腸脛靱帯炎の患者の治療にあたっては，患者の姿勢や動作時のアライメントを評価して，腸脛靱帯の硬度が増加しやすい股関節内転・伸展・外旋位が強調されていないか，確認することが重要である．

受動的・能動的システムを意識した運動

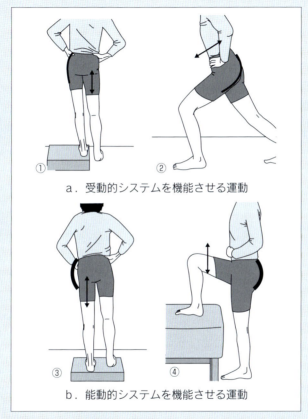

a．受動的システムを機能させる運動

b．能動的システムを機能させる運動

図 1-3-16 受動的・能動的システムを意識した運動

①股関節外側の安定化機構について，反対側の下肢を支持側より下降させることで支持側股関節内転位での支持を練習する
②股関節後側の安定化機構について，股関節屈曲位での支持を練習する
③マットなどやわらかい床面上で，下肢に荷重することで支持側股関節が相対的に外転位となる．軟部組織の伸張による張力が利用できない環境で外転筋（特に中・小殿筋）の収縮による張力で支持する練習を行う
④支持側と反対側の股関節を屈曲することで骨盤の後傾運動を促し，支持側の股関節伸展筋（特に大殿筋）の収縮による支持を練習する

安定化機構における受動的システムと能動的システムは，両者が協調して機能を発揮することが大切である．しかし，患者では往々にしてどちらかのシステムに偏った制御のみしか用いることができていないことが多い．例えば，荷重位における股関節周囲での支持性についても，腸脛靱帯に代表される受動的システムに強く依存した支持などがみられることは多い．

　臨床においては，荷重を支持する姿勢として，受動的システムを優位にした姿勢と能動的システムを優位にした姿勢の両方で，その安定性を評価する．そして，機能が低下しているほうのシステムを強調した姿勢で荷重支持の練習を行い，受動的・能動的システムの協調関係を正常化することが大切である（**図1-3-16**）．

第4節
運動連鎖と姿勢制御

荷重下での運動連鎖

運動連鎖とは何か

「運動連鎖」という用語は，リハビリテーションやスポーツ医学の領域において多用されている．ある体節でのアライメント異常が，隣接する体節や関節のアライメント異常，およびそれによる症状の発現を引き起こすことは，多くの運動器障害のメカニズムとして知られており，運動連鎖の観点からの考察がよく用いられる．また，運動連鎖を利用した「遠隔操作（インソールによる近位部への波及効果など）」が治療において威力を発揮することもある．

しかし，運動連鎖の定義は不明瞭であり，現在ではかなり拡大解釈されて使われているようである．おそらく，はじめに運動連鎖について言及したと思われる記述は Steindler[103] の著書にみることができる．彼は，運動連鎖（著書では kinetic chain と記載）について「連なって配列された複数の関節の連結」と記し，連鎖の末端が床面などで固定されている場合に「筋の作用は，その筋がまたぐ関節から離れた関節にまで影響を及ぼす」としている．運動連鎖に関しては，そのほか，kinematic chain や荷重連鎖など，さまざまな用語が用いられるが，いずれも明確な定義はない．

多関節のリンクからなる身体において，ある体節の動きが隣接する体節を通じて，多かれ少なかれ全身に波及することは自明であり，その点においては，ヒトの動きすべてを運動連鎖と表現することも可能である．しかし，本稿では記載内容が抽象化し発散することを防ぐために，多くの人で

およそ共通して観察される荷重位での比較的強固な体節間の動きの協調関係を運動連鎖（狭義の運動連鎖）として扱い，主に実験的にある体節のアライメントを変化させた時に他の部位にどのような影響が生じるかを確認した研究を中心に紹介する．加えて，筆者が運動連鎖をよりよく理解するためのポイントと考えている，運動連鎖と姿勢制御との関係性についても述べ，古くて新しい話題でもある運動連鎖について，改めて考えてみたい．

足部と脛骨間の強い関係性

運動連鎖として知られる現象の中で，おそらく最も強固なものは足部（距骨下関節）回内・回外と脛骨の内旋・外旋との間の関係性であろう．多くの成書・文献では，荷重位での足部回内は距骨の底屈と内転を伴い脛骨の内旋を引き起こし，逆に荷重位での足部回外は，距骨の背屈と外転を伴い脛骨の外旋を生じさせることが記されている[104〜106]（**図 1-4-1**）．

この関係性は，さまざまな実験によって確認されている．Hintermannら[107]は検体を用いて踵骨の内反・外反と脛骨の内旋・外旋との関係性を分析し，踵骨の外反（内反）により脛骨の内旋（外旋）が生じることを確認している．角度変化の割合としては，約2:1（踵骨内反・外反の角度変化に対して脛骨内旋・外旋の角度変化は約半分）となっている．また，入谷ら[108]は傾斜板を用いた足部の内反・外反誘導による下肢アライメント変化を詳細に分析しており，脛骨の外方傾斜は傾斜なしの条件や足部内反条件に比べて足部外反条件で最も小さくなる（垂直位に近づく）こと，また外反誘導時の距骨下関節での角度変化が小さいほど，脛骨の角度変化が大きいことなどを報告している．すなわち，距骨下関節での可動が少ないほど，近位への影響がより強く生じると理解できる．この結果は，運動連鎖による現象を抽出しただけではなく，固有の関節可動性が波及効果の大小に影響を与えることを示唆する重要なものである．

運動連鎖とは，このようにある体節のアライメントが変化した際に，それが関節を通じて隣り合う体節へと次々と波及していく現象のことであるが，重要な特徴の一つは，その波及効果は起点となる体節から離れれば離

第4節　運動連鎖と姿勢制御

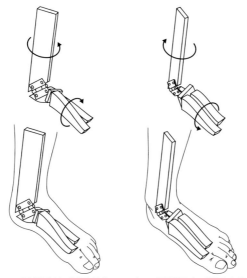

a．足部回外-脛骨外旋　　b．足部回内-脛骨内旋

図 1-4-1　距骨下関節を通じた足部の回内・回外と脛骨の内旋・外旋　（文献104）より改変引用）

距骨下関節が45°の傾きをもったヒンジ状の関節として表されており，前足部は第1～3列の内側部（距舟関節を通じて後足部と連結）と第4～5列の外側部（踵立方関節を通じて後足部と連結）に分けられている．足部の回内は脛骨の内旋を，足部の回外は脛骨の外旋を生じさせる

れるほど小さくなることである．このことは，運動連鎖により連なった体節がすべて同じ方向へ変位している場合に，その間にある関節がどういう肢位をとるか推測する場合に重要となる．

足部からの運動連鎖

　前述のように，足部と脛骨のアライメントには強固な関係性がある．そして，さらに足部のアライメント変化は脛骨を通じて近位方向へと波及する．理論的には，例えば距骨下関節が回内すると，下腿は内旋するとともに前方・内側へ変位する．より近位の体節では，大腿も同様に内旋とともに前方・内側へ変位を生じ，骨盤は前方回旋する．そして，下腿と大腿の

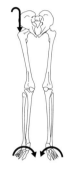

図 1-4-2　足部および骨盤からの運動連鎖　（文献 109) より改変引用）

a. 骨盤および距骨下関節からの下行性および上行性運動連鎖を示す（矢印の向きが運動連鎖の方向を示す）．大腿および下腿の空間座標系における変位と，股関節と膝関節の局所座標系における角度変位を記している．運動連鎖による反応は，起点となる体節から離れるほど小さくなるため，骨盤前方回旋と距骨下関節回内（図の左側）では，大腿と下腿の変位は同じであるが，股関節と膝関節の変位は異なる
b. 骨盤の前傾・後傾による下行性運動連鎖を示す．体節および関節のアライメントはすべて逆方向になっている

間にある膝関節の肢位は屈曲・外反・内旋位，大腿と骨盤の間にある股関節は屈曲・内転・内旋位となる[109]（**図 1-4-2**）．このように近位（上方）へ向かう運動連鎖を上行性運動連鎖と呼ぶこともある．それでは，これらの現象は実際にどこまで実証されているのであろうか．

　Khamis ら[110]は，両脚立位において 10°，15°，20°の傾斜板を用いて両側の足部を同時に回内させ，脛骨，股関節および骨盤のアライメントに与え

る影響を調べている．その結果，足部回内が増加するに従って，脛骨は内旋し股関節も内旋した．傾斜板のない条件と比べて20°傾斜板の条件下では，脛骨の内旋は約5°変化しているのに対して股関節の内旋は約3°の変化であり，運動の起点となる部位より離れれば離れるほど，影響が小さくなる運動連鎖の特徴がよく現れている．そして，足部回内の影響は骨盤にまで及び，足部回内に伴って骨盤前傾が増加することが示されている．また，Pintoら[111]は両脚立位で両側あるいは片側の足部を回内させた場合の，近位方向への影響を調べている．その実験においても，足部回内に伴って骨盤の前傾が生じることが確認されている．彼らは，その原因について足部回内により股関節は内旋方向に動き（股関節内旋に伴い大腿骨頭が後方に回転するため），股関節と骨盤の接点が後方へと移動し，骨盤の前傾が引き起こされると解釈している．

　しかし，これらの実験は両下肢ともに荷重した条件であり，分析対象とする下肢だけでなく反対側下肢からの影響も混在するため，純粋に足部のアライメント変化がどのような影響を近位に及ぼすか，完全に調べられているとはいえない．そこで筆者ら[112]は，反対側下肢を挙上した片脚立位での運動連鎖を詳細に分析した[112]．その実験は，先行研究と同様にきわめて単純な方法で行われたものであるが，筆者にとっては本節のテーマである「運動連鎖と姿勢制御」に考えをめぐらす源となったものである．詳細は後ほど述べるとして，まずその他の身体部位で確認されている運動連鎖を引き続き紹介する．

骨盤からの運動連鎖

　足部からの上行性運動連鎖とは別に，骨盤から遠位（下方）に向かう下行性連鎖もある．理論的には，骨盤の前方回旋は大腿の内旋とともに前方・内側へ変位，および下腿の内旋・前方・内側へ変位を生じさせ，距骨下関節を回内させる（図1-4-2）．骨盤，大腿，下腿，そして距骨下関節の肢位は，距骨下関節の回内から生じる上行性運動連鎖と同じ結果である．しかし，股関節は伸展・外転・外旋位，膝関節は屈曲・外反・外旋位となり，

上行性運動連鎖の場合とは肢位が異なっている[109]．

　関節の肢位は，関節を形成する骨と骨の位置関係で決まる．運動連鎖による関節肢位の変化を考える場合には，運動連鎖の特徴である運動の起点から離れるほど，その影響が小さくなるということを思い出さなければならない．例えば，距骨下関節の回内と骨盤の前方回旋それぞれによる運動連鎖によって，水平面では下腿と大腿はどちらも内旋する．しかし，その変位量は運動の起点から離れているほうがより小さくなるため，膝関節の肢位としては，上行性運動連鎖では内旋位，下行性運動連鎖では外旋位となり，正反対となる．また一般に，骨盤の前傾・後傾による運動連鎖も知られており，それぞれ図1-4-2のような現象が生じる．

　骨盤の傾斜は，脊柱のアライメントとも関係することは古くから確認されている．骨盤の前傾は腰椎の前弯を増強させ，骨盤の後傾は腰椎前弯の減少を引き起こす[113,114]．しかし，骨盤の前傾・後傾は胸椎のアライメントまではあまり影響しない[113]．また，L5～S1間の角度も，骨盤の前傾・後傾では変化しにくいとされている[115]．

　このように，足部-下肢-骨盤-脊柱が運動連鎖によりつながり協調して動いていることがわかる．しかし，足部の内反・外反や内転・外転，踵の高さなどの条件をさまざまに変化させて脊柱までのアライメント変化を調べた実験では，骨盤までの関連したアライメント変化は認めるものの，それより上位の脊柱のアライメントには明確な影響を確認できていない[116,117]．狭義の運動連鎖としては，足部から遠く離れた脊柱ではその影響が薄らぎ，測定機器で捉えられるほどの変化は生じにくいようである．

　一方，骨盤の前傾・後傾は脊柱の矢状面でのアライメント変化のみならず，前額面や水平面での脊柱の可動性や重心移動にも影響する．筆者らは，健常者における身体の回旋運動を課題とし，骨盤の前傾・後傾位を変化させた場合の脊柱の可動性や重心移動の変化を観察した[118,119]．その結果，脊柱の回旋角度は骨盤の前傾・後傾中間位での回旋動作に比べて，骨盤前傾位および骨盤後傾位ともに減少した．特に骨盤後傾位では，前傾位よりもさらに減少した．そして，身体回旋方向への側方重心移動も，特に骨盤後

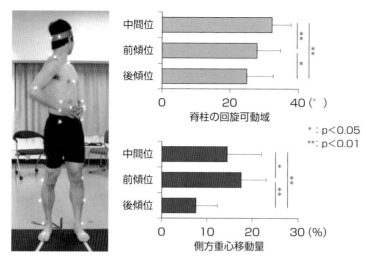

図 1-4-3 骨盤後傾位では脊柱回旋や重心移動が減少する （文献 118, 119）より改変引用）

脊柱の回旋可動域（胸郭と骨盤の回旋可動域の差）および回旋方向への側方重心移動量（足長で標準化）ともに，特に骨盤後傾位で減少する傾向にある

傾位で減少が認められた（**図 1-4-3**）．日常生活の中で体を回旋させながら何かに手を伸ばす動作などを想定すると，回旋方向へのスムーズな重心移動を伴うことが重要であるが，この実験結果は，骨盤の肢位が適切でないと，必要な脊柱の回旋や重心移動が阻害されることを示している．

腰椎の矢状面での肢位と回旋可動性との関係性を調べた先行研究[120]では，やはり腰椎屈曲位や伸展位ではともに回旋可動性が低下している．骨盤の前傾・後傾は，腰椎の伸展・屈曲を導くため，骨盤傾斜が腰椎の矢状面での肢位を変化させて，回旋可動性に差が生じたものと思われる．解剖学的には，腰椎屈曲位では脊柱後方の靱帯や椎間板線維輪の後方線維が，また腰椎伸展位では椎間関節での骨性の衝突が，それぞれ回旋を制限していると考えられる[121,122]．

協調する脊柱の三次元的運動

　一般には運動連鎖として紹介される現象ではないが，脊柱の矢状面・前額面・水平面における動きは，それぞれが完全に独立しているわけではなく，互いに運動学的な協調関係をもっていることが知られている．特に側屈と回旋は協調することが報告されており，coupled motion あるいは coupling biomechanics と呼ばれている．複数の連なった脊椎が協調して動くという観点から，ここで詳細を述べる．

　まず，最も強固なカップリングが報告されている頸椎から述べる．頸椎における側屈と回旋は，同方向に生じることが報告されている[123]．すなわち，頸椎を左側屈すると同時に頸椎の左回旋が自然と生じるということである．ただし，C0～1間やC1～2間のような上位頸椎においては，側屈と回旋が同方向に生じるという報告と反対方向に生じるという報告があり，一致していない（図 1-4-4）．

　次に，胸椎でのカップリングであるが，脊柱の中で最も一貫した結果が得られていない部位である[124]．カップリングの方向は胸椎の部位によって，あるいは胸椎の矢状面での肢位（屈曲・伸展）によって異なるという報告もある．部位による違いとしては，脊柱の回旋あるいは側屈のいずれを行った時も，それに伴う側屈と回旋は，胸椎の中位（T4～5間からT7～8間）においては約9割と上位や下位よりも高い割合で同方向への動きが観察されている[125]．一方，胸椎の肢位を随意的に中間位・伸展位・屈曲位とした条件下で回旋運動を行った実験では，胸椎屈曲位では同方向，伸展位では反対方向へのカップリングが多く観察されたと報告されている[126]．先の胸椎の部位により結果が異なるという報告も，胸椎の中位は上位や下位よりもより屈曲傾向にあるため，胸椎においては屈曲傾向が強まると側屈と回旋の同方向へのカップリングが生じやすいといえそうである（図 1-4-4）．

　最後に，腰椎においては結果の異なる報告は存在するものの，総じて腰椎の側屈と回旋は反対方向への動きとしてカップリングが生じやすい[127]．

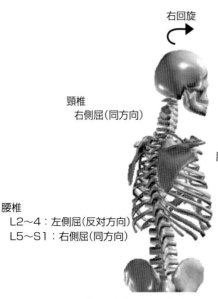

図 1-4-4　脊柱のカップリング

おおむね回旋と側屈の方向のカップリングは，頸椎では同方向，胸椎では同方向，腰椎では反対方向に生じやすい．しかし，個人差も大きく，頸椎・胸椎・腰椎の中でも部位による方向の違いや，屈曲位と伸展位での違いなどが報告されている

しかし，胸椎と同様に腰椎の部位によってカップリングの方向が異なり，腰椎上位（L2〜4の間）では反対方向，腰椎下位（L5〜S1間）では同方向に側屈と回旋が生じるとする報告が多い[128〜130]（**図 1-4-4**）．

このような興味深い脊柱内部での協調運動について，Shinら[130]は運動時の体幹の全体的なバランスを維持するための「脊柱の代償機構」であると述べている（**図 1-4-5**）．脊柱におけるカップリングは，椎間関節の向きなどの脊椎個々の解剖学的特性に従いながら姿勢を制御するための巧みな協調作用の現れとみることができるであろう．

脊柱アライメントと肩甲骨運動との関係性

肩甲骨は鎖骨を介して体幹部と連結され，胸郭の背面に沿うように位置している．したがって，肩甲骨の運動は脊柱・胸郭のアライメントの影響

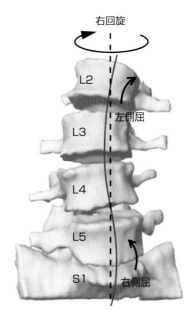

図 1-4-5　腰椎の右回旋に伴う S 字状側屈　（文献 130) より改変引用）
腰椎の右回旋に伴って，上位では左側屈が生じ，下位では右側屈が生じる．腰椎内部で S 字を描いてバランスを保つように，代償的な側屈が生じている

を多分に受ける．従来，脊柱後弯位での姿勢で肩甲骨の運動がどのように変化するかが，多くの研究で調べられている．Kabaetse ら[131]は，脊柱を中間位に保持した座位と可能な限り脊柱を後弯位にした座位の 2 種類の姿勢で，肩甲骨面での上肢挙上を行った際の肩甲骨運動を調査した．その結果，脊柱後弯位では肩甲骨が挙上位になりやすく，また肩甲骨の後傾が減少しやすいことが示されている．また，Finley ら[132]は同じく脊柱中間位と後弯位での肩甲骨面の挙上を分析し，脊柱後弯位では肩甲骨の後傾と外旋が減少しやすいことを明らかにしている．ここで，そもそも肩関節の挙上運動においては肩甲骨の上方回旋と後傾が必要であり，特に約 100° 以上の挙上については肩甲骨の外旋も必要である[133,134]．したがって，脊柱後弯位は肩甲骨の必要な運動を阻害し肩関節のスムーズな挙上を妨げるといえるであろう．

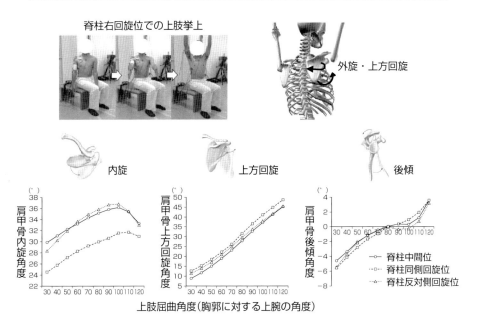

図 1-4-6　脊柱を回旋すると回旋側の上肢を挙上しやすくなる　（文献 135）より改変引用）

脊柱中間位および 30°同側と反対側に脊柱を回旋させた場合の上肢挙上時の肩甲骨運動をグラフに示す．脊柱を回旋させると回旋側の肩甲骨では外旋と上方回旋が増加しやすい

脊柱の矢状面でのアライメントと肩甲骨運動との関係性については，前述のとおりであるが，脊柱のその他の面でのアライメント変化による影響はどうだろうか．解説する前に，まず読者の方々には自分の身体で感じてもらいたい．体幹を右に 30°程度回旋した姿勢のままで両上肢を屈曲する．その時，どちらの上肢がより高くスムーズに上がりやすいだろうか．通常は，右側の上肢のほうが上がりやすいはずである．筆者ら[135]は，このような脊柱の水平面でのアライメントと上肢挙上時の肩甲骨アライメントとの関係性を詳細に調べた（図 1-4-6）．健常者に対して，脊柱中間位および脊柱を 30°左右に回旋させた肢位の 3 種類の姿勢で両肩関節の屈曲運動を行い，肩甲骨の三次元的運動を解析した．その結果，脊柱を回旋させた同側

の肩甲骨では，その他の姿勢に比べて肩甲骨の外旋および上方回旋が増加した．肩関節のインピンジメント症候群の患者においては，肩甲骨の後傾とともに外旋・上方回旋が不足していると報告されており[136]，そのような肩甲骨運動の異常がインピンジメントを誘発する重大な要因と考えられる．筆者らの結果は，正しい肩甲骨運動を促すための方法の一つとして，脊柱の回旋に着目した姿勢の変化を有効に活用できる可能性を示唆している．

運動連鎖と姿勢制御の協調関係

足部回内が引き起こす運動連鎖と姿勢制御

　前述の足部からの運動連鎖に関して筆者ら[112]は，反対側下肢の荷重による影響を受けない片脚での荷重条件下で，足部の回内誘導が股関節・骨盤，そして胸郭へ与える影響を詳細に調査した（図 1-4-7）．その結果，傾斜板による足部回内 5°の条件（実際の足部回内角度は約 3.5°）では，股関節は屈曲・内転・内旋への動きが確認され，骨盤は反対側下制，胸郭は支持側への傾斜と回旋が生じた．ところが，さらに足部回内を大きくすると（足部回内 10°条件：実際の足部回内角度は約 4.8°），矢状面での変化（股関節屈曲や骨盤前傾）は，さらに増加する傾向を示すものの，特に前額面においては足部回内 0～5°にかけての変化とは，まったく正反対の反応（股関節外転方向，骨盤反対側挙上方向への変化）が生じた．運動連鎖が，ある体節のアライメント変化を起点として波及するものであるとするならば，連鎖の起点となる体節のアライメント変化が大きくなれば，その波及効果も大きくなるはずである．しかし，実験結果はその予想に反するものであった．

　それでは，この現象をどのように解釈すべきであろうか．筆者は次のように考えた．前述のように，足部回内は踵骨の外反とともに距骨の底屈・内転を伴う．したがって，そのアライメント変化は支持基底面に対して距骨・脛骨の位置を内側へと変位させる．これにより，下肢の荷重軸が内側へと変位する状況となるため，全身の力学的平衡を保つための反応として

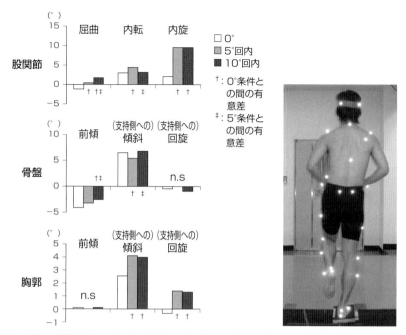

図 1-4-7　片脚立位における足部回内が股関節・骨盤・胸郭の変位に及ぼす影響　（文献 112)より改変引用)

　足部回内 5°条件では，股関節は屈曲，内転，内旋方向へ動き，骨盤は反対側下制，胸郭は支持側への傾斜と回旋を生じている．しかし，強い足部回内 (10°) では，特に前額面において，5°条件に比べて股関節は逆に外転方向へ動き，骨盤も反対側が挙上する動きを生じた

は，身体の近位側は外側へと変位することが必要になる（第 1 章第 1 節を参照). すなわち，緩やかな足部回内変位では下肢荷重軸の変位もわずかであり，運動連鎖による反応が主体となって現れる．そして足部回内が大きくなると，誘発される運動連鎖も大きくなるはずであるが，しかし同時に下肢荷重軸の内側への変位が大きくなり，そのままでは姿勢の保持が困難となる．そのため，運動連鎖よりも姿勢制御のための反応を優先させる必要が生じると考えられる．先の例では，運動連鎖として足部回内によりまず股関節内転，骨盤反対側下制の動きが生じるが，足部回内の増大により身体近位部を外側へ変位させる必要が生じ，運動連鎖で生じている運動を

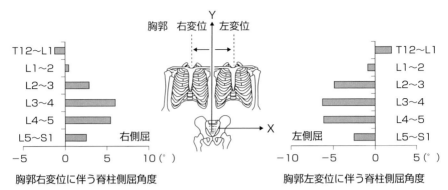

図 1-4-8　胸郭の左右変位と脊柱アライメントとの関係性 （文献 137) より改変引用）

　胸郭の左右変位に対しては，胸椎と腰椎が逆方向に側屈し，前額面で脊柱がS字を描く

打ち消すように股関節外転，骨盤反対側挙上がみられたと考えられる．

胸郭と脊柱間の関係性と姿勢制御

　次に胸郭の変位と脊柱アライメントとの関係性について，Harrisonら[137,138]の一連の研究を紹介する．彼らは，随意的に胸郭を前後あるいは左右に動かした際に連動して生じる脊柱の三次元的なアライメント変化をX線像から分析し，示唆に富む結果を報告している．

　まず，胸郭の左右変位については，固定された骨盤に対して参加者（被検者）が随意的に胸郭を左右に変位させた時の脊柱アライメントが評価された[137]．結果としては，図 1-4-8 に示すように，例えば胸郭の右変位に対して，腰椎はL3～4付近を頂点として右側屈，胸腰椎移行部より上位では左側屈が確認された．すなわち，腰椎と胸椎が逆方向に側屈し，前額面で脊柱がS字を描くことにより，胸郭の側方変位が生じている．

　一方，胸郭の前後変位については図 1-4-9 のような3種類の立位姿勢（胸郭前方変位，中間，後方変位）で，胸椎・腰椎・仙骨・骨盤のアライメントを評価した[138]．その結果，胸椎全体の後弯は胸郭後方変位の姿勢で大き

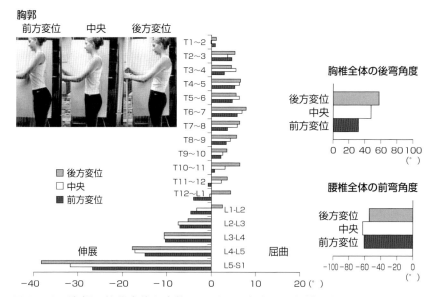

図 1-4-9　胸郭の前後変位と脊柱アライメントとの関係性　（文献138）より改変引用）

胸郭の後方変位では，胸椎の後弯が増大するが，腰椎下位レベルでは逆に前弯が増大しやすい

く，胸郭前方変位の姿勢で小さかった．つまり，胸郭の後方変位は胸椎の後弯増大と，胸郭の前方変位は胸椎の後弯減少と関係することがわかる．ここで，3種類の姿勢の写真をみて，どの姿勢が最も腰椎の前弯が大きい，または小さいと思うだろうか．一見すると，胸郭前方変位の姿勢で最も腰椎の前弯が大きく，また胸郭後方変位の姿勢で最も腰椎の前弯が小さいようにみえる．確かに結果は，胸郭後方変位の姿勢で腰椎全体の前弯が最も小さくなっている．しかし，各椎体間レベルでの屈曲・伸展の角度変化をみてみると，胸郭後方変位の姿勢では，胸椎各レベルでの屈曲が大きく本来前弯に移行するはずのL1～2においても屈曲がみられる．しかし逆に，L4～5，L5～S1では他の姿勢よりも大きな伸展がみられている．すなわち，腰椎の下位レベルにおいては胸郭後方変位の姿勢が最も腰椎前弯が大きいということになる．一方，胸郭前方変位の姿勢では腰椎上位は前弯が大き

いものの，腰椎下位では前弯が最も小さくなっている．

なぜ，このように一見した姿勢の印象とは異なる結果となっているのであろうか．その謎を解く鍵は，第1章第1節で詳述した上半身と下半身との姿勢制御のための協調関係にありそうである．胸郭の後方変位は上半身の後方変位とほぼ同義であり，上半身の後方変位は下半身の前方変位と結び付きやすい．実際に，胸郭後方変位の姿勢では，骨盤は後傾し前方に変位している．下半身に対して上半身を後方に位置させるためには，脊柱は伸展方向へ動く必要があるはずである．しかし，胸郭後方変位は胸椎後弯を増大し，腰椎上位まで後弯させるため，それ以外の部位で伸展を作り出す必要がある．そうした理由から胸郭後方変位の姿勢では，腰椎下位での伸展が増大していると思われる．

胸郭の後方変位は，胸椎とともに腰椎上位まで後弯が増大する．いわゆるスウェイバック姿勢（sway-back posture）に近いこの姿勢では，脊柱全体のシルエットとしては後弯が目立つが，下半身に対して上半身が後方に変位するため腰椎下位は過伸展しやすい．したがって，腰椎分離症，分離すべり症や腰椎伸展により疼痛を生じる伸展型の腰痛症などにおいては，障害を助長しやすい姿勢と考えられる．骨盤が前傾していれば，なおさら腰椎下位での過伸展が強調される．脊柱のアライメントやそれに伴うストレスを考える際には，脊柱内部での協調と姿勢制御のための上半身と下半身の協調を評価することがポイントである．

胸郭変位と脊柱アライメントの関係性からの臨床的示唆

通常の脊柱側屈では，胸椎と腰椎は同方向へ傾斜する．しかし，胸郭の側方変位は腰椎と胸郭が逆方向へ側屈することで成り立つ．そのため，脊柱の側屈可動性の左右差と胸郭の側方変位の左右差を観察することに

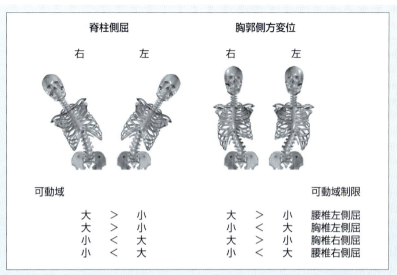

図 1-4-10　脊柱の側屈と胸郭の側方変位から可動域制限を推定する
脊柱の左右側屈と胸郭の左右変位を観察し，制限のある方向を特定することで，胸椎あるいは腰椎のどの方向に可動域制限があるか推定することができる．例えば，右側屈よりも左側屈の可動域が小さく，胸郭の右変位よりも左変位の変位量が小さい場合は，腰椎左側屈に可動域制限がある可能性が高い

より，胸椎と腰椎のどちらに左右側屈の可動性低下があるかを推定することが可能である（図 1-4-10）．

姿勢制御の優位性

運動連鎖に関しては，姿勢制御による反応も含めて身体運動間の相互関係という観点から広義の運動連鎖と捉えることもできる[139]．ただし，狭義の運動連鎖をイメージした場合に，荷重下での姿勢や運動を観察する際して運動連鎖による反応のみが生じていると考えることは危険であることがわかる．ある姿勢を保持したり，運動を安定して行ったりするためには，

重心位置の制御が第一に重要である．いくら解剖学的に正しい姿勢であったとしても，支持基底面から重心の投影点が外れてしまっては，姿勢の保持そのものが成り立たない．そのため，前述のように運動連鎖による反応と姿勢制御のための反応が競合するような場面があったとすると，姿勢制御による反応が優先されることが多くなると考えられる．実際にアライメント異常を有する患者においても，運動連鎖では説明できない姿勢が観察されることは多い．アライメント異常が及ぼす影響を説明する運動連鎖が，アライメント異常が顕著である場合には，むしろ隠されてしまうのは皮肉なことであるが，運動連鎖と姿勢制御を意識的に分けて捉えることが，運動連鎖をよりよく理解するポイントであると思われる．

足底荷重位置と身体アライメントとの関係性

前述のように，支持基底面内で荷重位置が変位すると全身の力学的平衡を保つためのアライメント変位が生じるが，その反応にはある一定の傾向がみられるようである[140]．図 1-4-11 に示したのは，片脚立位での支持基底面（足底）内での荷重位置の変位と骨盤の三次元的傾斜との関係性である．例えば，足底内側部での荷重は骨盤の反対側挙上を生じ，足底外側部での荷重は骨盤の対側下制を生じやすい．すなわち，足底内側部に荷重したままで骨盤・体幹を前額面で水平に保持しようとすると，姿勢の保持が困難となり内側へ身体が転倒していくことが実感されるだろう．足底内側部での荷重は下半身の内側変位を伴うため，骨盤・体幹を水平に保持しようとすると，身体重心が内側に寄りすぎてしまい姿勢の保持が困難となる．骨盤だけではなく，より上位の体幹の動きも伴うが，体幹正中位で保持すると骨盤の傾斜がより明瞭となる．

この反応は運動連鎖によるものとは異なり，足部より離れた体節ほど動きが大きくなる傾向にある．荷重位置の変位，すなわち下半身質量の変位に対して，足部より離れた骨盤・体幹などの体節を変位させることが身体重心の制御には効率的だからである．

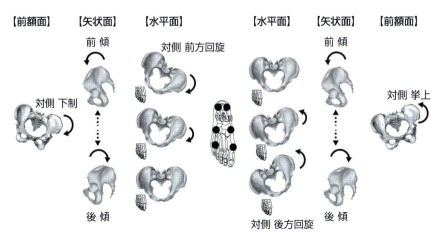

図 1-4-11　支持基底面内における荷重位置と骨盤傾斜との関係性　（文献 140）より改変引用）

　基本的に，支持基底面の内側部での荷重は前額面で骨盤の反対側挙上を生じ，外側部の荷重は骨盤の反対側下制を生じやすい．そのほか，例えば後外側部での荷重は，骨盤の対側下制とともに前傾，対側前方回旋を生じやすい．支持基底面内での荷重位置の変位は下半身質量の変位と関係するため，姿勢制御のための反応として骨盤傾斜が生じる

トレンデレンブルグ徴候の改善のために

　トレンデレンブルグ徴候（片脚立位にて支持側より反対側の骨盤が下制する現象）は，股関節外転筋力が低下している場合のほか，さまざまな要因により生じる．その改善のための一方法として，支持基底面内の内側部で荷重し姿勢を保持する練習が有効な場合がある．例えば，トレンデレンブルグ徴候は前額面での骨盤傾斜を意味するが，反対側の骨盤下制は姿勢制御のため，骨盤と下肢の支持側（外側）への変位を同時に伴いやすい．そこで，支持基底面内の内側部での荷重により下半身の外側変位を抑制し，体幹を正中位で保持すれば，骨盤の反対側の挙上が促され

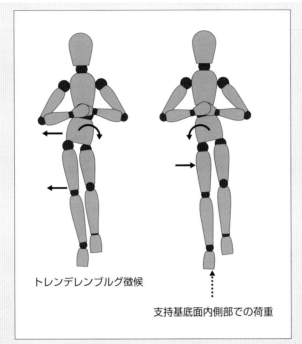

トレンデレンブルグ徴候

支持基底面内側部での荷重

図 1-4-12 支持基底面内での荷重位置を変化させ骨盤アライメントを変化させる工夫
　トレンデレンブルグ徴候は支持側と反対側の骨盤下制とともに下肢の支持側への変位を伴いやすい．そのようなケースに対して，体幹をできるだけ傾斜させないようにして支持基底面の内側部で荷重すると，下肢の外側変位が抑えられ骨盤の反対側挙上が促されやすい

やすい（**図 1-4-12**）．このような姿勢制御の反応を利用することで，股関節外転筋の強力な収縮を得て股関節外転位での支持を練習することができる．また，トレンデレンブルグ徴候を示し，反対側の骨盤下制位でしか荷重支持できないケースでは，股関節外転位での支持も練習することにより，最終的には骨盤水平位での支持ができるようになる．

文 献

1) Jackson RP, et al : Radiographic analysis of sagittal plane alignment and balance in standing volunteers and patients with low back pain matched for age, sex, and size. *Spine* **19** : 1611-1618, 1994
2) Jackson RP, et al : Compensatory spinopelvic balance over the hip axis and better reliability in measuring lordosis to the pelvic radius on standing lateral radiographs of adult volunteers and patients. *Spine* **23** : 1750-1767, 1998
3) Jackson RP, et al : Lumbopelvic lordosis and pelvic balance on repeated standing lateral radiographs of adult volunteers and untreated patients with constant low back pain. *Spine* **25** : 575-586, 2000
4) 金村徳相, 他：胸椎から骨盤までの日本人の立位脊柱アライメントとその基準値. 関節外科 **28**：558-567, 2009
5) El Fegoun AB, et al : Center of gravity and radiographic posture analysis : A preliminary review of adult volunteers and adult patients affected by scoliosis. *Spine* **30** : 1535-1540
6) Lafage V, et al : Standing balance and sagittal plane spinal deformity. Analysis of spinopelvic and gravity line parameters. *Spine* **33** : 1572-1578, 2008
7) King MB, et al : Functional base of support decreases with age. *J Gerontol* **49** : M258-M263, 1994
8) 仲田和正：高齢者の姿勢. その分類とメカニズム. 別冊整形外科 **12**：1-6, 1987
9) 仲田和正：高齢者の姿勢. 医学のあゆみ **236**：482-486, 2011
10) Schwab F, et al : Gravity line analysis in adult volunteers. Age-related correlation with spinal parameters, pelvic parameters, and foot position. *Spine* **31** : E959-967, 2006
11) 原田 孝, 他：高齢者の姿勢. 脊柱変形と重心線の位置. 総合リハ **22**：133-136, 1994
12) Gangnet N, et al : Variability of the spine and pelvis location with respect to the gravity line : a three-dimensional stereoradiographic study using a force platform. *Surg Radiol Anat* **25** : 424-433, 2003
13) Steffen JS, et al : 3D postural balance with regard to gravity line : An evaluation in the transversal plane on 93 patients and 23 asymptomatic volunteers. *Eur Spine J* **19** : 760-767, 2010
14) Woodhull AM, et al : Alignment of the human body in standing. *Eur J Appl Physiol Occup Physiol* **54** : 109-115, 1985
15) Danis CG, et al : Relationship between standing posture and stability. *Phys Ther* **78**：502-517, 1998
16) 建内宏重：姿勢障害に対する運動療法. 市橋則明（編）：運動療法学―障害別アプローチの理論と実際 第2版. 文光堂, 2014, pp 337-354
17) 建内宏重：股関節の障害に対する運動療法の実際. 理学療法 **30**：317-328, 2013
18) Staffel F : Die menschlichen haltungs Typen. J. F. Bergman JF, Wiesbaden, 1889
19) Wiles P : Postural deformities of anteroposterior curves of the spine. *Lancet* **299**：911-919, 1937
20) 金村徳相, 他：立位姿勢と腰痛. X線学的立位脊柱アライメントからみた立位姿勢の分

類.脊椎脊髄 **25**:391-398, 2012
21) 遠藤健司,他:頸椎前弯と脊椎矢状面アライメントの関係.東日本整災会誌 **22**:8-11, 2010
22) Lee SH, et al:Factors determining cervical spine sagittal balance in asymptomatic adults: correlation with spinopelvic balance and thoracic inlet alignment. Spine J, 2013
23) Quek J, et al : Effects of thoracic kyphosis and forward head posture on cervical range of motion in older adults. Man Ther **18**:65-71, 2013
24) Visscher CM, et al : The relationship between posture and curvature of the cervical spine. J Manipulative Physiol Ther **21**:388-391, 1998
25) Berthonnaud E, et al : Analysis of the sagittal balance of the spine and pelvis using shape and orientation parameters. J Spinal Disord Tech **18**:40-47, 2005
26) Roussouly P, et al : Classification of the normal variation in the sagittal slignment of the human lumbar spine and pelvis in the standing position. Spine **30**:346-353, 2005
27) Vialle R, et al : Radiographic analysis of the sagittal alignment and balance of the spine in asymptomatic subjects. J Bone Joint Surge **87-A**:260-267, 2005
28) Legaye J, et al : Pelvic incidence : a fundamental pelvic parameter for three-dimensional regulation of spinal sagittal curves. Eur Spine J **7**:99-103, 1998
29) Roussouly P, et al : Biomechanical analysis of the spino-pelvic organization and adaptation in pathology. Eur Spine J **20**:S609-S618, 2011
30) Hardacker JW, et al:Radiographic standing cervical segmental alignment in adults volunteers without neck symptoms. Spine **22**:1472-1480, 1997
31) Lee CS, et al:Normal patterns of sagittal alignment of the spine in young adults radiological analysis in a Korean population. Spine **36**:E1648-E1654, 2011
32) Preece SJ, et al : Variation in pelvic morphology may prevent the identification of anterior pelvic tilt. J Man Manip Ther **16**:113-117, 2008
33) 金村宏相,他:立位脊柱矢状面 alignment―日本人の基準値と欧米人との比較.J Spine Res **2**:52-58, 2011
34) Chuter VH, et al : Proximal and distal contributions to lower extremity injury : A review of the literature. Gait Posture **36**:7-15, 2012
35) Nguyen AD, et al : Identifying relationships among lower extremity alignment characteristics. J Athl Train **44**:511-518, 2009
36) Nugyen AD, et al : Relationship between lower extremity alignment and the quadriceps angle. Clin J Sport Med **19**:201-206, 2009
37) 建内宏重,他:股関節可動域および大腿骨前捻角と骨盤3次元アライメントとの関連性.Hip Joint **36**:110-113, 2010
38) Norton AA, et al : Correlation of knee and hindfoot deformities in advanced knee OA : Compensatory hindfoot alignment and where it occurs. Clin Orthop Relat Res **15**:2014
39) Ruwe PA, et al : Clinical determination of femoral anteversion. A comparison with established techniques. J Bone Joint Surg Am **74**:820-830, 1992
40) Cibulka MT : Determination and significance of femoral neck anteversion. Phys Ther

84：550-558, 2004
41) Buchanan KR, et al：The relationship between forefoot, midfoot, and rearfoot static alignment in pain-free individuals. *J Orthop Sports Phys Ther* **35**：559-566, 2005
42) Silva RS, et al：The effects of forefoot varus on hip and knee kinematics during single-leg squat. *Man Ther*, 2014（In Press）
43) Bittencourt NFN, et al：Foot and hip contributions to high frontal plane knee projection angle in athletes：A classification and regression tree approach. *J Orthop Sports Phys Ther* **42**：996-1004, 2012
44) Gross KD, et al：Varus foot alignment and hip conditions in older adults. *Arthritis Rheum* **56**：2993-2998, 2007
45) Oyama S, et al：Asymmetric resting scapular posture in healthy overhead athletes. *J Athl Train* **43**：565-570, 2008
46) Ribeiro A, et al：Resting scapular posture in healthy overhead throwing athletes. *Man Ther* **18**：547-550, 2013
47) Barczyk-Pawelec K, et al：Anteriorposterior spinal curvatures and magnitude of asymmetry in the trunk in musicians playing the violin compared with nonmusicians. *J Manipulative Physiol Ther* **35**：319-326, 2012
48) Bussey MD, et al：Does the demand for asymmetric functional lower body postures in lateral sports relate to structural asymmetry of the pelvis？*J Sci Med Sport* **13**：360-364, 2010
49) Haddad JM, et al：Postural asymmetries in response to holding evenly and unevenly distributed loads during self-selected stance. *J Mot Behav* **43**：345-355, 2011
50) Blaszczyk JW, et al：Effect of ageing and vision on limb load asymmetry during quiet stance. *J Biomech* **33**：1243-1248, 2000
51) Genthon N, et al：Influence of an asymmetrical body weight distribution on the control of undisturbed upright stance. *J Biomech* **38**：2037-2049, 2005
52) Anker LC, et al：The relation between postural stability and weight distribution in healthy subjects. *Gait Posture* **27**：471-477, 2008
53) Kouwenhoven JWM, et al：Analysis of preexistent vertebral rotation in the normal spine. *Spine* **31**：1467-1472, 2006
54) Kouwenhoven JWM, et al：The relationship between organ anatomy and pre-existent vertebral rotation in the normal spine. *Spine* **32**：1123-1128, 2007
55) Janssen MMA, et al：Analysis of preexistent vertebral rotation in the normal infantile, juvenile, and adolescent spine. *Spine* **36**：E486-E491, 2011
56) Kouwenhoven JWM, et al：Analysis of preexistent vertebral rotation in the normal quadruped spine. *Spine* **31**：E754-E758, 2006
57) Panjabi, MM：The stabilizing system of the spine. Part Ⅰ. Function, disfunction, adaptation, and enhancement. *J Spine Disod* **5**：383-389, 1992
58) Izzo R, et al：Biomechanics of the spine. Part Ⅰ：Spinal stability. *Eur J Radiol* **82**：118-126, 2013

59) El-Rich M, et al：Muscle activity, internal loads, and stability of the human spine in standing postures：Combined model and in vivo studies. *Spine* **29**：2633-2642, 204
60) Colloca CJ, et al：The biomechanical and clinical significance of the lumbar elector spinae flexion-relaxation phenomenon：A review of literature. *J Manipulative Physiol Ther* **28**：623-631, 2005
61) Floyd WF, et al：Function of the erector spinae in flexion of the trunk. *Lancet* **1**：133-134, 1951
62) Solomonow M, et al：Biomechanics and electromyography of a common idiopathic low back pain. *Spine* **28**：1235-1248, 2003
63) McGill SM, et al：Transfer of loads between lumbar tissues during the flexion-relaxation phenomenon. *Spine* **19**：2190-2196, 1994
64) Andersson EA, wt al：EMG activities of the quadratus lumborum and erector spinae muscles during flexion-relaxation and other motor tasks. *Clin Biomech* **11**：392-400, 1996
65) Geisser ME, et al：A meta-analytic review of surface electromyography among person with low back pain and normal, healthy controls. *J Pain* **6**：711-726, 2005
66) Demoulin C, et al：Spinal muscle evaluation in healthy individuals and low-back-pain patients：a literature review. *J Bone Spine* **74**：9-13, 2007
67) Watson PJ, et al：Surface electromyography in the identification of chronic low back pain patients：the development of the flexion relaxation ratio. *Clin Biomech* **12**：165-171, 1997
68) Neblett R, et al：Quantifying the lumbar flexion-relaxation phenomenon. *Spine* **28**：1435-1446, 2003
69) O'Sullivan PB, et al：Effect of different upright sitting postures on spinal-pelvic curvature and trunk muscles activation in a pain-free population. *Spine* **31**：707-712, 2006
70) Claus AP, et al：Different ways to balance the spine. Subtle changes in sagittal spine curves affect regional muscle activity. *Spine* **34**：E208-E214, 2009
71) O'Sullivan PB, et al：Evaluation of the flexion relaxation phenomenon of the trunk muscle in sitting. *Spine* **31**：2009-2016, 2006
72) Callaghan JP, et al：Examination of the flexion relaxation phenomenon in erector spinae muscles during short duration slumped sitting. *Clin Biomech* **17**：353-360, 2002
73) Snijders CJ, et al：Why leg crossing？ The influence of common postures on abdominal muscle activity. *Spine* **20**：1989-1993, 1995
74) Snijders CJ, et al：Functional aspects of cross-legged sitting with special attention to piriformis muscles and sacroiliac joints. *Clin Biomech* **21**：116-121, 2006
75) Dankaerts W, et al：Differences in sitting postures are associated with nonspecific chronic low back pain disorders when patients are subclassified. *Spine* **31**：698-704, 2006
76) McKeon PO, et al：The foot core system：a new paradigm for understanding intrinsic foot muscle function. *Br J Sports Med* **49**：290, 2015
77) Huang CK, et al：Biomechanical evaluation of longitudinal arch stability. *Foot Ankle* **14**：

353-357, 1993
78) Iaquinto JM, et al : Computational model of the lower leg and foot/ankle complex : Application to arch stability. *J Biomech Eng* **132** : D21109, 2010
79) Kura H, et al : Quantitative analysis of the intrinsic muscles of the foot. *Anat Rec* **249** : 143-151, 1997
80) Fiolkowski P, et al : Intrinsic pedal musculature support of the medial longitudinal arch : An electromyography study. *J Foot Ankle Surg* **42** : 327-333, 2003
81) Headlee DL, et al : Fatigue of the plantar intrinsic foot muscles increases navicular drop. *J Electromyogr Kinesiol* **18** : 420-425, 2008
82) Salathe EP, et al : A biomechanical model of the foot : The role of muscles, tendons, and ligaments. *J Biomech Eng* **124** : 281-287, 2002
83) Wu L : Nonlinear finite element analysis for musculoskeletal biomechanics of medial and lateral plantar longitudinal arch of virtual Chinese human after plantar ligamentous structure failures. *Clin Biomech* **22** : 221-229, 2007
84) Kelly LA, et al : Recruitment of the plantar intrinsic foot muscles with increasing postural demand. *Clin Biomech* **27** : 46-51, 2012
85) Murley GS, et al : Foot posture influences the electromyographic activitiy of selected lower limb muscles during gait. *J Foot Ankle Res* **2** : 35, 2009
86) Franettovich M, et al : Tape that increases medial longitudinal arch height also reduces leg muscle activity : A preliminary study. *Med Sci Sports Exerc* **40** : 593-600, 2008
87) Terry GC, et al : The anatomy of the iliopatellar band and iliotibial tract. *Am J Sports Med* **14** : 39-45, 1986
88) Fairclough J, et al : The functional anatomy of the iliotibial band during flexion and extension of the knee : implications for understanding iliotibial band syndrome. *J Anat* **208** : 309-316, 2006
89) Vieira ELC, et al : An anatomic study of the iliotibial tract. *Arthroscopy* **23** : 269-274, 2007
90) Merican, et al : Anatomy of the lateral retinaculum of the knee. *J Boen Joint Surg Br* **90-B** : 527-534, 2008
91) Falvey EC, et al : Iliotibial band syndrome : an examination of the evidence behind a number of treatment options. *Scand J Med Sci Sports* **20** : 580-587, 2010
92) Van der Worp MP, et al : Iliotibial band syndrome in runners. A systematic review. *Sports Med* **42** : 969-992, 2012
93) Fairclough J, et al : Is iliotibial band syndrome really a friction syndrome？*J Sci Med Sport* **10** : 74-76, 2007
94) Vasilevska V, et al : Magnetic resonance imaging signs of iliotibial band friction in patients with isolated medial compartment osteoarthritis of the knee. *Skeletal Radiol* **38** : 871-875, 2009
95) Kwak SD, et al : Hamstrings and iliotibial band forces affect knee kinematics and contact pattern. *J Orthop Res* **18** : 101-108, 2000

96) Kramer LC, et al：Factors associated with anterior cruciate ligament injury：history in female athletes. *J Sports Med Phys Fitness* **47**：446-454, 2007
97) Merican AM, et al：Iliotibial band tension affects patellofemoral and tibiofemoral kinematics. *J Biomech* **42**：1539-1546, 2009
98) Merican AM, et al：Iliotibial band tension reduces patellar lateral stability. *J Orthop Res* **27**：335-339, 2009
99) Tateuchi H, et al：The effect of angle and moment of the hip and knee joint on iliotibial band hardness. *Gait Posture* **41**：522-528, 2015
100) Evans P：The postural function of the iliotibial tract. *Ann R Coll Surg Engl* **61**：271-280, 1979
101) Noehren B, et al：Prospective study of the biomechanical factors associated with iliotibial band syndrome. *Clin Biomech* **22**：951-956, 2007
102) Tateuchi H, et al：The effect of three-dimensional postural change on shear elastic modulus of the iliotibial band. *J Electromyogr Kinesiol* **28**：137-142, 2016
103) Steindler, A：Kinesiology of the human body under normal and pathological conditions. Churles C Thomas Publisher, Springfield, 1955
104) Inman VT, et al：Biomechanics of the foot and ankle. DuVries' Surgery of the Foot 4th ed. The C. V. Mosby, St. Louis, 1978
105) Seibel MO：Foot function：A programmed text. Williams & Wilkins, Baltimore, 1988
106) Rockar PA：The subtalar joint：Anatomy and joint motion. *J Orthop Sports Phys Ther* **21**：361-372, 1995
107) Hintermann B, et al：Transfer of movement between calcaneus and tibia in vitro. *Clin Biomech* **9**：349-355, 1994
108) 入谷　誠, 他：足部の内, 外反が下肢アライメントに及ぼす影響. 理学療法学 **16**：323-330, 1989
109) 建内宏重：股関節と下肢運動連鎖. 臨床スポーツ医学 **30**：205-209, 2013
110) Khamis S, et al：Effect of feet hyperpronation on pelvic alignment in a standing position. *Gait Posture* **25**：127-134, 2007
111) Pinto RZA, et al：Bilateral and unilateral increases in calcaneal eversion affect pelvic alignment in standing position. *Man Ther* **13**：513-519, 2008
112) Tateuchi H, et al：Effects of calcaneal eversion on three-dimensional kinematics of the hip, pelvis and thorax in unilateral weight bearing. *Hum Mov Sci* **30**：566-573, 2011
113) Day JW, et al：Effect of pelvic tilt on standing posture. *Phys Ther* **64**：510-516, 1984
114) Levine D, et al：The effects of pelvic movement on lumbar lordosis in the standing position. *J Orthop Sports Phys Ther* **24**：130-135, 1996
115) Delisle A, et al：Effect of pelvic tilt on lumbar spine geometry. *IEEE Trans Rehabil Eng* **5**：360-366, 1997
116) Duval K, et al：The mechanical relationship between the rearfoot, pelvis and low back. *Gait Posture* **32**：637-640, 2010
117) Betsch M, et al：Influence of foot positions on the spine and pelvis. *Arthritis Care Res* **63**：

1758-1765, 2011
118) 和田　治, 他：骨盤の矢状面アライメントが骨盤・体幹の回旋可動性および身体重心移動量に与える影響. 理学療法学　36：356-362, 2009
119) Wada O, et al：The correlation between movement of the center of mass and the kinematics of the spine, pelvis, and hip joints during body rotation. *Gait Posture*　39：60-64, 2014
120) Burnett A, et al：Lower lumbar spine axial rotation is reduced in end-range sagittal postures when compared to a neural spine posture. *Man Ther*　13：300-306, 2008
121) Gunzburg R, et al：Role of capsule-ligamentous structures in rotation and combined flexion-rotation of the lumbar spine. *J Spinal Disord*　5：1-7, 1992
122) Harberl H, et al：Kinematic response of lumbar functional spinal units to axial torsion with and without superimposed compression and flexion/extension. *Eur Spine J*　13：560-566, 2004
123) Cook C, et al：Coupling behavior of the cervical spine：A systematic review of the literature. *J Manipulative Physiol Ther*　29：570-575, 2006
124) Sizer Jr PS, et al：Coupling behavior of the thoracic spine：A systematic review of the literature. *J Manipulative Physiol Ther*　30：390-399, 2007
125) Willems JM, et al：An in-vivo study of the primary and coupled rotations of the thoracic spine. *Clin Biomech*　11：311-316, 1996
126) Edmondston SJ, et al：Rotation and coupled lateral flexion of the thoracic spine. *J Mnipulative Physiol Ther*　30：193-199, 2007
127) Cook C：Coupling behavior of the lumbar spine：A literature review. *J Man Manip Ther*　11：137-145, 2003
128) Pearcy MJ, et al：Axial rotation and lateral bending in the normal lumbar spine measured by three-dimensional radiography. *Spine*　9：582-587, 1984
129) Panjabi MM, et al：Mechanical behavior of the human lumbar and lumbosacral spine as shown by three-dimensional load-displacement curves. *J Bone Joint Surg Am*　76：413-424, 1994
130) Shin JH, et al：Investigation of coupled bending of the lumbar spine during dynamic axial rotation of the body. *Eur Spine J*　22：2671-2677, 2013
131) Kabaetse M, et al：Thoracic position effect on shoulder range of motion, strength, and three-dimensional scapular kinematics. *Arch Phys Med Rehabil*　80：945-950, 1999
132) Finley MA, et al：Effect of sitting posture on 3-dimensional scapular kinematics measured by skin-mounted electromagnetic tracking sensors. *Arch Phys Med Rehabil*　84：563-568, 2003
133) Ludewig PM, et al：Motion of the shoulder complex during multiplanar humeral elevation. *J Boen Joint Surg*　91-A：378-389, 2009
134) Crosbie J, et al：Scapulohumeral rhythm and associated spinal motion. *Clin Biomech*　23：184-192, 2008
135) Nagai K, et al：Effects of trunk rotation on scapular kinematics and muscle activity during

humeral elevation. *J Electromyogr Kinesiol* **23**：679-687, 2013
136) Ludewig PM, et al：Alterations in shoulder kinematics and associated muscle activity in people with symptoms of shoulder impingement. *Phys Ther* **80**：276-291, 2000
137) Harrison DH, et al：Lumbar coupling during lateral translations of the thoracic cage relative to a fixed pelvis. *Clin Biomech* **14**：704-709, 1999
138) Harrison DH, et al：How do anterior/posterior translations of the thoracic cage affect the sagittal lumbar spine, pelvic tilt, and thoracic kyphosis？ *Eur Spine J* **11**：287-293, 2002
139) 福井　勉：巻頭言．臨床スポーツ医学　**30**：204，2013
140) 建内宏重：股関節の機能解剖と臨床応用．PTジャーナル　**46**：451-460，2012

第1部
身体内部の協調

第2章
歩行制御

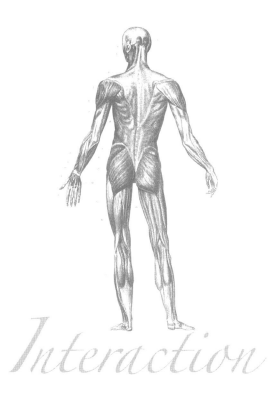

第1節

受動的制御と能動的制御

ヒトの歩行制御について

ヒトの歩行の神経機構

　ヒトが歩行するためには，それを成り立たせるための神経機構が必要である．図 2-1-1 に示すように，目的をもって動き始める際には，大脳皮質など高位中枢で意思の決定がなされ，そこからの司令は脳幹の歩行中枢を賦活し，最終的に脊髄へと伝達されて効果器である筋が活動する．

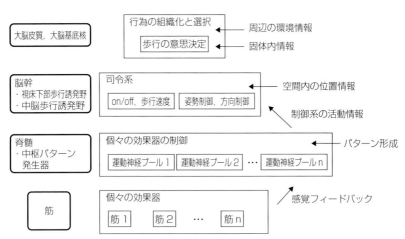

図 2-1-1　歩行に関与する神経機構　（文献 1）より改変引用）

　高位中枢で決定された歩行開始の司令は，脳幹にある歩行中枢を賦活し，脊髄へと伝達される．脊髄では，中枢パターン発生器（CPG）により時空間的にパターン化した運動出力が形成され，筋の活動が制御される

しかし，最終的にみられる効果器の運動は，必ずしも高位中枢からの司令による能動的な制御がなくても生じることがわかっている．除脳ネコでの実験が有名であるが，大脳が除去されてもトレッドミルにのせられた猫は，トレッドミルが動くと四足に律動的な歩行の運動パターンが生じる．この時空間的にパターン化した運動出力を生成する神経機構は，脊髄内広範にわたって分布する中枢パターン発生器（CPG：Central Pattern Generator）と呼ばれている[1]．CPGの構造と機能は，系統発生学的に下等生物である軟体類から高等な哺乳類，ヒトに至るまで，その基本的な性質は共通すると考えられている．事実，完全対麻痺の脊髄損傷患者においても，ある程度免荷した状態でトレッドミルを動かし下肢の運動を部分的に補助してもらえば，歩行時と類似した筋活動パターンが誘発されることが報告されている[2,3]（図2-1-2）．

それでは，CPGすらも存在しなければ，歩行運動は生成されないのであろうか．実は歩行ロボットの研究において，脳や脊髄などの神経機構をもたなくても歩行運動の生成が可能であることが証明されている．受動的歩行と呼ばれるその制御方法は，二足歩行ロボットの開発において重視されているだけでなく，ヒトの歩行のメカニズムを解明するためにも重要であると考えられている[4,5]．

受動的歩行とは

受動的歩行をロボットで科学的に実現したのは，1990年代であるとされている[6]．受動的歩行とは，駆動装置やセンサーおよび制御システムを一切用いずに，脚構造が歩行様の運動を行って前進していくものである（図2-1-3）．筋の作用などを必要としないため，当然ながらエネルギー効率が高い制御方法であり，ヒトの歩行に近いともいわれる．

受動的歩行では，荷重支持は膝関節の過伸展がしないように設計された脚構造による完全な受動的支持により行われ，支持脚は倒立振子運動を行う．倒立振子運動に従い重心は，立脚期の終盤に前下方へと落下していくが，反対側の立脚に移行するためには重心の軌道を再び前上方へと変える

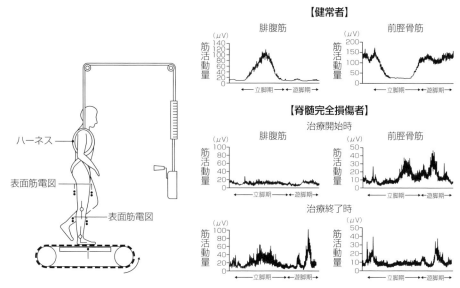

図2-1-2 脊髄完全損傷者における歩行時の筋活動 （文献2）より改変引用）

体重を50～75％免荷した状態でトレッドミルでの歩行練習（セラピストによる下肢の運動補助）を行うと，約4週間の治療後には歩行周期に応じた腓腹筋の筋活動の増大と前脛骨筋の過剰な活動の抑制が認められる

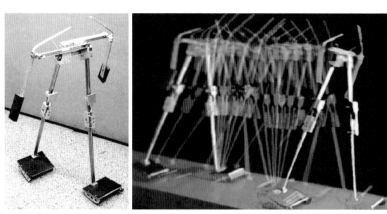

a．受動的歩行ロボット　　　b．受動的歩行ロボットの前進の様子

図2-1-3 受動的歩行ロボット （文献7）より引用）

駆動装置やセンサーなどの制御システムを有さないロボットが，緩やかな下り坂において二足歩行を実現することができる

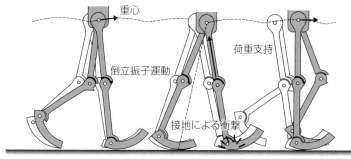

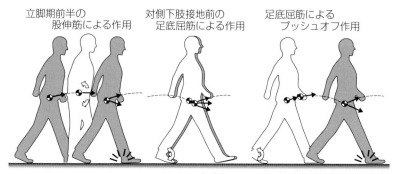

図 2-1-4　受動的歩行とヒトの歩行　（文献 8）より改変引用）

a．受動歩行のメカニズム．支持脚と遊脚肢は倒立振子および振子運動を行う．荷重支持は，支持脚により完全に受動的に支持される．前方での下肢の接地による床反力が重心の上昇に貢献する

b．ヒトの歩行のメカニズム．平地を歩くためには，受動的歩行ロボットでもヒトでも，受動的歩行のメカニズムに加えて前方への推進力を得る必要がある．ヒトでは，股関節伸展筋と足関節底屈筋の作用により推進力を得ている

必要がある．この時に重心に加速を加える外的な力が必要になるが，それには前方で下肢が接地することによる床反力が利用される（**図 2-1-4a**）．このように，実にシンプルな挙動の連続でヒトの歩行に近い動きが生成される．

しかし，重心の上昇に貢献する下肢の接地による床反力は，身体に対して後ろ向きの外力を与えることにもなるため，歩行の推進にとってはブ

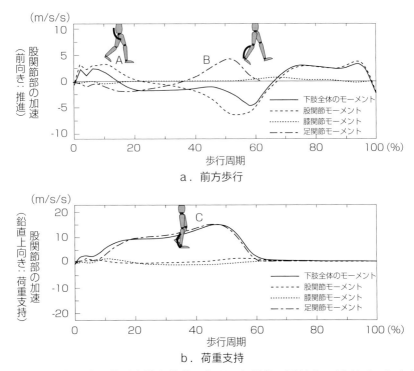

図 2-1-5　歩行時の荷重支持と推進における各関節の貢献度　（文献 9) より改変引用）

前方推進については，股関節伸展筋群（A）と足関節底屈筋群（B）が貢献している．荷重支持については，足関節底屈筋群（C）が重要な役割を有している

レーキになる．そして，そもそも外部からエネルギーが加えられなければ，前方への推進を続けることは物理的に不可能である．したがって，完全な受動的歩行は，緩やかな下り坂でのみ達成することができる．坂を下ることで，重力による位置エネルギーを得続けることができ，「倒れることを利用して歩く」という受動的な制御が行われる．そのため，受動的歩行ロボットでもヒトでも平らな床面で前進していくためには，なんらかの方法で駆動力を得なければならない．

ヒトの歩行においては，受動的歩行による制御に加えて，主に立脚期前

半における股関節伸展筋の作用と立脚期後半の足関節底屈筋の作用により前方への推進力を得ている（図 2-1-4b）．股関節伸展筋の作用や足関節底屈筋による蹴り出しは，下肢の接地の衝撃によるエネルギーの損失を補う役割があり，下肢接地前の反対側の足関節底屈筋の作用は，下肢が床面に接地する速度を軽減させる役割があるとされている．バイオメカニクス研究においても，歩行における前方推進や荷重支持（論文では股関節部の前後方向・上下方向の加速について分析している）に対して，どの関節の貢献度がどのタイミングで重要かが分析されている[9]．その結果，立脚期前半では股関節伸展筋群が，また立脚期後半では足関節底屈筋群が推進に貢献することが示されている（図 2-1-5）．また，片側の立脚期は反対側の遊脚期に相当するため，反対側下肢の前方への振り出しも歩行時の前方推進に貢献している．一方，荷重支持については受動的歩行ロボットのように完全に受動的に支持するというわけにはいかず，立脚期を通じて足関節底屈筋が大きく貢献していることがわかる（図 2-1-5）．

　さらに，受動的歩行ロボットが備えるべき大切な要素として，足部の形状があげられる．図 2-1-3 のロボットをみてもわかるように，足部パーツの足底面は舟底様の形状になっている．これにより，重心のスムーズな移動が行われる．足部が舟底様になっていなければ，足関節周囲に弾性バネなどのなんらかの力源を付加して足関節部を動かすことが必要になる[10]．ヒトの歩行においてこの機能を担っているのは，Perryら[11]により提唱されている3つのロッカー機能であると考えられる．接地時に踵部を中心に生じるヒールロッカー（heel rocker），立脚中期に足関節部を中心に生じるアンクルロッカー（ankle rocker），そして立脚終期に生じる中足趾節間関節を中心としたフォアフットロッカー（forefoot rocker）の3つである．これらの機能は，衝撃の吸収や重心の前方移動に貢献しているとされており，ヒトの歩行においても，きわめて重要な要素であるといえる．

歩行の安定性における受動的・能動的制御

　歩行における荷重支持や推進のメカニズムは前述のとおりであるが，転

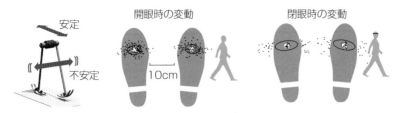

図2-1-6 視覚情報の欠如により歩隔の変動が増加する (文献8)より改変引用)
　受動的歩行は，前後方向には比較的安定しているが側方には不安定であるとされている．健常者が平地を歩行した際の歩幅と歩隔の変動を示す（図中の楕円は平均値からの±1標準偏差の範囲を示す）．開眼時に比べて閉眼時には，特に歩隔の変動が増大している

倒を回避するために重要な歩行中の安定性は，どのように保たれているのであろうか．歩行中の前後，および左右方向の安定性について，Kuoら[8]は前後方向の安定性の大部分は受動的に制御され，それに対して左右方向の安定性は主に能動的に制御されていると主張している．その根拠となる実験を紹介する．Bauby ら[12]は，開眼と閉眼の条件で，健常者が100歩直線上を歩いた時の歩幅と歩隔の変動を調べ，開眼に対して閉眼では，歩幅の変動は約21％の増加であったのに対して歩隔の変動は約53％も増加することを報告している（**図2-1-6**）．この結果から，側方の安定性は視覚情報によるフィードバックが重要であるが，前後方向においては，それらの機構はあまり大きな役割を担っていないことがわかる．すなわち，側方の安定性は感覚機能と神経系の機能を含む能動的な制御が必要であり，それに対して前後方向の安定性は，比較的に受動的な制御がなされていると考えられる．さらにその仮説を支持するように，加齢による歩行の変化を調べた研究において，若年者に比べて高齢者では歩幅の変動よりも歩隔の変動がより大きくなることが報告されている[13,14]．しかし，歩行中に手すりなどを把持することによって，歩隔の変動は著明に減少する[14]．このことは，加齢による感覚機能および神経系の機能の低下と関係していると考えられ，それらによる能動的な制御が側方の安定性には必要不可欠であることを示している．また，歩行中の側方の安定性は，運動機能としては主に骨

盤や体幹の動きと協調した股関節での力発揮が重要であるとされており[15]．それらが機能することで下肢の振り出し位置の制御が可能となる．能動的な側方の安定性においては，感覚機能および神経系の機能とともに股関節の運動機能に着目する必要がある．

先に述べたように，ヒトの歩行には神経機構が重要であり，さらにCPGによる歩行出力の律動性は四足動物などに比べてかなり低く，皮質脊髄路の重要性がより高いともいわれている[1]．したがって現在まで，どちらかというと神経機構のメカニズムの解明に力が注がれてきた．しかし，受動的歩行ロボットでは床面の傾斜角度などの環境の変化に対して，歩行のリズムが自動的に変化するようなことも確認されており，受動的制御の中にもある程度の環境適応機能があると考えられている[4,16]．よって，受動的歩行に代表される受動的な制御メカニズムが果たす役割は，今まで考えられていたよりも大きい可能性がある．受動的・能動的制御のどちらも重要であることに変わりはないが，ヒトの歩行においても歩行制御の基礎的な部分の多くは受動的制御が担い，それを巧みに活かすように能動的制御が調整を行っているというように思われる[16]．

受動的弾性による歩行制御

受動的弾性とは

ヒトの歩行において，受動的制御が重要であることは先に述べたとおりである．しかし，そうはいっても身体には重力を主とした外力が常に加わっているため，身体はそれに拮抗する力を関節で発揮しなければ重力環境下で動くことは困難である．また，能動的制御により推進力を得ることも必要である．そのために，個々の関節は力，すなわち内的関節モーメントを発揮する必要がある．内的関節モーメントには，大きく分けて2つの要素が含まれる．一つは随意的に，あるいは反射により筋が収縮することにより発揮される力であり，もう一つは粘弾性を有する関節周囲の軟部組織（皮

膚，靱帯，関節包および筋腱など）が引き伸ばされることによる力である[16〜20]．弾性を有する組織は，引き伸ばされることによりエネルギーを蓄積し，伸張位から解放されることでエネルギーを放出する．これら関節周囲組織による能動的要素と受動的要素のそれぞれが発揮する力を足し合わせたものが関節の発揮する力となる．

　能動的要素による力発揮は筋の収縮力に依存する．一方，受動的要素は各組織の伸張度合いに依存するため，関節角度によって生じる力が変化する．関節が発揮する受動的弾性モーメントをヒトにおいて詳細に計測したSilderら[21]の研究グループの報告によると，股関節については，およそ屈曲30〜50°の範囲を超えて伸展あるいは屈曲をすると屈曲あるいは伸展モーメントが生じ，膝関節については，およそ屈曲30〜40°の範囲を超えて伸展あるいは屈曲すると屈曲あるいは伸展モーメントを生じ，また足関節については，およそ底屈20〜30°から背屈するに伴って底屈モーメントが増加する（図2-1-7）．さらに，関節周囲筋の中には二関節筋も含まれるため，隣り合う関節の角度によっても受動的弾性モーメントは変化する．例えば，股関節が伸展した場合に生じる屈曲モーメントは，膝関節が屈曲位にあるほど大きくなる．それは，膝関節屈曲により伸張される大腿直筋の影響である．また，膝関節においては隣接する股関節と足関節の両方から影響を受ける．膝関節伸展に伴い生じる屈曲モーメントは，足関節は底屈位よりも背屈位のほうが腓腹筋の影響を受けて大きくなり，膝関節屈曲に伴う伸展モーメントは股関節屈曲位よりも伸展位のほうが大腿直筋の影響を受けて大きくなる．

　このように筋が能動的に収縮していなくても，関節が動けば関節周囲の軟部組織が有する弾性により，ある一定の力が発揮される．また，関節周囲組織の多くが有する粘性要素は，組織が伸張される速度が速くなるほど大きな力を生じる．そのため，ヒトが歩行などで動く際には，これら関節周囲組織による受動的弾性要素が意外なほど大きく貢献をしている場合がある．

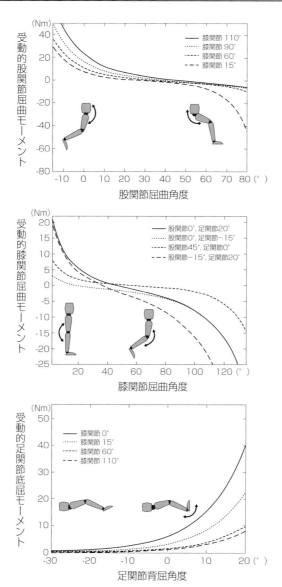

図 2-1-7　関節角度の変化による受動的関節モーメントの変化　（文献 21）より改変引用）

　関節角度が変化することで関節周囲の軟部組織が伸張され，受動的弾性モーメントが生じる．隣り合う関節の角度が変化することにより，二関節筋の緊張が変化するため，受動的弾性モーメントも変化する．図中の矢印は，軟部組織の伸張を示す

歩行における受動的弾性の利用

　歩行時には，筋が能動的に収縮し内的関節モーメントを発揮するとともに，関節角度の変化により受動的弾性モーメントも生じる．そして，これらが足し合わされた力により歩行中に身体に加わる外的なモーメントに抗している．関節モーメントにおける受動的・能動的モーメントの内訳を知ることで，実際に歩行のどの局面でどのような制御が行われているのかをより深く理解することができる．

　先に紹介したSilderら[21]の研究チームは，関節が有する受動的弾性モーメントを算出するとともに，それらが歩行の中でどの程度全体の関節モーメントに貢献しているかを分析している[22]（図2-1-8）．その結果，股関節・膝関節・足関節での受動的弾性モーメントは，立脚期の前半部分ではあまり大きな力の発揮はみられないが，立脚期の後半で貢献度が高くなっている．股関節は，立脚期前半では股関節伸展モーメントを発揮し，立脚期後半では股関節屈曲モーメントを発揮することが必要であるが，その立脚期後半に股関節が発揮する屈曲モーメントの約35％は，受動的弾性により供給されている．また，足関節では立脚期の初期を除いて，ほぼ足関節底屈モーメントが発揮されるが，その約21％は受動的弾性モーメントが担っている．一方，膝関節で最も大きな力の発揮が必要なのは荷重応答期であるが，その時期の膝関節伸展モーメントには受動的弾性モーメントの貢献は，ほぼないことがわかる．つまり，この時期には筋の収縮による能動的制御が不可欠である．また，関節モーメントと関節角速度との積で求められる関節パワーについては，股関節屈曲筋が伸張されながら力を発揮する時期（図2-1-8のH2）では約38％，その後，股関節が屈曲方向に運動する時期（図2-1-8のH3）では約58％もの部分を受動的弾性が担っている．つまり，股関節屈曲筋が引き伸ばされることでエネルギーが蓄積され，それを放出することで下肢の振り出しを行うという，いわゆるストレッチショートニングサイクル（stretch-shortening cycle）の利用である．このような制御により効率性の高い運動を可能にしている．一方，足関節が底屈方向に運

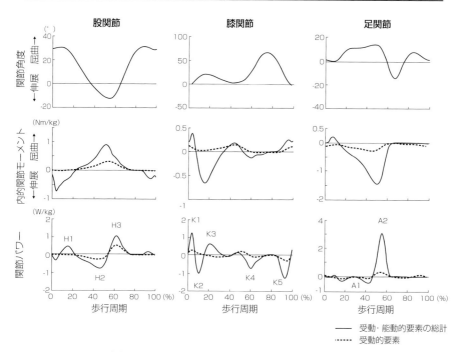

図 2-1-8　歩行における受動的弾性の貢献度　（文献 22)より改変引用）

　受動的弾性要素は，特に立脚期の後半で貢献度が高い．股関節パワーにおいては，股関節屈筋が伸張されながら力を発揮する時期（H2）では約 38%，その後，股関節が屈曲する時期（H3）では約 58% もの部分を受動的弾性が担っている

動する蹴り出しの時期に，足関節底屈筋が発揮するパワーのうち，受動的弾性による力の発揮は約 15% である．このように，歩行中の力の発揮において，受動的弾性による制御は重要な役割を担っている．特に，立脚期後半の股関節による仕事は，この受動的制御のほうが主役といっても過言ではない．

　これまで，運動中の受動的弾性による力の発揮として軟部組織，特に筋の伸張によるものを中心に述べてきたが，より詳細には筋とともにそれに連続する腱の振る舞いを考慮しておく必要がある．Fukunaga ら[23)]が報告しているように，今まで関節角度の変化から筋が伸張性収縮をしていると考えられていた局面でも，実は筋線維には大きな長さ変化は生じておらず，

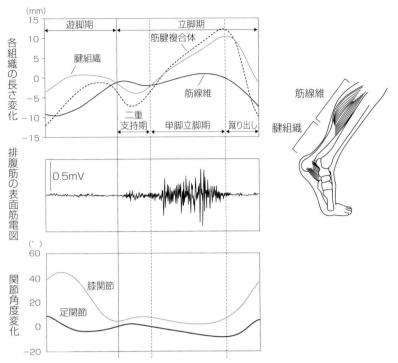

図 2-1-9　歩行中の腓腹筋の筋線維および腱組織の長さ変化　（文献 23) より改変引用）

　立脚期において腓腹筋の筋腱複合体の長さは伸張されていくが，筋は等尺性収縮に近い状態にあり，それにより腱組織が伸張されている．蹴り出しの時期には，腱組織も筋線維も短縮する

むしろ腱の長さが変化していることが確かめられている（**図 2-1-9**）．立脚中期以降の腓腹筋のように，筋腱複合体としては引き伸ばされていく時期においても，筋は等尺性収縮に近い状態にあり，それにより腱組織が伸張されエネルギーが蓄えられる．そして，蓄積された腱組織のエネルギーが放出されるとともに筋線維が短縮し，大きな力が発揮されると考えられている[24]．筋により構造は異なり，筋と腱の長さの割合などもさまざまである．したがって，すべての筋が前述と同様の振る舞いをしているとは考えにくいが，腱が受動的弾性において重要な役割を担っていることは間違いない．

障害による受動的・能動的制御の変化

　受動的弾性は，関節周囲軟部組織が伸張されることにより発揮される力である．そのため，組織の粘弾性の変化や，伸張される程度により，発揮される力が変化する．したがって，なんらかの障害によりそれらの要素が変化する状況では，能動的制御のみならず受動的制御にも変化が生じる可能性が高い．

　幼児期から始まる筋萎縮や筋力低下，そしてそれに引き続いて生じる関節拘縮などを主症状とするデュシャンヌ型筋ジストロフィー症の子どもを対象とした調査[25]では，健常な子どもよりも筋ジストロフィー症の子どものほうが，足関節の背屈方向への可動域および柔軟性が低下しており，さらに歩行時には足関節底屈モーメントに占める受動的弾性モーメントの割合が，筋ジストロフィー症の子どものほうが増大していることが示されている．この結果は，筋力低下による能動的制御の困難さを，筋腱を含む関節周囲組織の硬さを利用することで代償しているものと考えられる．

　また，片麻痺者においても足関節背屈方向への柔軟性の低下や可動域制限を認めることは多いが，歩行時の足関節底屈モーメントに関わる受動的関節スティフネスの割合は，やはり片麻痺者では高くなっており，健常者の約3倍，片麻痺者の非麻痺側と比べても約2倍高い[26]．さらに，受動的関節スティフネスの割合は，足関節背屈の可動域が小さい人ほど増加していると報告されている．臨床においては，足関節背屈可動域を評価することで，歩行時における受動的弾性モーメントの貢献度を推定することが可能である．

　これらの報告では，主に足関節における受動的・能動的制御について詳細に調べられているが，筆者[27]の股関節疾患患者を対象とした調査では，立脚中期以降に股関節が伸展していく時期の股関節の柔軟性が健常者と比べて患者（特に両側人工股関節手術患者）では低下していることがわかっている．患者では能動的な力の発揮は低下しやすいため，その代わりに受動的弾性モーメントの貢献度が増大しているものと思われる．

このように関節拘縮などによる関節周囲組織の柔軟性低下は，運動中の関節可動域を減少させるというデメリットがある一方，関節の硬さを利用することで筋力低下による能動的制御の困難さを代償するというメリットも併せ持つ．したがって，筋力低下の改善が困難である場合においては，関節の硬さを利用する，あるいは装具などの工夫により硬さを付加することで受動的制御の貢献度を増やして，関節として発揮する力の総和を増加させるという戦略も有効であろう．

しかし，ここで臨床的に重要なことは，受動的弾性を利用するためには，関節周囲組織が伸張されなければいけないということである．例えば，足関節底屈モーメントを得るために受動的弾性を用いる場合，足関節後面の組織が伸張され張力を発揮する程度にまで足関節を背屈しなければいけない．最も，それは必ずしも足関節が背屈位にならなければならないということではなく，筋腱の短縮や関節拘縮がある場合においては，足関節底屈位であってもそれらの組織が伸張されれば受動的弾性モーメントは発揮される．通常，臨床においては関節の柔軟性を可能な限り向上させるよう，ストレッチングなどの治療が行われることが多い．しかし，関節による力の発揮の観点から考えると，その人にとっての「適度な硬さ」があるはずであり，また，関節周囲組織が適度に伸張されるための「適切な動き方」があるはずである．したがって，闇雲に柔軟性を向上させることが最良の治療とはいえず，柔軟性や動き方の調整こそが治療においては重要なことである．

股関節における受動的弾性の活用のために

立脚中期以降の股関節における制御については，受動的弾性要素の関与が大きい．特に股関節屈曲筋および腱の伸張によるエネルギーの蓄積

とその後の放出が，その時期の重心の制御と下肢の振り出しに重要である．
　この機能を引き出すためには，体幹の鉛直位での保持，骨盤・腰椎の十分な安定性，股関節の適度な柔軟性が必要と考えられる．体幹を鉛直位に保持できずに前屈してしまうと，下半身は後方に引けてしまい股関節屈曲筋および腱の受動的弾性による制御を得ることは難しい．また，骨盤・腰椎は股関節屈曲筋の起始部であるため，それらの安定性がなくては股関節屈曲筋および腱の伸張は得られない．そして，股関節の過度な拘縮（屈曲拘縮）も，代償的な股関節屈曲位での歩容につながりやすく効率的な歩行を阻害する．
　練習としては，股関節屈曲筋の伸張性収縮を伴う骨盤・腰椎の安定化練習，体幹筋群の収縮を伴う骨盤のわずかな後傾運動や，股関節の適合性と柔軟性を改善するためのストレッチングなどが有効である[28]（図2-1-10）．

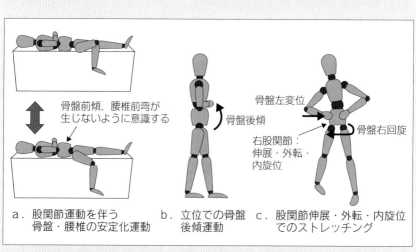

図2-1-10　股関節における受動的弾性の活用を促すための練習

a．背臥位で片側下肢をベッドより外に出して，股関節の屈曲・伸展運動を行う．特に，下肢が下降する際には股関節屈筋の伸張性収縮により骨盤の前傾，腰椎の前弯が増強しないように意識する

b．立位で，腹部筋の収縮を伴う骨盤の後傾運動を行う．体幹を鉛直位に保持することを意識する．股関節を伸展位にすると運動の難易度が上がる

c．立位で，股関節が伸展，外転・内旋位となる姿勢をとり，股関節のストレッチングを行う．寛骨臼に対して大腿骨頭の求心位が得られやすい方向であり，かつ股関節周囲の関節包・靱帯が全体的に伸張される肢位でもある[28]

また，本章の第3節の**図 2-3-8**でも紹介する，後方に下肢を一歩踏み出してできるだけ早く前方へと切り返す動きは，後方に踏み出した下肢の股関節屈曲筋が引き伸ばされながら力を発揮する必要があるため，受動性制御を活用するための練習になる．

第2節
筋の機能的協調関係

ダイナミックカップリング

筋張力の発揮が引き起こすこと

　まず，単関節筋である広筋群（外側広筋，内側広筋，中間広筋）のみが収縮すると，下肢はどのように動くかをイメージしていただきたい．多くの読者諸氏は，膝関節に伸展運動のみが生じることを思い浮かべると思う．それは単関節筋であるから，その筋がまたいでいる膝関節にのみ作用を有すると考える．しかし，本当にそうであろうか．筋肉には起始部と停止部があり，筋が収縮して張力を発揮すると，当然，起始部と停止部の両方に同じだけの力が加わる．つまり，先の例では広筋群が収縮した際に下腿のみに力が作用しているわけではなく，大腿部にも同じ大きさで逆向きの力が生じているはずである．椅子に腰かけて広筋群のみを収縮させると，それでも下腿の動きのみが生じるようにみえる．しかしそれは，大腿が椅子の座面で固定されているためである．実際には大腿にも力が加わり，大腿を動かそうとする力は生じている．したがって，大腿部が固定されておらず股関節での動きが許される条件であれば，広筋群の張力により大腿に伝わる力が股関節をも動かすことになる．

　このように，ある筋が発揮した張力が体節（骨）に加わり，その作用が当該筋が直接またいでいない体節にも伝わる現象を，体節間のダイナミックカップリングと呼ぶ[29,30]．そしてその力の伝達は，多関節がリンクしている身体においては，隣接する関節のみならず全身に影響を及ぼす．

　先の広筋群の収縮の例に戻り，荷重位での全身への波及効果をみてみよ

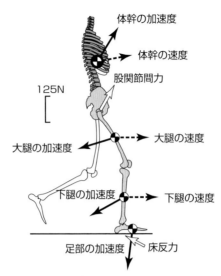

図 2-2-1　広筋群の発揮張力が全身に及ぼす影響　(文献 30) より改変引用)
　歩行周期の 15％の時点を示す．広筋群の発揮張力が，膝関節だけでなく股関節や体幹にも影響を及ぼす．白抜き矢印：股関節間力への貢献と床反力への貢献，黒矢印：各体節（体幹，大腿，下腿，足部）の加速に与える影響，点線矢印：各体節の実際の速度

う．図 2-2-1 は，歩行の立脚期で広筋群の収縮が生じる時点を表している．単関節筋である広筋群が発揮する張力は，直接的には大腿と下腿に作用し，大腿遠位と下腿近位をそれぞれ後方へと加速させる．その結果，膝関節は伸展方向に加速される（この時期には，大腿および下腿は実際には前方への速度を有している）．さらに遠位に向かっては，広筋群の張力は下腿および足部を通じて床を押す力となり，また一方，近位に向かっては大腿を通じて股関節へと伝わり，股関節を伸展方向に加速させるとともに関節内部では前上方に向かう力（関節間力）が生じる．さらにその力は骨盤，そして脊柱を通じて，最終的には体幹を前上方へと加速させる力となる．すなわち，膝関節の単関節筋である広筋群の作用が，重力に抗して体幹を前上方へと持ち上げることにも貢献しているということである．このように，たとえ単関節筋であっても，運動学的作用としての筋の作用（広筋群＝膝

関節伸展）を超えたところで，広く全身の動きの生成に関与していることがわかる．

荷重位での筋張力の伝達

　ダイナミックカップリングを考慮することによって，体節や関節のある動きに対して，どの筋がどの程度，「実際的に」貢献しているかを明らかにすることができる．Arnold ら[31]は，脳性麻痺を有する子どもなどでみられる crouch gait（股関節・膝関節屈曲位での歩行）の改善への示唆を得る目的で，立脚期における股関節および膝関節の動きと各筋が発揮する張力との関係性を，筋骨格系の数学的モデルを用いたシミュレーション解析により調査した．その結果が**図 2-2-2**である．まず，股関節について伸展方向へ加速させる筋として最も貢献度が高いのは大殿筋であり，次いで大内転筋，ハムストリングスがあげられている．これら3筋は，いずれも運動学的作用として直接的に股関節を伸展させる作用を有しているため直観的に理解しやすいが，大殿筋の貢献度が際立って高いことは注目に値する．**図2-2-2**の値は，その筋が発揮する力1N あたりの関節角加速度を示しており，筋の大きさなどによらない真の貢献度と解釈できる．したがって，歩行時の股関節の抗重力伸展には，大殿筋が最も効率よく作用できるといえる．そして，4番目にあげられているのは広筋群である．先に説明したとおり，広筋群の力発揮は股関節を伸展させる力となる．また，Nepture ら[32]の報告では大殿筋や広筋群に加えてヒラメ筋も股関節の伸展に関与する（特に立脚中期以降）という結果が示されている．

　一方，膝関節の伸展においても第1位に大殿筋があげられている．膝関節を直接伸展させる広筋群よりも，膝関節をまたがない大殿筋のほうが貢献度の高いことは驚きである．加えて，大内転筋，ヒラメ筋と続き，膝関節には直接的には作用を有さないこれらの筋の貢献度が小さくない．大殿筋や大内転筋，ヒラメ筋は，それぞれ大腿遠位，下腿近位を後方に加速させるため，その結果として膝関節の伸展に貢献できる．すなわち，膝関節の動きは膝関節に直接付着する筋以外の筋からの影響を多分に受けている

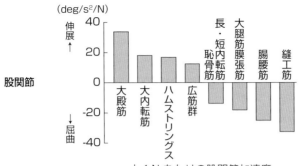

a．力1Nあたりの股関節加速度

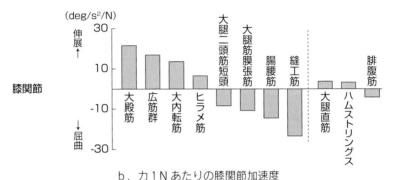

b．力1Nあたりの膝関節加速度

図 2-2-2　歩行時の股関節および膝関節の伸展・屈曲に貢献する筋　（文献31）より改変引用）

　股関節および膝関節の角加速度に対する，各筋の発揮張力1Nあたりの貢献度を示す．股関節伸展には，大殿筋，大内転筋，ハムストリングスに加えて広筋群が貢献し，膝関節伸展には，広筋群以外に大殿筋，大内転筋，ヒラメ筋が貢献する

ことがわかる．

　次項では，単関節筋よりもさらにおもしろい振る舞いをする二関節筋が，ダイナミックカップリングにより及ぼす影響について述べる．

抗重力位での股関節・膝関節伸展を促すために

　抗重力位での下肢関節の伸展について，股関節においては股関節伸展筋群の活動を促すだけではなく，広筋群の活動により大腿骨を通じて股関節伸展方向への運動を促すことが可能である．具体的には膝関節軽度屈曲位での荷重刺激に対しては，広筋群の収縮と膝関節伸展運動（大腿骨遠位を後方へと動かす運動）を行うと，股関節の伸展および身体重心の上昇を確認することができる（図2-2-3①）．

　膝関節においては，股関節および足関節周囲の単関節筋の影響が大きいため，なんらかの影響で膝関節伸展筋群が機能低下を生じているような場合でも，大殿筋や大内転筋，ヒラメ筋などの作用により，荷重位での膝関節屈曲（膝折れ）を抑制することが可能である．例えば，膝関節軽度屈曲位で，大腿骨遠位に後方から前方に向かって抵抗を加え，それに抗して股関節伸展筋群を収縮させる．そうすることで，結果として膝関節を伸展させることができる．また同様に，下腿近位に後方から前方に向

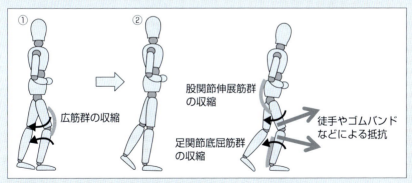

図2-2-3　ダイナミックカップリングを利用した股関節・膝関節伸展
①広筋群の収縮により大腿遠位を後方に加速させて股関節の伸展を行う
②大腿遠位への抵抗に抗して股関節伸展筋群を収縮させる，あるいは下腿近位への抵抗に対して足底屈筋群を収縮させることで膝関節を伸展させる

かつて抵抗を加え，それに抗して足底屈筋群を収縮させる（前足部で床を押すようにするとわかりやすい）ことで，膝関節を伸展させることができる（図2-2-3②）．

大腿直筋の機能的作用

大腿直筋は股関節伸展筋？

　解剖学，運動学を学んだことがある人であれば，「大腿直筋の作用は？」と問われれば，膝関節伸展と股関節屈曲の作用がすぐに思い浮かぶであろう．股関節伸展と答える人は，まずいない．大腿直筋の走行から股関節に対するモーメントアームを考えてみても，股関節屈曲作用を有することは明らかである．しかし，大腿直筋が発揮する張力が，結果として股関節を伸展させるという報告がいくつか存在する[33〜36]．

　Hernándezら[35]は，大腿直筋が発揮する張力が股関節・膝関節に及ぼす影響を調べるために，生体に電気刺激を用いて大腿直筋のみを収縮させた際の各関節の運動を観察した．その際の姿勢は，歩行時に大腿直筋が活動する足趾離地から遊脚初期に相当する関節角度に設定した．その結果，参加者（被験者）全例で膝関節の伸展とともに股関節の伸展方向への動きが確認された（図2-2-4）．さらに，股関節伸展方向への動きは内側広筋のみの電気刺激でも確認され，大腿直筋と内側広筋を同時に電気刺激した際に最も顕著となった．

　なぜ，明らかに股関節屈曲のモーメントアームを有する大腿直筋が収縮することで，本来の作用（股関節屈曲）とは正反対の股関節伸展運動が生じるのであろうか．前述のように，広筋が収縮すると大腿遠位と下腿近位をそれぞれ後方へ回転させる力が発生する．大腿直筋においても，収縮に伴い遠位の膝関節周囲では同様の現象が生じる．すなわち，大腿直筋の収縮により大腿遠位が後方に加速され，股関節の動きとしては伸展方向に動

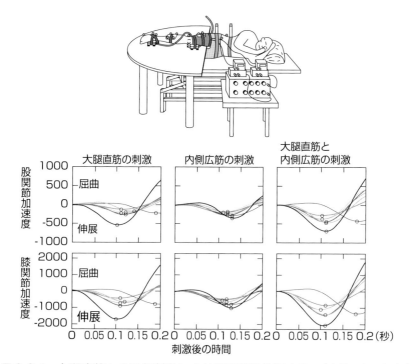

図 2-2-4　大腿直筋への電気刺激により股関節は伸展する　(文献 35)より改変引用)

側臥位で，テーブルと下肢の間の摩擦を可能な限り軽減した状況での実験．大腿直筋に電気刺激をすることで，刺激直後に股関節および膝関節は伸展方向へ動いている．内側広筋への刺激でも，同様に股関節・膝関節は伸展している．大腿直筋と内側広筋を同時に刺激した際に，股関節・膝関節ともに最大の伸展が確認された

かされる．しかし，大腿直筋は股関節に対しては直接的に屈曲の作用を有するため，大腿遠位を前方に回転させる力を同時に生じている．すなわち，大腿には後方回転と前方回転という相反する力が同時に生じていることになる．そのどちらが優位に作用するかによって，股関節での運動が決定すると考えられ，結果としては膝関節伸展により二次的に生じる大腿の後方回転が勝り，股関節は伸展するということである（**図 2-2-5**）．

しかし，この大腿直筋の股関節伸展作用は，股関節の角度に依存するようである．Frigo ら[36]は，数学的モデルを用いた解析により，股関節および

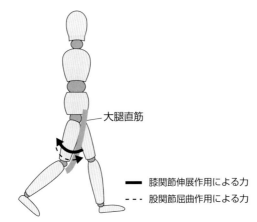

図 2-2-5　大腿直筋による作用

　大腿直筋の膝関節伸展作用により，大腿遠位を後方に加速させる力が生じる．同時に，大腿直筋の股関節屈曲作用により，大腿遠位を前方に加速させる力が生じる．これら相反する力が大腿に生じる

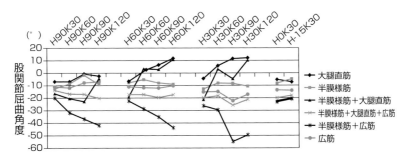

図 2-2-6　大腿直筋の股関節への作用は股関節角度に依存する　（文献 36）より改変引用）

　さまざまな股関節・膝関節角度での分析結果を示す（例：H90K30 は股関節屈曲 90°，膝関節屈曲 30°）．概して，股関節屈曲 90°位や股関節伸展 0°，伸展 15°などでは，大腿直筋により股関節は伸展方向へ動き，股関節屈曲 60°位や 30°位では屈曲方向に動く

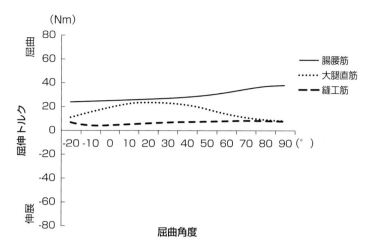

図 2-2-7　股関節屈筋による筋力発揮が関節角度により変化することを示した図　(文献 37) より改変引用)
　大腿直筋による股関節屈曲筋力は，股関節の深屈曲位や伸展位で低下する

膝関節のさまざまな角度条件下での筋収縮による関節運動を分析している．図 2-2-6 の中で大腿直筋に着目すると，股関節 90°屈曲位や股関節伸展 0°，15°伸展位では，股関節伸展を示しているが，股関節 60°屈曲位や 30°屈曲位では概して股関節屈曲作用を示している．先の Hernández ら[35]の実験も，股関節伸展位で行われているため，大腿直筋の作用として股関節伸展が生じたと考えられる．角度依存的に変化する理由は，股関節屈曲角度と大腿直筋の股関節屈曲力との関係性の知見から説明ができそうである．筆者ら[37]の調査では，大腿直筋の股関節屈曲力は，股関節屈曲 20〜30°位で最大となり，股関節の深屈曲位や伸展位では筋長の短縮やモーメントアームの短縮の影響を受けて低下することがわかっている（図 2-2-7）．そのため，股関節の深屈曲位や伸展位では，大腿直筋による直接的な大腿の前方回転よりも膝関節伸展に伴う大腿の後方回転が勝り，股関節伸展が生じやすいと考えられる．

歩行における大腿直筋の作用

　前述の Hernández ら[35]は，先の実験のように非荷重位ではなく，実際の歩行中に大腿直筋を電気刺激することで，歩行時の大腿直筋の作用を検証する実験も行っている[38]．そこでは，前遊脚期や遊脚初期に合わせて大腿直筋を電気刺激することにより，先の実験結果と同様に，膝関節屈曲および股関節屈曲角度の減少（つまり，膝関節伸展・股関節伸展方向への加速）が確認された．さらに，遊脚初期よりも前遊脚期（toe-off の直前）での刺激のほうが，膝関節・股関節屈曲角度の減少が大きかった．それらの結果を受けて，彼らは，片麻痺者などで散見される歩行時の膝関節屈曲角度が減少した歩容（stiff-knee gait）は，大腿直筋の発火タイミングが早すぎることが影響している可能性を指摘している．

　歩行に関する成書である『Gait analysis』[11]では，前遊脚期に認められる大腿直筋の活動について，「膝関節の過剰な屈曲を減速させるとともに股関節屈曲作用により脚の前進を補助する」と説明されている．しかし，これまで述べてきたように，その時期の大腿直筋の活動は，膝関節ならびに股関節の屈曲をともに減少させる可能性が高く，股関節を屈曲方向へ動かすことに貢献しているとは考えにくい．

　このように，解剖学的見地からイメージできる筋の作用とはまったく異なる作用が，ダイナミックカップリングにより身体内部では発生していることがありうる．Hernández ら[38]の言葉を借りれば，「counter-intuitive function（直観と相いれない機能）」に目を向けていくことが，動きの正しい理解には必要である．

stiff-knee gait を改善するために（図 2-2-8）

　片麻痺者や膝関節疾患患者において観察される stiff-knee gait では，大腿直筋の過剰な筋張力の発揮や活動開始タイミングの早期化により，前遊脚期から遊脚期にかけて膝関節のスムーズな屈曲が阻害される．加えて，前遊脚期からの大腿直筋の過剰な活動は，膝関節屈曲を制限するだけでなく，股関節屈曲も制限している可能性がある．これらの理由から，stiff-knee gait の改善のためには膝関節屈曲運動を随意的に行うことはあまり有効でないことが多く，むしろ股関節屈筋の作用により大腿骨遠位を前方へ加速させる動きを練習するとよい．

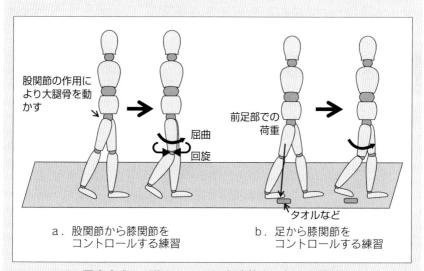

図 2-2-8　stiff-knee gait を改善するための運動
a．つま先に軽く荷重した肢位で，膝関節周囲筋の緊張は抑え，股関節の作用により大腿骨を動かす練習を行う．股関節屈曲や内旋・外旋の運動により大腿骨遠位を動かし，その結果として膝関節の運動が生じるようにする
b．後方に接地した足部の前足部で一瞬荷重し，すぐに前方に体重移動する練習を繰り返す．これは腓腹筋の張力を下肢の振り出しにつなげるための練習である

また，股関節屈曲筋群の筋張力バランス異常として，他の筋よりも大腿直筋が優位となっている場合は，大腿直筋に対して腸腰筋の筋張力を相対的に高めることで，股関節屈曲方向への動きを引き出し，結果として振り出し時の膝関節屈曲を促すことも可能である．具体的には，大腿直筋に対して腸腰筋の股関節屈曲への貢献度が相対的に高くなると考えられる股関節の深屈曲位や伸展位での股関節屈曲運動（**図 2-2-7** を参照）を行い，その後に，つま先荷重位で股関節の作用により大腿骨を動かし，その結果として膝関節の運動が生じる運動を繰り返し練習する．

　下肢の振り出しには，腸腰筋とともに腓腹筋が貢献するため，腓腹筋の張力を下肢の振り出しにつなげる練習も有効である．足部を身体の後方に接地し，前足部の下にタオルなどを敷き，足関節背屈位を強調するとともに前足部での荷重を促すようにする．このような前足部で一瞬荷重して，すぐに前方に体重移動する練習を行う．

筋の機能的なつながりの強さ

筋張力の低下に対する代償からわかること

　筋力低下や運動麻痺などにより特定の筋の張力が低下した場合，元どおりの動作を行うためには他の筋による代償機構が働く必要がある．実際の患者では，単一の筋のみに機能低下を生じることはまれであり，また他の筋の張力増加による代償のみならず，動作そのものの変化も含めて多様な代償が生じる．しかし，もし単一の筋のみに筋張力の低下が生じ，それに反応して元どおりの動作を行うために張力を増す筋が特定できれば，それらの筋は動作時に同様の役割を機能的に担っているということであり，強いつながりがあると考えることができる．

　このような観点から，実験的にある筋の張力を低下させて，その影響を観察する研究が行われている．生体において単一筋のみの筋力低下などを作り出すことは容易ではないため，前述の数学的モデルによるシミュレー

ション解析を利用した報告がなされており，それらの知見から筋間の機能的な関係性を考察してみたい．

歩行における筋間の関係性

Komuraら[39]は，43筋を装備した筋骨格モデルを用いて，歩行動作において単一の筋の張力を低下させた場合に，その他の筋にどの程度の変化が代償的に生じるかを詳細に分析している．結果は**表 2-2-1**に示すとおりである．例えば，大殿筋の張力低下に対してはハムストリングスおよび広筋群，そして中殿筋が張力を増加させている．一方，広筋群の張力低下に対しては，大腿直筋，大殿筋，大内転筋がそれぞれ張力を増している．大殿筋と広筋群とは，運動学的作用としては共同筋の関係ではない．しかしこれら両筋の間には，互いに一方の張力が低下すると他方の張力が増加するという明確な関係性がある．このことは，両筋が歩行においては同様の役割を担っており，機能的なつながりが強いと考えることができる．前述のように大殿筋と広筋群は，股関節・膝関節のどちらに対しても，歩行時の抗重力伸展を作り出す重要な筋であり，その意味において両者が協調的に作用しているのであろう．

同じように，**表 2-2-1**から腸腰筋と腓腹筋との機能的なつながりも強いことがうかがえる．両筋は解剖学的にも遠く離れた位置関係にあり，また運動学的にも共同筋の関係ではないが，歩行においては機能的に協調している．Goldbergら[40]は，歩行時の下肢の振り出し時に生じる膝関節屈曲を作り出す筋として腸腰筋と腓腹筋をあげており（**図 2-2-9**），この両筋は立脚後期から遊脚期にかけての下肢の制御において協調し，かつ中心的な役割を担っていると述べている．筆者ら[41]も，歩行時の腸腰筋の筋張力低下が，腓腹筋および大腿直筋の筋張力増加を伴い，その結果として大腿直筋と腓腹筋とが関与する膝関節において力学的負荷が約16％増加することを明らかにしている．なお，歩行時の腸腰筋と腓腹筋の協調関係に関する詳細は，本章の第3節を参照されたい．ここで**図 2-2-9**において，振り出し時の膝関節運動に関して腓腹筋とヒラメ筋は相反する作用となっている

表2-2-1 立脚期における筋張力の低下とその代償結果 (文献39)より改変引用)

張力を低下させた筋	代償的に張力が増加した筋		
大殿筋	ハムストリングス	広筋群	中殿筋
中殿筋	小殿筋	大殿筋	大腿筋膜張筋
小殿筋	中殿筋	腸腰筋	大腿筋膜張筋
腸腰筋	腓腹筋	大腿直筋	小殿筋
ハムストリングス	大殿筋	中殿筋	腓腹筋
長内転筋	大内転筋	腸腰筋	大腿直筋
大内転筋	長内転筋	ハムストリングス	広筋群
大腿筋膜張筋	腸腰筋	中殿筋	小殿筋
大腿直筋	腸腰筋	広筋群	ヒラメ筋
広筋群	大腿直筋	大殿筋	大内転筋
腓腹筋	ヒラメ筋	腸腰筋	ハムストリングス
ヒラメ筋	腓腹筋	広筋群	大腿直筋

各筋について,張力を0Nとした時に代償的に張力が増加する筋を,その増加量が高い順に上位3筋のみ記載した

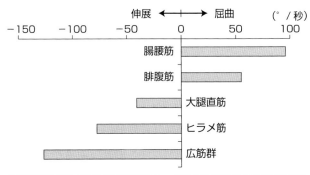

図2-2-9 下肢振り出し時の膝関節屈曲・伸展角速度に貢献する筋 (文献40)より改変引用)
下肢振り出し時の膝関節屈曲角速度には,腸腰筋と腓腹筋が貢献する

ことも興味深い(腓腹筋は膝関節屈曲,ヒラメ筋は膝関節伸展に関与).腓腹筋とヒラメ筋は,運動学的作用として足関節底屈の共同筋関係にあるものの,振り出し時の膝関節への作用としては拮抗筋関係といえる立場にある.

これらの大殿筋と広筋群，および腸腰筋と腓腹筋などの筋間の協調関係は，他の研究者も同様に確認している[42,43]．これらの知見は，ヒトの歩行動作における筋の機能的役割についての理解を深め，また実際に運動麻痺や筋の機能障害が発生した場合に，その全身的な影響を考慮する際にも有用な情報となるであろう．

第3節 身体各部位の協調関係

下肢における協調関係

下肢関節・体節間の協調関係

　歩行時での下肢の各関節や大腿，下腿部の動きの協調関係については，古くから興味の対象となり調査が行われている．例えば，骨に直接挿入したピンに貼付したマーカーの撮影により動きを観察した報告[44]では，骨盤，大腿，脛骨が協調して動いていることが示されている（図 2-3-1）．立脚期の始めには骨盤の前方回旋とともに大腿，下腿は内旋方向へ動くが，それ以降は骨盤が後方回旋し，大腿と下腿は外旋方向へ動き，足趾離地の直前で反対方向の動き（骨盤の前方回旋，大腿と下腿の内旋）に転じる．このような協調関係は，関節間あるいは体節間のカップリングと呼ばれており，歩行制御の研究として注目度が高い領域の一つである．しかし，歩行時の下腿および膝関節や股関節の回旋可動域は，それぞれが必ずしも相関しないことも報告されており[45]，個人差が大きいことも指摘されている．

　さらに，下肢関節・体節間の協調関係を理解するうえで，歩行時の足部の動きを理解することは重要である．足部（距骨下関節）は，歩行時にやや回外位で接地し，そして立脚期の前半では回内方向へと動き，内側縦アーチは低下する．一方，立脚期の後半には距骨下関節は回外方向へと動き，蹴り出しの時期に内側縦アーチは急激に上昇する[46,47]（図 2-3-2）．このような足部の回内・回外の動きの役割として，距骨下関節の回内は足部の柔軟性を高め衝撃吸収と床面への適応に役立ち，一方，距骨下関節の回外は足部の剛性を高めて効率的な推進に貢献すると考えられている[48,49]（図 2-3-3）.

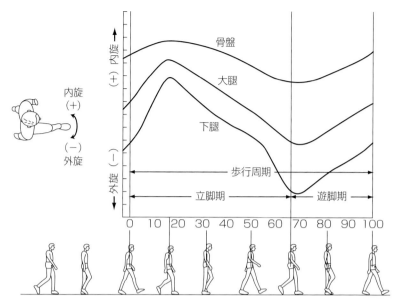

図 2-3-1　歩行時での骨盤・大腿・下腿の水平面における協調関係　(文献 44) より改変引用)

骨盤の前方回旋，大腿・下腿の内旋，あるいは骨盤の後方回旋，大腿・下腿の外旋が協調して生じている

　しかし，足部の回内・回外が過剰になると，さまざまな障害の原因になることも指摘されている．足部の過剰な回内は，アーチ構造に負荷をかけるため足底腱膜炎や前足部の過剰な不安定性，第1中足趾節間関節の機能不全などを生じやすい[50]．また，そのメカニズムはまだ不明なことが多いが，過剰な回内は足部・脛骨の疲労骨折やシンスプリント，膝痛や前十字靱帯損傷，腰痛などとも関連すると考えられている[50]．一方，過剰な回外は，接地時の衝撃吸収がうまく行えないことから過度な衝撃が身体に加わりやすく，オーバーユース (overuse) による障害を生じやすいとされている[51]．

　このように，足部を含めた下肢関節・体節間のカップリングを明らかに

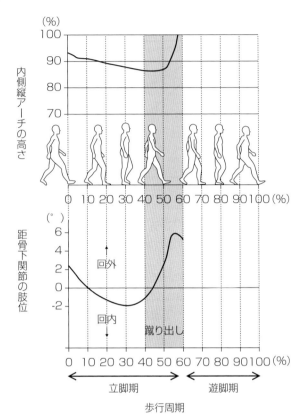

図 2-3-2　歩行時の内側縦アーチと距骨下関節の動態　（文献 47）より改変引用）

　距骨下関節は，立脚期の前半は回内方向に，立脚期の後半は回外方向に動く．内側縦アーチは，立脚期の終盤までわずかに下降を続け，蹴り出しの時期に急激に上昇する．なお，内側縦アーチの高さは遊脚期におけるアーチ高を 100％とした時の割合で表示している

することは，歩行制御の巧みさを知ることだけでなく，各種の障害の原因を推測することにも役立つため，さまざまな手法で詳細な調査が行われている．Souzaら[52]は，後足部の内反・外反と下腿および股関節の回旋に関する歩行周期における波形の類似度を分析し，後足部の内反・外反と股関節の内旋・外旋，および下腿の内旋・外旋と股関節の内旋・外旋が，それぞれに関連していることを報告している．また，Lafortuneら[53]は靴底を細工

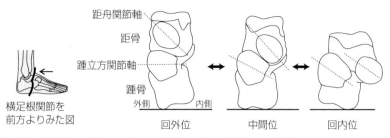

図 2-3-3　距骨下関節の回内・回外と足部の剛性の関係性　(文献 48) より改変引用)

　距骨下関節が回内位では，距舟関節軸と踵立方関節軸が平行な位置関係になるため，互いの関節可動性が大きくなりやすく足部の剛性が低下する．距骨下関節が回外位では，2つの軸は平行でなくなるため，可動性が低下し足部の剛性が高まる

して10°の外側および内側ウェッジをつけ，実験的に足部を回内・回外させた際の下腿および膝関節の動きを分析している．その結果，外側ウェッジにて接地直後からの下腿の内旋が増加した．しかし，膝関節の回旋角度には明らかな変化を認めなかった．そのため，足部から誘導された下腿の動きの変化は，膝関節よりもむしろ股関節で制御されている可能性が高いとしている．さらに，Tillmanら[54]は後足部と下腿，膝関節の動きを種々の動作において分析し，歩行からジョギングや垂直跳びなど，動作における力学的負荷が大きくなる場合，下腿の内旋の増加よりもそれと関連する後足部の外反がより大きくなること，そして下腿の内旋が増加しても膝関節の内旋はあまり増加しないことを受けて，負荷が大きくなると距骨下関節を含む足部での衝撃吸収がより要求されること，また膝関節の回旋ストレスを増加させないように下腿と大腿が協調して動いていることを指摘している．

　しかし一方では，足部の回内と下腿および大腿の回旋の大きさやタイミングは関連しないという報告も存在する[55]．また，関節および体節間の協調関係を報告した論文においても参加者（被験者）を個別にみてみると，動きに関連性が認められない場合もあることが指摘されている[52]．したがって，健常者における下肢関節および体節間の一般的な協調関係を理解

しつつも，臨床においては例外的な振る舞いをする可能性も考慮して個別的に評価することが重要であると考える．

足部の内部における協調関係

　足部には片側で 28 個の骨があり，それらが協調することで足は巧みに形を変え，床面などの外的環境へ適応しつつ，姿勢・歩行の制御に貢献している．ただし，足部を構成する骨の動きを一つひとつ詳細に分析することは技術的に困難であり，現状では足部を前足部，中足部，後足部，あるいは前足部と後足部とに分けて，それぞれの協調関係が分析されている[56]．

　Souza ら[57]は，足底板による操作で前足部のみ外反位に誘導した状態で，後足部や下腿，股関節の歩行時での動きの変化を調べた．その結果，前足部へ荷重が移行する立脚中期や立脚終期において，前足部の外反方向への誘導は後足部の外反や下腿および股関節の内旋変位を生じた（図 2-3-4）．この研究では，人為的に前足部の外反変位を作り出してその影響を調べているが，Monaghan ら[58]は臨床的評価として足部のアライメントを測定し，前足部の内反が大きい人では，歩行の初期接地時における前足部の内反角度も大きく，また初期接地時の前足部の内反が大きい人は，その直後の足底接地にかけて前足部の外反方向への動きが大きくなるとともに，立脚期後半での内反方向への動き始めが遅れることを報告している．第 1 章の第 2 節で詳述しているように，後足部に対する前足部の内反が大きい場合，前足部を床面につけると後足部が外反方向に引かれるため，それに伴って下腿および大腿が内旋方向に変位しやすいと考えられる．さらに Pohl ら[59]は，前足部と後足部，下腿の三次元的な動きの関係性を歩行と走行において詳細に分析し，後足部の内反・外反に対して前足部の底屈・背屈と内転・外転が協調することを確認している（図 2-3-5）．

　また，このような前足部と後足部，および下腿の協調関係は，足の構造や動作課題によっても異なるようである．足の構造に関して Nawoczenski ら[60]は，参加者（被験者）を内側縦アーチが低いグループと高いグループに二分し，それぞれの走行時による下肢の動きを分析した．その結果，

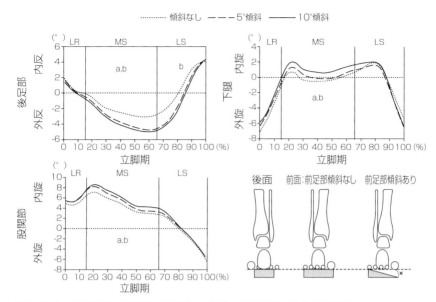

図 2-3-4 前足部の外反と後足部・下腿・股関節の動きの関係性 (文献57)より改変引用)

前足部の外反により立脚中期や後期において,後足部の外反,下腿の内旋,股関節の内旋が生じやすい.LR:荷重応答期,MS:立脚中期,LS:立脚終期,a:傾斜なし条件と5°傾斜条件との有意差,b:傾斜なし条件と10°傾斜条件との有意差

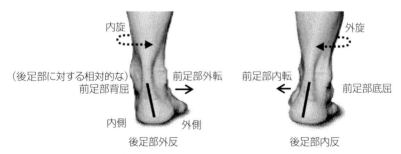

図 2-3-5 歩行・走行時の前足部と後足部の協調関係

後足部の外反と前足部の背屈・外転が関係し,後足部の内反と前足部の底屈・内転が関係する.後足部の内反・外反と下腿の内旋・外旋との間には,歩行では弱いが走行では強い関係性が認められる

内側縦アーチが低いグループでは後足部の内反・外反の動きが下腿の内旋・外旋の動きよりも大きく，内側縦アーチが高いグループでは下腿の動きが後足部の動きよりも大きくなる傾向にあった．一般的に内側縦アーチが低い足は柔軟な足部であることが多く，衝撃が足部内部で吸収されやすい．逆に内側縦アーチが高い足は剛性の高い足部であることが多く，衝撃が足部を通じて下腿・大腿と近位に波及しやすいことが，その理由と思われる[61]．一方で，動作課題の違いによる影響として，Pohlら[59]は後足部の内反・外反と下腿の内旋・外旋との関係性は，歩行ではそれほど強固な関係性ではないものの（相互相関係数：r＝0.49），走行になるとその関係性がより強固になる（r＞0.95）と報告している（図2-3-5）．

したがって，足部内部での協調関係およびその近位への波及効果は，どんな状況でも画一的に生じるものではなく，個々人の関節の柔軟性や動作の強度などにより変化するものであるということを理解しておきたい．

足関節と股関節間の運動力学的協調関係

これまで歩行における下肢全体の協調関係について，特にアライメントの関係性を中心に述べた．しかし，下肢関節や体節間の協調関係を知るためには，これら運動学的側面だけではなく，身体が発揮する力の要素である運動力学的側面についても考える必要がある．本稿では，さまざまな疾患における歩行障害の理解への応用の可能性から，特に足関節と股関節の運動力学的な協調関係について述べる．

足関節と股関節の協調関係を理解するために，股関節に障害を有する患者の歩行の特性を考えてみたい．末期の変形性股関節症患者に対しては，整形外科的治療として人工股関節全置換術（THA：Total Hip Arthroplasty）が施行される．THAは疼痛の軽減や運動機能回復に大きな成果を発揮する．しかし，変形性股関節症という慢性進行性の疾患の特性上，長年にわたって股関節の疼痛や拘縮，筋力低下などの問題を有したままでの生活を余儀なくされるため，歩行障害ならびにそのための代償動作が著しく，THA後も術前からの歩行特性が継続することが多い[62]．

THA術後患者における歩行の特徴については，特に股関節屈曲・伸展角度の減少，股関節屈曲・伸展・外転モーメントおよびパワーの減少などが共通して認められているが[62〜65]，その状態でも日常生活を営むために他の身体部位を用いた代償動作が構築されているはずである．そこで筆者ら[27]は，THA術後患者を対象として歩行時の股関節障害と，それを代償する他の身体部位との関連性を運動学的・運動力学的に分析した．その結果，片側THA術後患者では，立脚中期以降に生じる股関節屈筋の負のパワー（伸張性収縮）と，その後の股関節屈筋の正のパワー（求心性収縮）が健常者よりも低下しており，それらに対して反対側の足関節底屈筋パワーの増大が関連していることが明らかとなった．また，両側THA術後患者では，股関節屈筋パワーの低下のほか，股関節伸展角度の減少，股関節スティフネスの増大（立脚中期以降の股関節伸展方向への硬さ）が認められ，特に股関節スティフネスの増大に対して足関節底屈筋のモーメントおよびパワーの増大が関連することが明らかとなった．すなわち，THA術後患者で問題となりやすい立脚中期以降の障害に対して，股関節から遠く離れた足関節底屈筋が代償的に作用を強める傾向にあった．この代償メカニズムは，正常歩行においても重要な2つの戦略から理解できる．立脚中期以降の制御および下肢の振り出しに関しては，足関節底屈筋による戦略と股関節屈筋による戦略があると考えられている[66]（図2-3-6）．足関節底屈筋と股関節屈筋はともに，立脚中期以降に伸張されながらエネルギーを蓄積し，その後，エネルギーを発散させて下肢の振り出しを作り出す．両者は，歩行周期の同時期に同様の機能を有しているため，一方の機能低下は他方の代償的な作用増加につながる可能性が高い．実際に，糖尿病による末梢神経障害を有する患者の歩行分析では，立脚中期以降の足関節での力発揮が減弱し，それを股関節屈筋で代償する傾向にあることが示されている[67]．THA術後患者では，逆に股関節屈筋の力発揮が不十分であるため，足関節底屈筋の作用が増大する傾向にあると考えられる．

　さらに，筆者ら[68]の調査により歩行時の推進機能や下肢の振り出しだけでなく，身体の進行方向の制御にも股関節機能の代償として足関節底屈筋

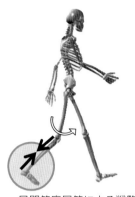 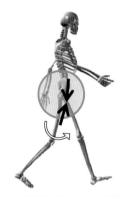

　　　a．足関節底屈筋による戦略　　b．股関節屈筋による戦略
図 2-3-6　足関節底屈筋と股関節屈筋による歩行の制御　（文献 66)より改変引用）
　立脚中期以降の身体の制御と遊脚期にかけての下肢の振り出しにおいて，足底屈筋と股関節屈筋による戦略が用いられる

　が利用されやすいことがわかかっている．また，変形性股関節症患者において方向転換を伴う歩行を分析すると，健常者に対して患者では，特に方向転換時に立脚期前半から足関節底屈モーメントの増加を認めた（**図 2-3-7**）．方向転換では，直線的な歩行に比べて股関節でのより複雑な動きが要求されるため，股関節と同じく運動自由度が高い足関節・足部を利用して方向転換の動きを制御する傾向にあると考えられる．実際に，状況に応じて足関節底屈筋の作用を強められる患者ほど，日常生活での機能レベルは高く維持されやすい[68]（**図 2-3-7**）．さらに，変形性股関節症患者は，立脚期中の足角の変化量も方向転換時には増大する傾向にあった（**図 2-3-7**）．先の立脚期前半からの足関節底屈モーメントの増加とこの結果とを合わせて考えると，患者は立脚期前半から前足部に荷重し，その前足部を支点として床面に対する足部の回転により身体の進行方向を制御していると考えられる．このことは，患者が股関節の障害に対して，身体内部での協調のみならず，環境と身体との接点（床面と足部）での振る舞いも変化させることで適応していることの現れであると思われ，たいへん興味深い．
　末期の変形性股関節症患者においては，足関節底屈筋による代償は必要

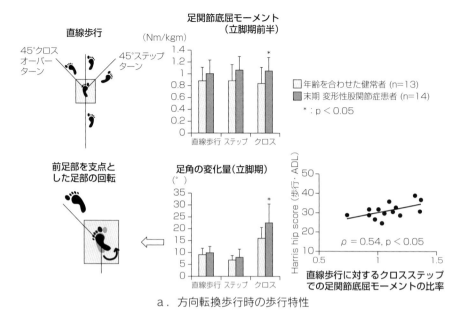
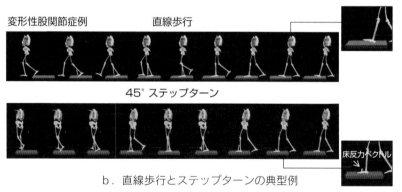

図 2-3-7　変形性股関節症患者における方向転換歩行時の歩行特性　（文献 68）より改変引用）

a．変形性股関節症患者は，特に方向転換歩行において立脚期の前半から足関節底屈モーメントが増加する傾向にあり，直線歩行よりも方向転換時に足関節底屈モーメントが増加できる患者ほど機能スコアが高く維持されている．また，立脚期中の足角の変化量も，方向転換時には患者で増加する傾向にあった

b．直線歩行に比べて方向転換後の歩行では，立脚期の初期から前足部で床反力を受けていることがわかる．これは，前足部に荷重することで前足部を支点とした足部の回転を用いて，身体の方向を制御していると考えられる

な代償であると考えられるが，前述のように THA 術後患者においては，術前からの影響で過剰な代償が残存している場合がある．そこで，筆者ら[69]はこのような THA 術後患者の歩行能力の改善に，足関節と股関節との協調関係を利用することはできないだろうかと考えた．つまり，足関節と股関節の協調関係を利用して，過剰な足関節底屈筋の作用を弱めることで歩行時の股関節機能を高めることができるのではないかと仮説を立てた．実際の調査としては，歩行練習として蹴り出しを弱める（足関節底屈筋の作用を抑える）練習をするグループと，蹴り出しを強める（足関節底屈筋の作用を強める）練習をするグループを設け，練習直後の歩行の変化を分析した[69]．その結果，蹴り出しを弱めたグループでは股関節伸展角度の増加や股関節屈筋パワーの増加を認め，蹴り出しを強めたグループでは，逆に股関節屈曲角度の減少や股関節屈曲モーメントやパワーの減少を認めた．つまり，筆者らの仮説は支持され，足関節底屈筋の作用を変化させることにより股関節での力発揮に影響を与えられることがわかった．ただし，正常よりも足関節底屈筋の作用を弱めるということではなく，あくまでも過剰な足関節底屈筋の作用を適正化させるという意味である．このように，足関節底屈筋の作用と股関節屈筋の作用はトレードオフの関係にあると思われ，これは他の疾患による歩行障害の治療においても利用可能であることが示唆された．

足関節底屈筋から股関節屈筋へのシフト

股関節疾患患者に限らず，足関節底屈筋に強く依存した運動制御を行っている場合，そのパターンを変化させる方法として，次のようなものが有効である[28]．例えば，立位において後足部に荷重したり背屈位での荷重を促したりして後足部から床反力を受ける感覚を学習する（図 2-3-

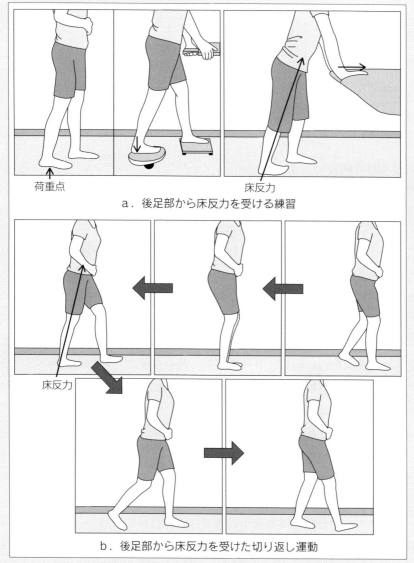

a．後足部から床反力を受ける練習

b．後足部から床反力を受けた切り返し運動

図2-3-8 後足部から床反力を受ける練習 （文献28)より改変引用）
a．小さいタオルや不安定版などを利用して，立位で後足部の荷重を促す．また，ベッドなどに手をついて，後方に引いた対象側の足関節を背屈位にしてベッドを押すようにすると，後足部から床反力を受けて前方への推進力を生み出す練習になる
b．対象側下肢を後方に踏み出し，できるだけ早く前方へ動きを切り返す練習で，足関節底屈筋の過剰な作用を抑えながら前方へ加速する感覚を学習する

8a).また,後方へ一歩あるいは数歩ステップし,対象側下肢を後方で接地した瞬間にできるだけ早く前方へ動きを切り返す練習を行う(図2-3-8b).これも後足部で床反力を受けて,前方への加速を生み出す練習として有効である.このような練習を通じて,足関節底屈筋の過剰な作用を抑え,股関節屈筋の作用を相対的に高めることが可能である.

骨盤と胸郭間の協調関係

骨盤と胸郭の運動位相差

歩行動作は,身体の垂直軸まわりでの回旋を伴いながら直線的に前進していく動きである.この時の骨盤水平面での回旋が,歩行において重要な要素であることは古くから指摘されており,歩幅の拡大や歩行速度の増加に骨盤の回旋が貢献するため「pelvic step(骨盤の水平面での回旋による歩幅の増大)」という用語も使われている[70,71].そしてこの骨盤の回旋は,胸郭の逆方向への回旋により代償され,特に胸椎部で回旋運動が生じるとされている[72](図2-3-9).腰椎は解剖学的に回旋方向の可動性に乏しいため,胸椎で回旋を生じることが合理的であろう.

しかし,骨盤と胸郭との動きを詳細に分析すると,必ずしもそれらは逆方向に回旋していないこともわかってきている.Bruijnら[70]は,健常者を対象として水平面での骨盤および胸郭の回旋,そして大腿の屈曲・伸展のそれぞれの運動の位相について,歩行速度を変化させて詳細に分析した.その結果,まず骨盤の回旋は歩行速度の増加に伴い,特に4 km/時以上の速度で増加した.しかし,胸郭の回旋については歩行速度が速くなっても回旋角度には変化を認めなかった.一方,それぞれの運動の位相については大腿と胸郭は歩行速度によらず,常に逆位相であったが,骨盤と胸郭は歩行速度が速くなるにつれて逆位相に近づいた(図2-3-10).すなわち,速く歩くほど骨盤と胸郭が逆方向に回旋する傾向が強まったということであ

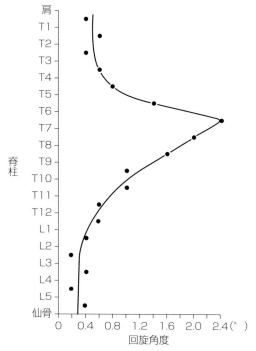

図 2-3-9 歩行における脊柱の回旋 （文献 72)より改変引用）
回旋角度は小さいながらも，特に胸椎部での回旋角度が大きくなっている

る．これは，歩行速度が上がるにつれて骨盤の回旋が大きくなり，大腿の屈曲・伸展と骨盤の回旋が同期する傾向にあることが原因で，徐々に脊柱でのひねりが大きい動きになる．さらに，Huang ら[71]は歩行における骨盤と胸郭とが歩行速度が上がるほど逆位相に近づくことについて，歩行速度を上げる要因のうち，歩行率の増加よりも歩幅の増加の影響を受けていることが原因であるとしている．つまり，歩幅が大きくなるにつれて骨盤の回旋が大きくなること，まさに「pelvic step」によって骨盤と胸郭の協調関係が変化するということを示している．歩行速度や歩幅を増加させるためには，それらと関連する骨盤の回旋を引き出す必要があり，そのためには胸椎部での回旋可動性ならびに胸郭の可動性が重要ということになる．

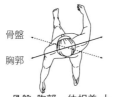
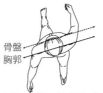
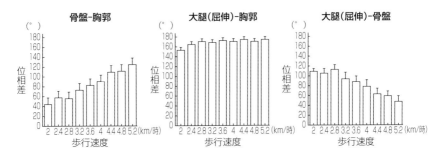

図 2-3-10　歩行における骨盤，胸郭，大腿の位相差　(文献 70) より改変引用)

大腿と胸郭は歩行速度が変わっても常に逆位相の関係にあるが，骨盤と胸郭は歩行速度の増加とともに逆位相に近づく

骨盤と胸郭間の協調関係の異常

　骨盤と胸郭の回旋運動の大きさや位相差が変化すれば，脊柱の回旋運動に変化が生じる．そのため，特発性の腰痛患者や骨盤帯痛を有する妊婦など，脊柱・骨盤に問題を抱える患者においては，骨盤と胸郭間のカップリングが変化している可能性がある．

　これらの患者を対象とした調査は，さまざまな手法で分析が行われているが，総じて腰痛患者や骨盤帯痛患者では，骨盤と胸郭の位相差は健常者よりも減少している（逆位相になりにくい）ことが報告されている[73〜77]（**図 2-3-11**）．これは，脊柱や仙腸関節部での捻転のストレスを減少させるために，体幹の剛性を高める戦略で歩行しているためと解釈されている．また，中枢神経疾患であるパーキンソン病患者においても，重症度の軽い段階（Hoehn-Yahr 分類：平均 1.54）から骨盤と胸郭の位相差が健常者よりも

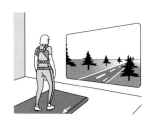
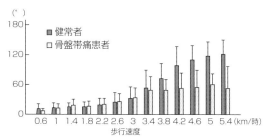

a. さまざまな速度でのトレッドミル上での歩行を測定

b. 骨盤-胸郭間の位相差

図 2-3-11　骨盤帯痛を有する妊婦における骨盤と胸郭の協調関係の異常　（文献 77）より改変引用）

骨盤帯痛患者は，骨盤と胸郭の間の運動位相差が減少している（180°：完全な逆位相，0°：完全な同位相）．これは，脊柱および仙腸関節部の過剰な捻転のストレスを減少させるための戦略であると考えられている

減少しており，体幹の軸回旋における柔軟性が低下していることが報告されている[78]．患者と健常者との比較においては，骨盤や胸郭の回旋量には異常がなくても，その両者の動きのタイミングや協調性に異常が生じていることも報告されており[73]，骨盤や胸郭それぞれの動きの評価だけでなく，それら各部位間の協調関係の評価の重要性が示唆される．

歩行制御における上肢の役割

なぜヒトは歩行中に腕を振るのか

　前述のとおり，歩行動作は下肢が左右交互に振り出される動きであるため，身体の垂直軸まわりに回転する力が生じる．この時，回転運動の大きさのことを角運動量と呼ぶが，歩行中には上半身が下半身と逆方向に回転することでこの角運動量を 0 に近づけている（角運動量保存の法則）．そのため従来，胸郭の回旋は速く歩いた時の骨盤の回旋を代償するために生じると考えられていた[79,80]．しかし近年，このような骨盤と胸郭との間の協調関係について，従来とは少し異なる解釈を必要とするデータが示されて

きている.

　Bruijnら[81]は,歩行中の骨盤や胸郭の回旋および腕の振りが,身体全体の回旋の角運動量に及ぼす影響を調査した.その結果,身体の角運動量に対する骨盤と胸郭の回旋による貢献度は,足し合わせても10％未満とかなり小さかった.一方で,下肢(約60％)に加えて上肢の貢献度が約25～30％と大きかった.特に速い速度での歩行では,上肢の貢献度が増加し,逆に骨盤や胸郭の貢献度は減少する傾向にあった.この結果を受けて,骨盤の回旋が胸郭の逆方向への回旋で代償されているのではなく,それよりももっと身体の角運動量への影響が大きい左右交互の下肢の動きと,腕の振りが互いに協調して,全身の角運動量が制御されていると解釈されている.実際に腕を振って歩いた場合と比べて,腕を胸の前に組んで振らずに歩いた場合とでは,歩行速度や床反力,下肢の関節角度などには大きな変化がないものの,床と足底面との間に生じる回旋方向の摩擦力が増加し,またエネルギー消費量が5～8％増加する[82].すなわち,腕の振りの重要な役割の一つは,歩行中の回旋に関する角運動量を制御し,エネルギー消費を減らすことと考えられる[83].

　さらに腕の振りのもう一つの役割として,歩行中の身体の安定性への貢献が考えられている.これに関しては,いくつかの実験的な研究が存在し,定常歩行においては腕の振りは安定性の維持にはほとんど貢献していないものの,身体への外力や障害物によるつまずきなど,歩行の安定性が乱された場合に,腕が拘束されておらず自由に動かせるほうがバランスの回復に有利であることが報告されている[81,84].

腕の振りの受動的・能動的制御

　それでは,エネルギー消費量の軽減や安定性に重要な役割を果たしている腕の振りは,どのように作り出されているのであろうか.歩行時には,上肢にも律動的な筋活動が観察される.筋活動はかなり小さいものの,腕の振りを加速あるいは減速させるタイミングで生じている(図2-3-12).しかし,上肢の筋を装備していないロボットモデルにおいても,腕の振り

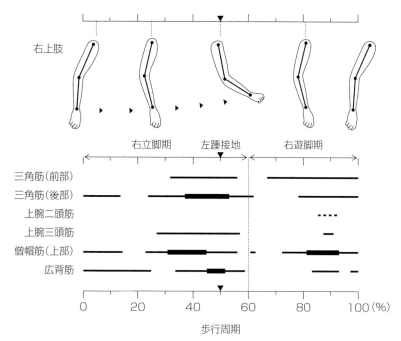

図 2-3-12　歩行中の上肢の筋活動　(文献 85)より改変引用)

　太線の部分は，筋活動量が最大収縮時の5%（三角筋後部），もしくは10%（僧帽筋上部，広背筋）を超えている時期を示す．細線の部分は，筋活動量が最大収縮時の1%以上（三角筋前部，三角筋後部，上腕三頭筋），もしくは3%以上（僧帽筋上部，広背筋）の時期を示す．上腕二頭筋の点線部分は，1%未満の筋活動を示す

は生じることもわかっており，腕の振りは必ずしも能動的に制御されているわけでもない．しかし一方では，腕を拘束して歩いた時にも，いくつかの上肢の筋では腕の振りに同調した筋活動が観察されることも報告されている[85]．したがって，歩行中の腕の振りは，部分的には受動的に，そしてある程度は能動的にも制御されているといえる．

　また，神経的制御としては腕の振りにも中枢パターン発生器（CPG：Central Pattern Generator）が関与していると考えられている．したがって，歩きながら好きなリズムで手拍子をしてもらうと，手拍子は踵接地の

タイミングと同調しやすく，また片側の上肢に重りを付加しても，やはり歩行中の上肢と下肢の左右交互の1:1のリズムは不変である[83]．しかし一方，われわれは傘をさしながらでも，本を広げながらでも歩くことができる．歩行時の上肢・下肢間の協調運動は，CPGによる制御とともに皮質などより上位からの調整を受けてその場の環境に適応している[83]．

胸椎と胸郭の可動性改善や腕の振りから歩行を変える

　前述のとおり，歩行速度や歩幅の増大に骨盤の回旋の増加が貢献している．そして，胸郭と骨盤の間の回旋は，主に胸椎部で生じている．そのため，胸椎と胸郭の可動性が低下している患者においては，それを増加させることで歩行速度や歩幅の改善につながることがある．例えば，左下肢後方，右下肢前方での歩幅を大きくしたければ，胸椎での右回旋を増加させるとよい（図2-3-13a）．

　また腕の振りについては，部分的には受動的に生じている現象であるものの，歩行中の全身あるいは下肢の動きを変化させるために，意識的に腕の振りを変えることが有効な場合がある．試しに，歩きながら右上肢を後方にやや大きめに振るように腕を動かしていただきたい（肩甲骨から動かすイメージ）．そうすると，左下肢の後方への伸展と右下肢の振り出しが大きくなる（右のステップが長くなる）ことが実感できるであろう（図2-3-13b）．左上肢の前方への振りを大きくしても，右下肢の振り出しが大きくなる．また，両上肢を外側から内側に向かって振り出すように腕を動かすと，下肢もやや内転方向に振り出される．これらは，角運動量保存の法則により生じる現象と考えられる．

　実際に，片麻痺者やパーキンソン病患者においては，上肢筋へのボツリヌス菌注射や意識的に腕の振りを大きくすることによって，歩行速度や下肢の動きが改善することが報告されている[86,87]．また，片麻痺者に対してメトロノームなどによる聴覚刺激を用いることで，腕の振りが増大

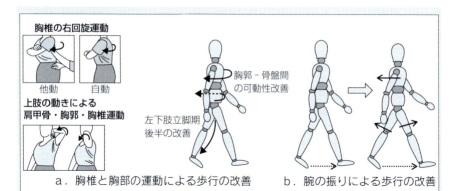

図 2-3-13　胸椎と胸郭の可動性や腕の振りと歩行の変化との関係
a．他動・自動運動あるいは上肢の運動を用いた肩甲骨・胸郭・胸椎の可動性改善により，胸郭に対する骨盤の回旋が生じやすくなり，歩行速度や歩幅の増大につながる．下肢に障害を有する患者では，下肢の動きは変えずに歩幅を増加させることができるため，歩行の効率性を高めたり，下肢の関節局所へのストレスの集中を避けたりすることができる
b．上肢の振りを利用して連動する下肢の動きを変えることもできる．右上肢の後方への振りを大きくすると左下肢の伸展と右下肢の振り出しが大きくなる

しストライドが伸びるという報告もある[88]．
　このように，胸椎と胸郭の可動性や上肢と下肢との相互関係を利用することで，全身の協調性は維持しながら動きを改善できる可能性があり，歩行練習の一工夫としてさまざまな障害に対して試みられる価値がありそうである．

文　献

1) 中澤公孝：歩行の中枢と CPG. *Geriat Med*　**43**：93-98, 2005
2) Dietz V, et al：Locomotor activity in spinal man. *Lancet*　**344**：1260-1263, 1994
3) Dobkin BH, et al：Modulation of locomotor-like EMG activity in subjects with complete and incomplete spinal cord injury. *J Neuro Rehabil*　**9**：183-190, 1995
4) 大須賀公一：受動的歩行を規範とした歩行ロボットと制御. 日本ロボット学会誌　**20**：233-

236, 2002
5) 池俣吉人, 他：受動歩行の現象, 原理, そして応用. 日本ロボット学会誌 **30**：350-355, 2012
6) McGeer T：Passive Dynamic Walking. *Int J Rob Res* **9**：62-82, 1990
7) https://www.andrew.cmu.edu/user/shc17/Passive_Robot/PassiveRobot_photos.htm （2015年1月15日閲覧）
8) Kuo AD, et al：Dynamic principles of gait and their clinical implications. *Phys Ther* **90**：157-174, 2010
9) Riley PO, et al：Propulsive adaptation to changing gait speed. *J Biomech* **34**：197-202, 2001
10) Collins S, et al：Efficient bipedal robots based on passive-dynamic walkers. *Science* **18**：1082-1085, 2005
11) Perry J, et al：Gait analysis—Normal and pathological function 2nd ed. *SLACK Incorporated*, Danvers, 2010, pp70-76, p152
12) Bauby CE, et al：Active control of lateral balance in human walking. *J Biomech* **33**：1433-1440, 2000
13) Grabiner PC, et al：Age-related changes of spatial and temporal gait variables. *Arch Phys Med Rehabil* **82**：31-35, 2001
14) Owings TM, et al：Variability of step kinematics in young and older adults. *Gait Posture* **20**：26-29, 2004
15) Rodgers MW, et al：Lateral stability and falls in older people. *Exrc Sport Sci Rev* **31**：182-187, 2003
16) 大須賀公一：身体構造に内在する歩行の仕組み. *Brain Nerve* **62**：1165-1172, 2010
17) Yoon YS, et al：The passive elastic moment at the hip. *J Biomech* **15**：905-910, 1982
18) Siegler S, et al：Passive and active components of the internal moment developed about the ankle joint during human ambulation. *J Biomech* **17**：647-652, 1984
19) Mansour JM, et al：The passive elastic moment at the knee and its influence on human gait. *J Biomech* **19**：369-373, 1986
20) Vrahas MS, et al：Contribution of passive tissues to the intersegmental moments at the hip. *J Biomech* **23**：357-362, 1990
21) Silder A, et al：Identification of passive elastic joint moment-angle relationships in the lower extremity. *J Biomech* **40**：2628-2635, 2007
22) Wittington B, et al：The contribution of passive-elastic mechanisms to lower extremity joint kinetics during human walking. *Gait Posture* **27**：628-634, 2008
23) Fukunaga T, et al：In vivo behaviour of human muscle tendon during walking. *Proc Biol Sci* **268**：229-233, 2001
24) 川上泰雄：運動中の筋線維収縮動態. バイオメカニズム学会誌 **27**：67-71, 2003
25) Graudreault N, et al：Evaluation of plantar flexion contracture contribution during the gait of children with Duchenne muscular dystrophy. *J Electromyogr Kinesiol* **19**：e180-186, 2009

26) Lamontagne A, et al：Contribution of passive stiffness to ankle plantarflexor moment during gait after stroke. *Arch Phys Med Rehabil* **81**：351-358, 2000
27) Tateuchi H, et al：Dynamic hip joint stiffness in individuals with total hip arthroplasty：Relationship between hip impairments and dynamics of the other joints. *Clin Biomech* **26**：598-604, 2011
28) 建内宏重：股関節の機能解剖と臨床応用．PTジャーナル **46**：451-460，2012
29) Zajac FE, et al：Determining muscle's force and action in multi-articular movement. *Exerc Sport Sci Rev* **17**：187-230, 1989
30) Zajac FE, et al：Biomechanics and muscle coordination of human walking. Part Ⅰ：Introduction to concepts, power transfer, dynamics and simulations. *Gait Posture* **16**：215-232, 2002
31) Arnold AS, et al：Muscular contributions to hip and knee extension during the single limb stance phase of normal gait：a framework for investigating the cause of crouch gait. *J Biomech* **38**：2181-2189, 2005
32) Neptune RR, et al：Muscle force redistributes segmental power for body progression during walking. *Gait Posture* **19**：194-205, 2004
33) Piazza SJ, et al：The influence of muscles on knee flexion during the swing phase of gait. *J Biomech* **29**：723-733, 1996
34) Kimmel SA, et al：A baseline of dynamic muscle function during gait. *Gait Posture* **23**：211-221, 2006
35) Hernández A, et al：In vivo measurement of dynamic rectus femoris function at postures representative of early swing phase. *J Biomech* **41**：137-144, 2008
36) Frigo C, et al：A dynamic model of quadriceps and hamstrings function. *Gait Posture* **31**：100-103, 2010
37) 小栢進也，他：関節角度の違いによる股関節周囲筋の発揮筋力の変化―数学的モデルを用いた解析．理学療法学 **38**：97-104，2011
38) Hernández A, et al：Electrical stimulation of the rectus femoris during pre-swing diminishes hip and knee flexion during the swing phase of normal gait. *IEEE Trans Neural Syst Rehabil Eng* **18**：523-530, 2010
39) Komura T, et al：Evaluation of the influence of muscle deactivation on other muscles and joints during gait motion. *J Biomech* **37**：425-436, 2004
40) Goldberg SR, et al：Muscle that influence knee flexion velocity in double support：implications for stiff-knee gait. *J Biomech* **37**：1189-1196, 2004
41) 建内宏重，他：動作時の下肢筋張力低下による筋張力バランスと関節負荷の変化―筋骨格モデルを用いた順動力学シミュレーション解析．日本理学療法学術大会 2012
42) Goldberg EJ, et al：Compensatory strategies during normal walking in response to muscle weakness and increased hip joint stiffness. *Gait Posture* **25**：360-367, 2007
43) Thompson JA, et al：Gluteus maximus and soleus compensate for simulated quadriceps atrophy and activation failure during walking. *J Biomech* **46**：2165-2172, 2013
44) Levens AS, et al：Transverse rotation of the segments of the lower extremity in locomotion.

J Bone Joint Surg Am **30A**：859-872, 1948
45) Nester C：The relationship between transverse plane leg rotation and transverse plane motion at the knee and hip during normal walking. *Gait Posture* **12**：251-256, 2000
46) Cornwall MW, et al：Three-dimensional movement of the foot during the stance phase of walking. *J Am Podiatr Med Assoc* **89**：56-66, 1999
47) Neumann DA：Kinesiology of the musculoskeletal system. Foundations for physical rehabilitation. Mosby, St. Louis, 2002
48) Seibel MO：Foot function：A programmed text. Williams & Wilkins, Baltimore, 1988
49) Kirby KA：Biomechanics of the normal and abnormal foot. *J Am Podiatr Med Assoc* **90**：30-34, 2000
50) Barwick A, et al：The relationship between foot motion and lumbopelvic-hip function：A review of the literature. *Foot (Edinb)* **22**：224-231, 2012
51) Burns J, et al：Foot type and overuse injury in triathletes. *J Am Podiatr Med Assoc* **95**：235-241, 2005
52) Souza TR, et al：Temporal couplings between rearfoot-shank complex and hip joint during walking. *Clin Biomech* **25**：745-748, 2010
53) Lafortune MA, et al：Foot inversion-Eversion and knee kinematics during walking. *J Orthop Res* **12**：412-420, 1994
54) Tillman MD, et al：Lower extremity coupling parameters during locomotion and landing. *J Appl Biomech* **21**：359-370, 2005
55) Reischl SF, et al：Relationship between foot pronation and rotation of the tibia and femur during walking. *Foot Ankle Int* **20**：513-520, 1999
56) Hunt AE, et al：Inter-segment foot motion and ground reaction forces over the stance phase of walking. *Clin Biomech* **16**：592-600, 2001
57) Souza TR, et al：Late rearfoot eversion and lower-limb internal rotation caused by changes in the interaction between forefoot and support surface. *J Am Podiatr Med Assoc* **99**：503-511, 2009
58) Monaghan GM, et al：Forefoot angle determines duration and amplitude of pronation during walking. *Gait Posture* **38**：8-13, 2013
59) Pohl MB, et al：Forefoot, rearfoot and shank coupling：Effect of variations in speed and mode of gait. *Gait Posture* **25**：295-302, 2007
60) Nawoczenski DA, et al：The effect of foot structure on the three-dimensional kinematics coupling behavior of the leg and rear foot. *Phys Ther* **78**：404-416, 1998
61) Wilken J, et al：The effect of arch height on kinematic coupling during walking. *Clin Biomech* **26**：318-323, 2011
62) Foucher KC, et al：Preoperative gait adaptations persist one year after surgery in clinically well-functioning total hip replacement patients. *J Biomech* **40**：3432-3437, 2007
63) Miki H, et al：Recovery of walking speed and symmetrical movement of the pelvis and lower extremity joints after unilateral THA. *J Biomech* **37**：443-455, 2004
64) Nantel J, et al：Gait patterns after total hip arthroplasty and surface replacement

arthroplasty. *Arch Phys Med Rehabil* **90**：463-469, 2009
65) Perron M, et al：Three-dimensional gait analysis in women with a total hip arthroplasty. *Clin Biomech* **15**：504-515, 2000
66) McGibbon CA：Toward a better understanding of gait changes with age and disablement：Neuromuscular adaptation. *Exerc Sport Sci Rev* **31**：102-108, 2003
67) Mueller MJ, et al：Differences in the gait characteristics of patients with diabetes and peripheral neuropathy compared with age-matched controls. *Phys Ther* **74**：299-313, 1994
68) Tateuchi H, et al：Compensatory turning strategies while walking in patients with hip osteoarthritis. *Gait Posture* **39**：1133-1137, 2014
69) Tateuchi H, et al：Immediate effects of different ankle pushoff instructions during walking exercise on hip kinematics and kinetics in individuals with total hip arthroplasty. *Gait Posture* **33**：609-614, 2011
70) Bruijn SM, et al：Coordination of leg swing, thorax rotations, and pelvis rotations during gait：The organization of total body angular momentum. *Gait Posture* **27**：455-462, 2008
71) Huang Y, et al：The effects of stride length and stride frequency on trunk coordination in human walking. *Gait Posture* **31**：444-449, 2010
72) DuVries HL, et al：DuVries' Surgery of the Foot. 4th ed. Mosby, St. Louis, 1978
73) Lamoth CJC, et al：Pelvis-Thorax coordination in the transverse plane during walking in persons with nonspecific low back pain. *Spine* **27**：E92-99, 2002
74) Seay JF, et al：Influence of low back pain status on pelvis-trunk coordination during walking and running. *Spine* **36**：E1070-1079, 2011
75) Van den Hoorn W, et al：Mechanical coupling between transverse plane pelvis ans thorax rotations during gait is higher in people with low back pain. *J Biomech* **45**：342-347, 2012
76) Wu WH, et al：Gait in patients with pregnancy-related pain in the pelvis：an emphasis on the coordination of transverse pelvic and thoracic rotations. *Clin Biomech* **17**：678-686, 2002
77) Wu WH, et al：Gait in pregnancy-related pelvic girdle pain：amplitudes, timing, and coordination of horizontal trunk rotations. *Eur Spine J* **17**：1160-1169, 2008
78) Richard EA, et al：Identification of axial rigidity during locomotion in Parkinson disease. *Arch Phys Med Rehabil* **80**：186-191, 1999
79) Stokes VP, et al：Rotational and translational movement features of the pelvis and thorax during adult human locomotion. *J Biomech* **22**：43-50, 1989
80) Taylor NF, et al：Angular movements of the pelvis and lumbar spine during self-selected and slow walking speeds. *Gait Posture* **9**：88-94, 1999
81) Bruijn SM, et al：The effects of arm swing on human gait stability. *J Exp Biol* **213**：3945-3952, 2010
82) Umberger BR：Effects of suppressing arm swing on kinematics, kinetics, and energetics of human walking. *J Biomech* **41**：2575-2580, 2008
83) Meyns P, et al：The how and why of arm swing during human walking. *Gait Posture* **38**：

555-562, 2013
84) Pijnappels M, et al：Armed against falls：the contribution of arm movements to balance recovery after tripping. *Exp Brain Res* **201**：689-699, 2010
85) Kuhtz-Buschbeck JP, et al：Activity of upper limb muscles during human walking. *J Electromyogr Kinesiol* **22**：199-206, 2012
86) Behrman AL, et al：Verbal instructional sets to normalize the temporal and spatial gait variables in Parkinson's disease. *J Neuro Neurosurg Psychiatry* **65**：580-582, 1998
87) Hirsch MA, et al：Association between botulinum toxin injection into the arm and changes in gait in adults after stroke. *Mov Disord* **20**：1014-1020, 2005
88) Ford MP, et al：The effects of auditory rhythms and instruction on walking patterns in individuals post stroke. *Gait Posture* **26**：150-155, 2007

第2部
中枢・身体・環境の協調

第3章
理論的枠組み

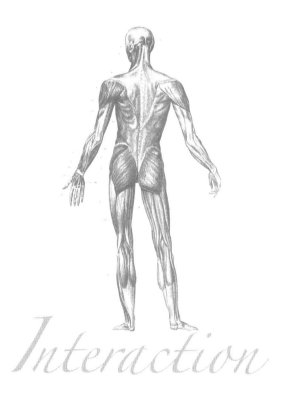

第1節

3つの視点

　本章以降では，姿勢と歩行の制御を「中枢・身体・環境の協調関係が生み出す調整作用」という観点から捉えていく．われわれの身体運動は，中枢神経系の司令に基づいて実行される．とはいえ，「はじめに」のセクションでも述べたように，筋骨格系が中枢神経系に隷属的に支配されているという関係にはない．中枢神経系の司令に基づいて動作が実行される結果，身体が環境に作用する．それにより，感覚情報が生起する．生起される感覚情報は，動作の質だけではなく，環境の特性によっても規定される．つまり，感覚情報とは身体と環境が協調した結果を反映している．こうした性質をもつ感覚情報に基づき，事後の中枢神経系からの司令が調整されているとすれば，もはや身体と環境は中枢神経系と等しく，運動を制御する責任を負っているといえよう．

　本章の第1節では，身体運動が中枢・身体・環境の循環的な協調関係により形づくられていることについて，3つの視点から解説する．具体的には，「一貫した動作結果を生み出す柔軟な動き」「協調がもたらす現象」「認知的側面」という3つの視点を紹介する．次に第2節では，こうした3つの視点をさらに深く理解するための基礎知識について概説する．

一貫した動作結果を生み出す柔軟な動き

型にはまらない柔軟性

　一般に，熟練した動きは見かけ上とても一貫性・再現性が高く，安定している．しかし厳密にいえば，一貫性が高いのは動きが生み出す結果（パ

フォーマンス，動作結果）であり，必ずしも動きそのものではない．熟練した動きというのは，理想的なフォームや運動軌道を綺麗になぞるように出力されるのではない．むしろ，熟練した動きのすばらしさは，型にはまらない柔軟性にあるとすらいえる．

　仮に，何度も同じ運動軌道を再現できたとしよう．この場合でも，同一の運動軌道を再現するための筋骨格系の振る舞いは，一つには固定されない．状況や文脈により，導入される筋群や運動単位の構成を調整することで，理想とする運動軌道を描くための最適な出力が実行される．一つの動きを生み出すために導入される運動単位の構成パターンが数多く存在するということは，制御の観点からすれば非常に厄介である．そうした構成パターンのすべてをどのように管理し，適切に選択するのかについて，実に多様な要素を考慮しなければならないからである．しかし，結果として人間は自身の動きを柔軟にコントロールすることができ，たとえ外乱があっても，外乱がもたらした動きの乱れを適切に調整することができる．

　かつて，運動を制御するために必要なプログラムとは，楽器演奏時の譜面のように，あらかじめすべて決まっている形で中枢神経系のどこかに記録されているのではないかと考えられていた．こうした考え方は，批判的立場からやや皮肉を込めて，鍵盤支配型モデルとも呼ばれた（**図3-1-1**）[1,2]．しかし，あまりにも柔軟なわれわれの動きを，譜面のようにすべて記録して再生することは実質的に不可能であり，現在はこうした発想は主流ではない．型にはまらない柔軟な動きを実現するためには，状況に応じた調整という側面が欠かせない．こうした調整は，感覚情報を手がかりになされる．よって，感覚情報を生み出す身体と環境との協調関係が，制御の一翼を担うのである．

歩行の柔軟性

　歩行とは，シンプルにいえば，バランスと一定の周期性を保ちながら目的地に向かって推進するための行為である．ただし，一口に歩行といっても，実に多様な動作パターンがある（**図3-1-2**）．胸を張って歩いている時

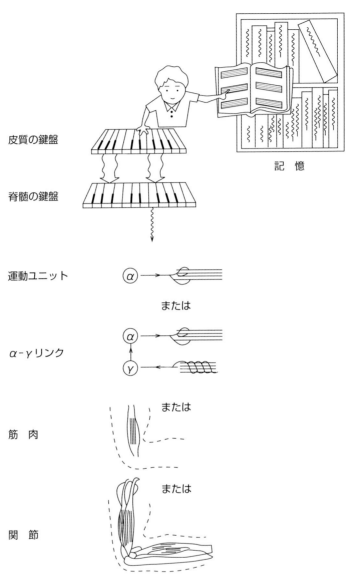

図 3-1-1　古典的な運動制御の考え方(鍵盤支配型モデル)　(文献 1, 2) より引用)

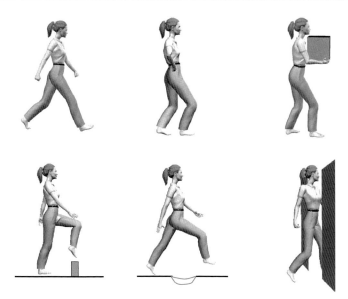

図 3-1-2　多様な歩行のパターンの例

と，すり足で歩いている時とでは，全身の使い方が大きく異なる．友達と話しながら，ときに身振りや手ぶりを加えながら歩く時や，荷物を持って歩く時には，上肢が歩行の推進役として働くことが制限されるため，やはり全身の使い方が異なってくる．

　路面環境が変わると，歩行のバリエーションがさらに増す．デコボコ道を歩いている時，柔らかいマットの上を歩いている時，平均台を歩いている時は，いずれも平坦でバリアフリーな路面を歩いている時とは，振り出された下肢が路面にどのように作用するのかが，まるで異なる．歩いていく先に段差や隙間のような障害物があれば，それをまたいだり，体幹をひねって隙間をすり抜けたり，迂回したりと，歩き続けるための戦略を微調整しなくてはならない．

　このような歩行の多様性をみれば，歩行の制御の目標は決して，理想的な動作の型のようなものを覚え込み，それを忠実に実践することではないと実感できるだろう．あらゆる身体状況や路面環境の中でも，歩行という

行為を実現できる制御様式を構築することが制御の目標であり，それゆえに状況に即した調整能力が一つの鍵になる．

調整能力が制御に不可欠であるということは，静止しているようにみえる立位姿勢制御においても同じである．われわれが二足で立位姿勢を維持する場合，四足動物の姿勢維持と比べて身体の重心位置が相対的に高く，かつ支持基底面（足と地面の設置点を囲んだ面）が狭い．このため，力学的にみればその姿勢は実に不安定な状態にあり，身体重心位置は常に動揺している．何気なく静止して立っているようにみえるのは，動揺に対する即応的で絶え間ない調整作用の働きがあるからである[3,4]．

Bernstein の教え

習熟した動きの特性が，その柔軟な性質と，それを生み出す調整能力にあることを先駆的に説いたのが，ロシアの生理学者 Nicholai A Bernstein である．彼の著書の一つである「デクステリティ」[5]には，動きの柔軟性に着目することの意義が，実にわかりやすく示されている．以下に，その文章の一端に触れてみたい（訳者である工藤和俊の日本語訳の妙にも敬意を表したい）．

「私たちの効果器は，膨大な数の冗長な自由度をもっている．このため，筋への運動インパルスは，それ自体がどれだけ正確なものであったとしても意志に対応した正確な動作を保証しえない．筋は弾性をもつため，硬い棒とは違って正確に力を伝えることができない．（中略）このため，ある筋に司令を送ったとしても，体肢が実際どのように動くのか，脳は前もって知ることができないという状況が生じる．（こうした状況下で）体肢を制御可能にする方法は一つしかない．つまり，動作がはじまった瞬間から脳が継続的に注意深く感覚器からの報告に基づいて動作を監視し，その場に応じた調整をしながら動作を操る必要があるということだ．（中略）外部の条件は時々刻々と変化しているため，動作は感覚調整を土台としてはじめて可能になる」（文献5）の p217 より引用；カッコ内の語句は筆者が加筆）．

「巧みさはどうやら運動それ自体にあるのではなく，制御も予測も不可

能なら環境からの影響や，変わりゆく外界との条件との相互作用によって現れてくるというのだ．走ること自体の中には，巧みさは含まれない．巧みさは，走る人が外的に与えられた問題を解決するために，動作を調整する中に含まれる」（文献5）の p259 より引用）．

このように Bernstein は，巧みな身体運動が，理想的な軌道や型を完璧になぞるような形式で実現するのではなく，あらゆる変動に対応することで成立するということを，先駆的に主張していた．こうした Bernstein の主張を後追いするかのように，この数十年にわたるさまざまな姿勢と歩行の研究は，その制御における感覚・知覚レベルの調整や，高次認知レベルの調整について有益な情報を数多く提供している．こうした成果をわかりやすくまとめることが，本書の目的の一つである．

柔軟な動きを支える2つの調整システム

身体状況や環境の変化に応じた動きの調整は，2つのシステムにより支えられている（**図3-1-3**）．一つは，動作パターンが理想的な状態から逸脱した時に，それを修正しようとするシステムである．立位姿勢や歩行においては，バランスが崩れそうになった時に，それを元に戻そうとするシステムである．主として視覚情報，体性感覚情報，前庭感覚情報を利用して，動作遂行中の状態が常時モニターされ，もし問題がみつかれば，それを瞬時に調整しようとするシステムである．こうしたシステムに基づく制御は，動作遂行中に常に情報を入力して動作を微調整するという意味で，オンライン制御，もしくはフィードバック制御という．また，変化や異常に対して反応するという意味で，このシステムを反応機構（reactive system）と表現する場合もある[6,7]．

もう一つのシステムは，動作パターンの乱れが予見される時，そうしたことが起こらないように，未然に対処するシステムである．立位姿勢についていえば，重たい荷物を持つ際に，荷物の重さに負けないように，直前に体幹姿勢を調整しておくといった働きをするシステムである．また歩行についていえば，歩いていく先に溝をみつけたら，その溝を安全にまたぐ

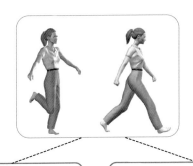

図 3-1-3　動作を調整する 2 つの様式

ことができるように，少し早い段階で歩幅や歩行速度を調節しておくシステムである．主として視覚情報に基づく状況把握が，その調節に重要な役割を果たす．視覚情報は，遠方の状況を最も正確に伝える情報であるため，特に歩行の制御においては重要な情報源になる．このシステムに基づく制御は，「今ここ」に対する制御ではなく，先の状況の予見に基づく制御という意味でオフライン制御，もしくはフィードフォワード制御という．さらに，この第 2 のシステムを予測機構（predictive system）と予期機構（proactive system または prospective）に分けて考えることがある．予測機構は，姿勢制御における予測的な事前の調整や，一歩行周期の中でなされる予測的な調整など，比較的に短い時間間隔の中での調整作用を担う．一方，予期機構は，遠方の状況を把握して，あらかじめ動作を修正しておく役割を担う．

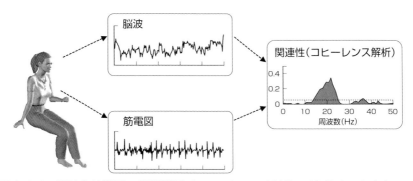

図 3-1-4　脳波と筋電図の相関関係（コヒーレンス解析）　（文献 8）より改変引用）

協調がもたらす現象

脳波と筋電図にみる中枢と身体の協調

　本書の特徴の一つは，姿勢と歩行の制御を，中枢神経系，筋骨格系，環境の協調関係（言い換えれば循環的関係）として考えていくことにある．中枢神経系の司令が，身体との協調関係の中で調整されるというのは，具体的にはどのような現象であろうか．動作遂行中に脳波と筋電図を同時測定した研究からは，その特性の一端がうかがえる．脳波と筋電図は，それぞれ中枢と身体の状態を表す．随意的な動作の遂行中に両者を同時に測定し，コヒーレンス解析という手法を用いて両者の相関関係を検討してみる（図 3-1-4）．すると，両者は一定の間隔で同期する関係にある[8]．その間隔は，平均すると 15～35 Hz である（つまり，1 秒間に 15～35 回の頻度で同期する）．

　「筋電図は筋骨格系に下降してきた運動司令を反映する」と考えれば，両者の間に相関関係があったとしても，特に不思議とは思わない．なぜならその相関現象は，中枢の信号が末梢の筋骨格系に波及しただけにすぎないからである．ところが実際には，この相関関係は，中枢の信号による一方向的な影響によって形づくられるのではなく，身体状況の影響を受けて変

化する．例えば，測定対象となる四肢を冷却して，その感覚・運動特性を変えると，脳波と筋電図の相関関係が変化する[9]．この結果は，筋骨格系の状態に応じて，中枢と身体の関係性が調整される可能性を示している．

さらにスポーツ競技熟練者は，非熟練者と比べて相関関係が異なる場合がある[10]．長年にわたる運動習熟経験に伴い，筋肉も量的・質的に変化していく．こうした変化を加味したうえで，中枢の身体との協調関係がより効率的な形に変化していくのかもしれない．

学習の特殊性にみる身体と環境の協調

運動を学習することが，単に全身の動かし方を体得することであるならば，一度ある運動をきわめれば，「いつでも，どこでも」正しい動きが実践できるはずである．しかしながら，実態はそうではないらしい．体得した運動を忠実に再現するには，その運動を学習した場面に近い環境が設定されている必要がある．こうした現象は，運動の学習が身体全身のコーディネーションだけに限定されず，身体と環境との協調関係を学ぶ要素を含むことを示している．

学習された運動の汎用性には制約があり，練習と異なる状況では，学習された内容が100%発揮されるわけではないことを示す研究が数多くある．練習した内容にあまり汎用性がないという現象は，学習の特殊性(specificity of learning)，もしくは課題依存性（task dependency）と呼ばれる[11]．例えば，ある運動動作を単一の条件で学習すると，転移（transfer）課題として少しだけ条件を変えた場合に，その成績が低下してしまうことがある[12,13]．

スポーツ競技熟練者に関する研究は，運動学習の特殊性について，さまざまな情報を提供している．クレー射撃では，時速100 kmを超えるスピードで自分から遠ざかる方向に飛んでいく直径たった11 cmのクレーを，飛んでいく方向も事前に知らされない状況下で照準を合わせ，散弾銃で射抜くことを目指す．こうした状況でクレーを正確に射抜くためには，高速で飛んでいくクレーを的確に捉える視覚能力が必要であることは，想像に難

くない．しかしながら，クレー射撃選手のさまざまな視覚能力を検討した研究によれば，選手の視力や動体視力，色覚などの視覚的特性は，あくまで一般対象者と変わらない程度であった[14]．つまり，クレー選手たちは基礎特性としての視覚能力が優れているのではなく，クレー射撃の場面でのみ発揮される視覚能力を，練習をとおして研ぎ澄ませていると考えられる．

　国内のオリンピック選手を長年にわたってサポートしている眼科医の松原正男によれば，クレー射撃選手は，海外で砂漠を背景にして射撃をする場面では，主として山の緑を背景にして行う国内での競技場面とは勝手が違い，感覚を狂わされることがあるという（第6回スポーツ視覚研究会，冒頭挨拶，2014年8月23日）．クレー射撃そのものの形状や速度，そしてそれを射抜く散弾銃がまったく同じでも，背景映像が異なれば，選手の感覚が大きく狂わされる．これは，運動学習に環境の要素が含まれていることを強く示唆するエピソードである．

　このほか，運動を観察している際の脳活動にも，学習の特殊性が垣間みられる．ある研究では，バレエとカポエイラという2つのダンス熟練者群，およびいずれにも精通していないコントロール群を対象に，バレエの映像とカポエイラの映像を観察している最中の脳活動について機能的核磁気共鳴画像法（fMRI：functional magnetic resonance imaging）を用いて測定した[15]．使用された2種類のダンス映像（全12ペア）は，ダンスの種類こそ違うものの，動作の速度や使用されている身体部位，空間的な身体位置などができるだけ同じになるように巧妙に統制された．映像観察中の脳活動を測定したところ，それぞれの熟練者は，自分が熟練したダンスの映像を観察している場合に，模倣に関わる大脳皮質領域（ミラーニューロンシステム）が強く活動することがわかった（図3-1-5）．時空間的に類似した特性を示すダンス競技間であっても，自分が精通しないダンス競技については，模倣に関わる優れた認知情報処理が駆動しにくいことを示す知見である．やはりここでも，動作の練習をとおして学習された内容が，一般に予想されるよりも汎用性が低い形態で記憶されている可能性を示唆する．

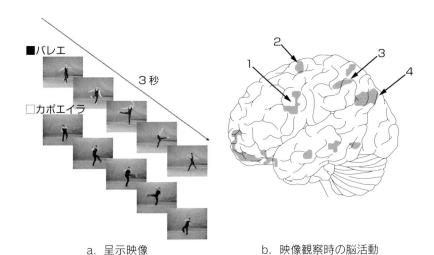

a. 呈示映像 b. 映像観察時の脳活動
図 3-1-5　運動の観察に対する運動習熟の影響を検証した研究　（文献15)より引用）
　aはバレエとカポエイラという異なるダンス熟練者が，それぞれバレエとカポエイラの映像を観察した．bは習熟した映像をみた時に高いレベルの脳活動がみられた部位．1：腹側運動前野，2：背側運動前野，3：頭頂間溝，4：上側頭溝

アメリカンフットボール選手における学習の特殊性

　アメリカンフットボール競技において，一部のポジションの選手は，密集を巧みに突破することが求められる．すなわち，たくさんの選手が密集している中で，突破するのに最適なルートをみつけ，絶妙なステッピングやスピードの調整によって走行距離を稼ぐことができる．筆者は，かつてアメリカンフットボール（アメフト）選手の優れた密集突破能力について実験を行ったことがある．ここで得られた成果はやはり，学習の特殊性を顕著に示した[16]．

　実験では体育館内に2つのバルーンを設置し，バルーンの間にできる狭い隙間を，選手が突破すべきスペースとした（図3-1-6a）．参加者は，密集突破に優れたポジションのアメフト選手のほかに，ラグビー選手とその他の競技の選手（コントロール）に協力してもらった．各参加者は，ショル

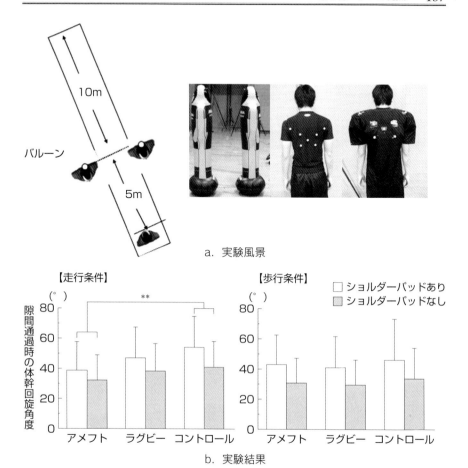

図 3-1-6 アメリカンフットボール選手が狭い隙間を通り抜ける際の体幹の回旋行動 (文献 16)より引用)

2体のバルーンを使って隙間をつくった．ショルダーパッド(幅63 cm)の装着時は非装着時よりも数十 cm 広いスペースが必要になる．ショルダーパッドの着用・非着用時において隙間を通り抜けた際の体幹の平均回旋角度を評価した．走行条件では，アメリカンフットボール選手はコントロールの選手に比べて，無駄のない回旋で接触を回避した．これに対して歩行条件では，グループ間の違いはみられなかった．**は統計的有意差を示す

ダーパッドの有無や，それぞれの条件においてバルーンにぶつからないように走って通り抜けること，または歩いて通り抜けることが求められた．隙間の大きさはショルダーパッド（または肩幅）の0.8〜1.2倍と狭いことから，接触を避けるためには隙間を通過するタイミングに合わせて体幹を回旋する必要があった．

隙間を通り抜けた際の体幹の回旋角度は，図3-1-6b のとおりである．隙間を走り抜ける条件の場合，アメフト選手における回旋角度はコントロール群における回旋角度に比べて有意に小さかった．すなわち，アメフト選手の接触回避は非常に無駄のない体幹の回旋によって実現されていた．この結果は，アメフト選手がショルダーパッドのサイズと隙間の幅の空間関係を正確に知覚して走り抜けていることを示唆している．

ところが，同じ隙間を「歩いて」通り抜けてもらった場合，アメフト選手と他の参加者グループとの間には，有意な行動の差がみられなかった．すなわち，走り抜ける際にみられたアメフト選手のアドバンテージが，歩く条件では消失してまった．これらの結果から，アメフト選手の優れた隙間突破能力は，実際の競技に近い，走って隙間を突破する場合にしか発揮されないことがわかった．

アメフト選手の優れた隙間突破能力が走行時にしかみられなかったことについて，その理由を考えるために参考となる研究がある．歩行と走行では，制御のための神経機構が完全に同一ではないため，一方で学習したことが，他方に転移しない可能性があるという[17]．この研究では，左右の足を独立の周期で動かすことのできるトレッドミルを使って，左右別々のリズムで歩くことを参加者に学習させた．こうした歩行に対して一定の適応がみられた後，今度はそれと同じリズムで走ってもらった．すると，歩行時にみられた適応が，走行において完全に転移することはなかった．また逆に，左右別々のリズムで走ることに適応してから歩くことに切り替わる条件でも，結果は同じであった．このことから，歩行・走行のいずれか一方の制御様式で獲得された動作パターンが，他方に転移することには一定の限界があるといえる．歩行と走行には，さまざまな共通性があるものの，

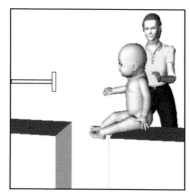 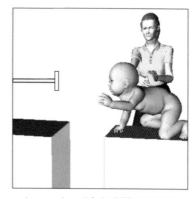

　　　a. 座り姿勢での実験　　　　　b. ハイハイ歩き姿勢での実験
図 3-1-7　慣れた姿勢かどうかにより，同一の環境に対する状況判断が変わる
（文献 18，19) より引用）

移動速度が導入される筋群が異なるため，思った以上に独立した側面があることがわかる．

　アメフト選手の優れた能力が歩行時にみられない，もう一つの理由として，走行時と歩行時の姿勢の違いも影響しているかもしれない．生後9カ月の乳幼児を対象とした研究によれば，座り姿勢時とハイハイ歩き姿勢時では，同一の乳幼児における状況判断の正確さがまるで異なるという[18]．一般に，生後9カ月ごろの乳幼児は，座位での姿勢保持が安定しており，また徐々にハイハイ歩きへの準備を始める．つまり，生後9カ月ごろの乳幼児にとっては，座位姿勢が慣れた姿勢であり，ハイハイ歩き姿勢が新規な姿勢といえる．ある研究では，乳幼児を台の上に座らせ，手が届くかどうかのギリギリの位置に，乳幼児が興味をもつおもちゃを置き，それに乳幼児が手を伸ばすかどうかを観察した（**図 3-1-7**）．もし，手の届かない距離にあるおもちゃに手を伸ばせば，乳幼児は転落してしまう（もちろん，実験では本当に転落しないように，実験参加者がその直前で乳幼児を支える）．慣れている姿勢条件と慣れていない姿勢条件で，判断の正確性に影響がみられるかを検討するのが，実験の目的であった．

実験の結果，座位姿勢の場合，乳幼児は安全な条件でのみおもちゃに手を伸ばしたが，ハイハイ歩き姿勢の場合，乳幼児は危険な状況でもおもちゃに手を伸ばすことが，しばしば観察された．つまり，座位姿勢で利用した知覚判断が，ハイハイ歩きの姿勢では利用できないことがわかった．この結果は，乳幼児の状況判断能力が，個々の姿勢パターンに特異的なものとして発達する可能性を示している．もし乳幼児に限らず，大人においてもこうした状況が起こりうるとすれば，まったく同じ環境にいても習熟した経験をもつ状況でしか獲得しえない情報があり，それが正確な状況判断を導くといえよう．

運動学習の転移

これまでみてきたように，学習された運動の汎用性には制約があり，練習と異なる状況では，学習された内容が100％活かされないことがある．これが，運動の学習に「身体と環境との協調関係の獲得」という要素が含まれることの，一つの根拠となっている．しかし，だからといってまったく汎用性がないわけではない．極端に統制された実験環境でもない限り，われわれの日常環境は変動性をもっている．見かけ上，何も変わらないような屋内環境でも，物の配置が換わっていたり，廊下を拭き掃除した後は，わずかに摩擦係数が異なっていたりと，さまざまな変化が起こりうる．つまり，日常生活の中でわれわれは，見かけ上は同一でも，わずかに変動性をもつ環境下において，汎用可能な運動パターンを学習しているという側面がある．よって，そうした運動の学習は別の運動にも転移が可能ということになる．

運動学習の転移の問題を考えるうえでも，やはりこれまで同様，運動を身体のコーディネーションの問題だけで完結するのだけでなく，身体と環境の相互作用という要素を加味する必要がある．再びここで，Bernstein[5]から教えを乞うことにしよう．Bernsteinは，運動の転移を動作の構成や外見上の類似性に求めるのではなく，調整の類似性に求めるべきだと主張した．外見上が似ているのに運動の転移が期待できない動作として，

Bernsteinはバイオリン演奏とのこぎり引きの事例をあげた．これら2つの動作は，上肢の往復運動という外見上の特性は類似するものの，動作を行う対象物の特性がまったく異なるため，一方の動作に基づく運動の学習が，他方に転移する兆候はみられないと説明した．

逆に，外見上が似ていないにもかかわらず，運動の転移が期待できる動作として，Bernsteinはサイクリングとアイススケートの事例をあげた．2つのスポーツ動作は，いずれも自転車のタイヤもしくはスケートの刃という幅の狭い支持面上で，動的なバランスを維持しながら動作の周期性を維持するという共通性をもっている．この事例は，かつて冬季オリンピックで大活躍したスピードスケートの橋本聖子選手が，サイクリング競技にて夏季オリンピックにも出場し，好成績を収めたことを知っている世代にとっては，納得しやすい事例であろう．

多様性練習

運動の動作スキルの学習においては，同じ練習をひたすら繰り返すよりも（ブロック練習），若干のバリエーションを加えて練習させるほうが（多様性練習またはランダム練習），練習した内容をより長期間保持できたり，新規な練習条件に転移しやすくなると考えられている（図3-1-8）．学習の特殊性を念頭におけば，バリエーションを加えた練習のほうが，さまざまな条件下において柔軟に動きを調整できる能力を鍛えやすいということなのかもしれない．以下，そうした研究の一端を紹介する．なお，より詳細な情報は拙著[21]やレビュー論文を参照されたい[22,23]．

ここでいうバリエーションとは，動作スキルの遂行時に決定されるべき各種パラメーターを，練習中に変化させるという意味である．例えば，歩行中の障害物をまたいでもらう課題であれば，障害物の位置や高さを変えながら練習してもらうことになる．仮に3種類のバリエーション（A，B，C）をもたせて練習を行ってもらう場合，Aについてしっかり練習してからB，Cと移行するというブロック練習より，練習初期からA→C→B，C→A→Bといったランダムな順序で練習する多様性練習のほうが，効果的

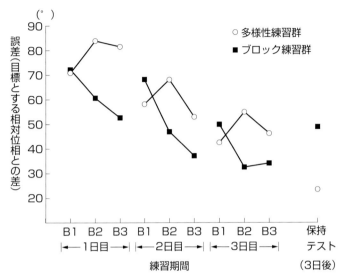

図 3-1-8 多様性練習の効果を示した研究事例 (文献 20) より引用)

両手を協調的に動かすことを学習目標とするする課題．縦軸の値は目標とする協応パターンからの誤差を示すため，値が小さいほど成績がよいことを示す．3つの協応パターンを学習するうえで，ブロック練習と多様性練習のどちらが有効なのかを検討したところ，練習中はブロック練習のほうが成績がよいものの，3日後の保持テストにおいては，多様性練習のほうが成績がよいことがわかった

な運動学習を導くという．練習する立場からすれば，習得すべき動作を繰り返すブロック練習のほうが，一つの動作に集中できて，しっかりと練習できている実感をもてるだろう．しかし，スポーツ科学領域をはじめとした運動学習研究を中心に，多様性練習こそ運動学習に有益であることを示唆する研究が数多く報告された．

なぜ，多様性練習が効果的なのかを説明する理論の一つに，忘却再構成仮説（forgetting and reconstruction hypothesis）と呼ばれる考え方がある[24]．この考え方によれば，ブロック練習のように同じ運動を繰り返す場合には，ワーキングメモリー（第4章第2節を参照）にある運動計画をそのまま実行するだけだが，多様性練習のように毎試行で異なる動作を行えば，ワーキングメモリ内で実行した計画を消去し，次に行う動作の計画を

実行するための認知情報処理を行う必要がある．これが運動の記憶定着を促進するという考え方である．

　つまり，この考え方は「練習中に，動作遂行のために実行される認知情報処理量が多いほど，学習が促進される」ことを示している．実際，多様性練習の効果に関わる脳活動を調べた研究によれば[25,26]，多様性練習の効果に関わるのは背側前頭前野であり，ブロック練習に関わるのは一次運動野である可能性がある．背側前頭前野は，動作の企画も含めたさまざまな認知情報処理に関わるため，「練習中に，動作遂行のために実行される認知情報処理量が多いほど，学習が促進される」という前述の説明と一致する結果といえる．

「環境の知覚の身体性」に配慮した運動支援

　運動学習には，単に身体全身のコーディネーションを習得するだけでなく，身体と環境とがどのように協調すべきかを学ぶという側面がある．だからこそ，たとえ一流のスポーツ選手であっても，練習した環境と異なる状況では，学習されたスキルが必ずしも発揮されないということもある．

　一般にリハビリテーションにおける運動支援の場合，安全な環境下で訓練が行われることが必要条件となる．特に歩行訓練の場合には，対象者が絶対に転倒することがないよう環境設定の安全性について細心の注意を払う必要がある．しかしながら，日常の歩行環境が多様性に満ち，さまざまな危険性をはらんでいることを考慮すれば，少なくともリハビリテーションの最終局面においては，日常環境で起こりうるさまざまな環境を考慮したうえでの訓練を検討する必要があるのではないだろうか[21]．

　また，まったく同じ環境をみていても，慣れている姿勢とそうでない姿勢では，その環境に対する状況判断能力が異なる場合がある[18]．たとえ

視覚障害や高次認知機能障害がない患者であっても，はじめて車いすに乗って空間を移動する時や，麻痺を伴って歩行する時には，適切な行動を選択することができないかもしれない[27,28]．環境の知覚が，こうした身体性をもつということを十分認識して，安全な移動をサポートする必要がある．

認知的側面

姿勢と歩行は自動運動か

　前述の「多様性練習」でも触れたように，運動遂行中の認知情報処理は，その運動の制御や学習に大きな影響をもつ．ここでは，運動の制御や学習において認知的な側面を考慮することの重要性についてまとめておきたい．姿勢や歩行に対する各論的問題は，それぞれ第4章の第2節「姿勢の認知制御」と第5章の第2節「歩行の調整—その他の特性」を参照されたい．

　健常な人にとって，立位姿勢を維持することや歩くことに特別な努力は必要ない．何か別のことに集中していても，問題なく立っていられるし，歩くことができる．少なくとも主観的には，姿勢や歩行の制御は自動化されているように感じる．しかし，これほどまでにわれわれが姿勢や歩行の制御に習熟していても，その制御が完全にオートメーション化されているわけではない．

　身体の一部分に対して局所的な注意を向けるだけで，われわれの姿勢の揺らぎには微妙な変化が生じる．また逆に，考えごとをしながら立っている時のように，身体に対して注意を向けることができない場合も，自覚はないがやはり姿勢の揺らぎには微妙な変化が生じている．いずれの例も，注意が姿勢に影響を及ぼすことを示唆している（図3-1-9）．例えば，高次認知機能のうち注意の重要な機能は，眼や耳といった感覚器官に入力されてくる膨大な情報の中から，有益な情報を優先的に選び出すことにある．

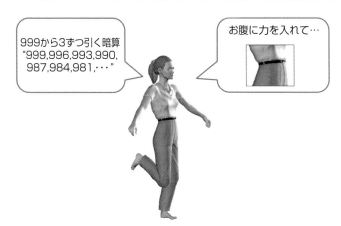

図 3-1-9 立位姿勢制御と注意
注意が別のタスクに奪われても（暗算の例），逆に身体の局所に注意が集中しすぎても（お腹に注意を向ける例），姿勢動揺に微妙な変化が生じることがある

こうした情報の選択機能としての注意は，選択的注意（selective attention）と呼ばれる．

選択的注意は，主として2つの仕組みにより作動される[29,30]．一つは意図的・目的志向的なものであり，集中すべき対象に対して自らの意志で注意を向けるものである〔目的志向性の注意（goal-directed attention）〕．もう一つは，自らの意思と関係なく，刺激の特性によって注意が自然と向いてしまうものである〔刺激駆動性注意（stimulus-driven attention）〕．日常生活の中では，この2つの作動系がバランスよく機能している．大事なことに注意を集中させることは重要だが，そうした最中に危険を知らせるような警告信号が出れば，その刺激に注意をシフトできることも，また安全管理にはとても重要である．逆に集中をしなくてはならない状況で，携帯電話からメールの着信を知らせる合図が鳴ったり，テレビでおもしろそうな情報が流れても，そうした情報に注意を奪われることなく集中を維持できることは重要な能力であろう．

こうした2つの作動系を調整する機能のうち，目的志向的に行動するために刺激駆動性の注意を抑制させる機能は，中央実行系〔または実行機能（executive function）〕と呼ばれる．これは，目的達成のために順序立てて行動する際に働く機能であり，大脳皮質の前頭前野が深く関わっている．

高齢者の転倒リスクに関するさまざまな研究によれば，転倒リスクが高い高齢者は，中央実行系の機能を測定する認知課題の成績が一般高齢者よりも低い．ある研究では，70〜90代の高齢者262名を対象として，反応時間課題や数字の逆唱課題といった12種類の認知課題を行ってもらい，その後2年間のフォロー期間における転倒発生状況を調査した[31]．その結果，転送発生の有無を最も予測できたのは，中央実行系を評価するテストとして使用されたマインドストリームス（mindstreams）と呼ばれる課題であった．この課題は，呈示される刺激によって素早く反応するか，逆に反応を抑制するかを，条件によって切り替える課題であった．

また別の研究では，やはり中央実行系を評価できるとされるウィスコンシンカード分類課題（Wisconsin Card Sorting Test）において，カードを分類していくルール（色，模様，模様の数による分類）が突然切り替わることに対して対応が難しい人は，歩行中に突如として現れる障害物の回避も難しいことが示された[32]．つまり，実行機能が低下している人は，ルールが切り替わったことにうまく対応できず，以前のルールに従って自動的に動いてしまうことを抑制することが困難である．こうした問題と，歩行中に不意に障害物に遭遇した時に瞬時に対応できないという問題とが，なんらかの形で関連している可能性がある．

経験や認識に基づく調整

われわれの姿勢や歩行は，目の前にある状況をどのように認識するかによって，さまざまな調整がなされる．この調整には，その状況に対する過去の経験・記憶や，状況に対する意識的な判断が関与するなど，高次認知機能が深く関わる．

例えば，実験室に設置された段差を安全にまたぐ場面において，段差に

用いた障害物が壊れやすい材質でできていると，通常よりも足を大きく上げて段差をまたごうとする[33]．あくまで実験室的な設定に基づく話であるが，段差に足を引っ掛けて障害物を壊してしまうと，実験者に迷惑をかけるので，通常よりも安全マージンをとって接触を回避しようとしたのだろうと推察される．この結果は，接触がもたらす影響を考慮したことで，接触回避行動が調整されたことを示唆している．また，高いところに立っているという認識，もしくは高いところを歩いているという認識は，やはり姿勢動揺の特性や歩行パターンを変えてしまう[34,35]．これは，高いところでバランスを崩した場合のリスクの認識や恐怖心により，できるだけバランスを崩しにくいように調整された結果を反映していると推察される．

　たった一度の経験が，制御様式を劇的に変えることもある．ある研究[36]では，実験室で参加者が一定期間歩き慣れた後，不意のタイミングでスリップする細工をした（床面にローラーを設置し，ローラーのロックを解除することで，着地した瞬間に大きくスリップするようにした）．参加者は，それまで着地時にローラーが回転することは一切なかったことから，まったく予期せぬローラーの回転により，大きくバランスを崩した．後方に倒れそうになるバランスをなんとか立て直そうとして，下肢全体の筋活動が大きくなった．また，上肢を大きく前方に投げ出すことで，重心を前へもっていこうともがく動きもみられた（図 3-1-10）．

　ところが，一度ローラーが回転したことを経験すると，次にローラーの上を歩く時には，万が一ローラーが回転してもバランスを崩さないように，歩き方を大きく変えた．ローラーに着地する際には足底部をフラットにし，かつ重心位置を高く上げるなど，着地方法が変化した．その姿勢は，さながら氷の上をスムーズに滑っていくような姿勢であった（この論文の著者らは，この動きをサーフィンに例えた）．また，姿勢を立て直すために上肢を高く上げる動作もみられなくなった．このように，たった一度のスリップ経験に基づいて，われわれはその状況がバランスを崩しうる危険な場面であると認識し，それ以後の歩行パターンを予期的に大きく修正することがある．つまり，これは状況認知が歩行の制御に大きな影響を与えること

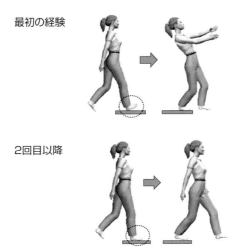

図 3-1-10　先行経験がもたらす劇的な制御様式の変化　（文献 36, 37) より引用）
予期せぬ形でスリップした時は,四肢の大きな活動でバランスを立て直そうとする.しかしその後は,万が一スリップしても転倒しないように,歩き方を大きく変える

を示している.

障害の認知的側面

動作の障害についても,やはり認知的な側面を考慮する必要がある.姿勢や歩行の話題ではないが,障害の認知的側面を理解する好例として,難治性の慢性痛として知られる複合性局所疼痛症候群（CRPS：Complex Regional Pain Syndrome）の研究を紹介したい[38].今,一方の腕だけに痛みのある患者を対象に,両手に体性感覚刺激を呈示したとする.患者にとって,両手の体性感覚刺激が同時に呈示にされたと感じるのは,痛みのある腕（患側肢）に対する刺激を,もう一方の腕（健側肢）に対する刺激よりも数ミリ秒だけ早く呈示した時であった.つまり,患側肢に対する刺激への応答は,健側肢よりも数ミリ秒遅かった.

表面的にみれば,この結果は患側肢の刺激感受性が落ちていることを示しているように思われる.確かに,患側肢の感受性を下げることには,痛みに対する感度を下げるという意味でも,適応的な意味があるようにも思

われる．ところが，このような解釈は必ずしも正しくなかった．今度は実験条件を変えて，両腕をクロスさせた状態の両腕に対して体性感覚刺激を呈示してみた．すると今度は，痛みのない健側肢に対する刺激を数ミリ秒だけ早く呈示した時に，同時に刺激が呈示されたと感じることがわかった．つまり，患側肢の体性感覚刺激それ自体の感受性が落ちているのではなく，患側肢が通常存在する空間における刺激の感受性が落ちていることが，ここでの問題の本質であった．この結果は，障害の空間的・認知的側面を見事な形で示している．

　姿勢や歩行の障害にも，やはり認知的な側面がある．例えば，一部の片麻痺者には立位姿勢を保っている時に左右両下肢に均等荷重ができず，健側に大きく荷重してしまう傾向がある．こうした問題の主原因は，患側の筋力低下・筋緊張・感覚障害といった末梢性の問題であろう．しかし，患者の主観的な身体軸が健側方向に傾いている場合，その軸に沿って制御しようとすれば必然的に健側に大きく荷重することになる．つまり，主観的な身体感覚のゆがみが，姿勢の障害につながってしまうのである[39]．このように，自動的に制御されているように感じる姿勢と歩行の制御において，調整の認知的側面を考慮することは，制御の本質やその障害を理解するうえでの重要な視点の一つとなる．

第2節

協調の背景

運動の自由度

運動の自由度とは

われわれの身体運動が柔軟であり，多様な調節が可能なのは，われわれの身体が実に高い自由度（degree of freedom）をもっているからである．自由度とは，「制御すべき変数の数」を意味する．自由度が低いと，制御自体は容易となる一方で，動きのバリエーションが少なくなる．逆に自由度が高いと，多様で柔軟な運動をすることができるが，その分だけ制御が複雑となる．

人間の身体は，無数ともいえるほど高い自由度をもつ．例えば，机の上にある携帯電話に手を伸ばすというリーチング動作について考えてみる．「携帯電話をつかむ」という把持動作まで含めると，指の制御に関わる膨大な自由度が含まれてしまうため，ここではリーチング動作までとする．リーチング動作の制御を手首・肘・肩の関節レベルで考えてみると，手首と肩は，それぞれ三次元方向に動かせるため，この2つの関節それぞれの自由度を3と考える．これに対して肘関節は屈曲・伸展方向の一次元の動きであり，自由度を1と考える．よって，リーチング動作の制御を関節レベルで考えれば，その自由度は7となる．すなわち，非常に単純なリーチング動作でさえ，関節レベルで7つのことを決定しなければ制御できないことになる．

これをさらに筋肉のレベルで考えると自由度は26，さらに運動ニューロンの水準とそれらが関係する筋線維のレベルで考えると，自由度は2,600

に跳ね上がる[40]．上肢動作だけでもこれだけの自由度なのだから，全身の身体運動ともなれば，自由度は天文学的な数字となってしまう．そのため，「これだけの自由度の中から最適な運動を瞬時に計画し，実行するためのルールとは一体何なのか」といったことが，運動制御領域における本質的な問題として長年議論されている．運動を制御するためには，なんらかの方法で自由度を減らす工夫をしなければならない．その一つの方法が，次に説明するシナジーを利用した制御である．

シナジー

シナジーとは，いくつかの機能的に類似した筋をまとめて支配する神経制御機構のことである[41,42]．人間の身体に内在する膨大な自由度を考えれば，筋肉や筋線維といった要素の一つひとつを独立に動かすことは，実質的に不可能である．そこで，協調して動く要素については，それらを一つのユニットにして動きを制御しているのだろうというのが，シナジーという概念の背景にある．

シナジーの発想は，およそ図 3-2-1 のように表現することができる[43]．シナジーの概念そのものにもいろいろな考え方があるため，すべてがこの図で表現できるわけではないが，概念の理解としてはわかりやすい．例えば，ある動作の出力に 5 つの筋が関与しているとする．筋電図を用いて観察できる個々の筋活動は，図 3-2-1 の右側のような波形となる．シナジーの発想に基づけば，中枢神経系は決して，この個々の筋活動の波形そのものを決定しているわけではない．むしろ中枢神経系は，図 3-2-1 の左側のように，5 つの筋肉を協調的に動かすためのユニットづくり（つまり，シナジーの形成）をしていると考える．図 3-2-1 の中では，2 つのシナジーが形成されている．シナジー 1 は，筋肉 1～3 を大きく活動させるシナジーである．シナジー 2 は，筋肉 4～5 を大きく活動させるシナジーである．中枢神経系は，各シナジーを時間に沿ってどの程度強く活動させるか（図 3-2-1 の中央部）を決めて筋出力を制御する．こうした活動の総称として，個々の筋活動パターンが決定されるというのが，シナジーの概念に基づく身体

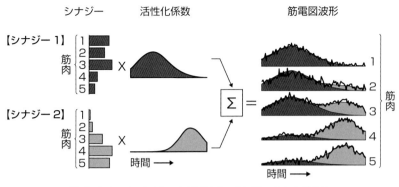

図 3-2-1　シナジーの概念図　（文献 43)より引用）

　この図では，5つの筋に関わるシナジーを想定している．筋肉1〜3を強く活動させるシナジー（左上），筋肉4〜5を強く活動させるシナジー（左下）がある．中枢神経系は，それぞれのシナジーを時間経過に沿ってどのように賦活させるかという関数をもっている（中央）．これらの賦活の合算により，個々の筋の筋活動が出力される

運動の制御である．

　トレッドミル上で歩行をしている時の下肢および体幹の筋活動が，5つのシナジーにより制御されている可能性を示した研究がある[44]．この研究では，トレッドミル歩行している際に，12〜16の筋肉から筋電図を測定した（**図 3-2-2**）．歩行中には歩行速度を4段階設定したり，ハーネスに吊るすことで免荷する割合を4段階設定したりと，さまざまな条件で筋電図波形を記録した．各筋肉から得られた筋電図波形は，実に多様なパターンを示した．また，同一の筋肉であっても速度や免荷の程度が変わることで，やはりその波形は多様に変化した．

　こうして得られた多様な波形パターンを，因子分析という多変量解析法を応用した手法で分析し，全体としてどのような波形パターンが存在するかを検討した．すると，波形パターンは大きく5つのパターンに類型化されることがわかった．この5つのパターンで，全波形のおよそ90％近くをカバーできることから，これら5つが多様な筋電図波形に内在する基本パターンと考えてよい．つまり，文脈によって各筋の筋電図波形はダイナミッ

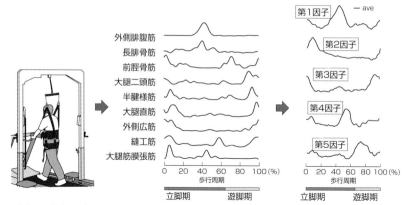

a. トレッドミル歩行　　b. 各筋の多様な筋電図波形　c. 共通する波形パターン

図3-2-2　トレッドミル歩行を制御するシナジー　（文献44)より改変引用）

歩行に関わる下肢と体幹のさまざまな筋活動を測定した．歩行周期に沿って筋活動をみれば，個々の筋活動はまったく異なるが，全体をとおしてみると，その活動は5つのパターンに収束した

クに変化するものの，全体としてみれば，5つの波形パターンの出力が組み合わさっているにすぎないといえる．シナジーの発想になぞらえれば，トレッドミル歩行を制御するためには5つの基本的なシナジーがあり，文脈に応じて，どの筋肉に対してどのタイミングで発生させればよいかを制御すればよいということになる．

運動障害とシナジー

　シナジーの概念を，片麻痺者の動作障害の理解に役立てようとする研究もある[43]．この研究では，麻痺の程度の異なる片麻痺者31名を対象に，さまざまな上肢動作を行ってもらい，その際の上肢筋の筋活動を筋電図波形として記録した．次に，記録された筋電図波形に内在する共通因子を抽出するための多変量解析を行い，波形の中で共変性をもって動く成分を抽出した解析においては，記録された波形全体の80%程度を説明できるまで要素を抽出し，それらをシナジーと考えた．

その結果，患側のシナジーは，麻痺の程度や発症からの回復期間の長さによって，およそ3つのタイプに分類されることがわかった．第1のタイプは，健側とほぼ変わらないタイプである（preservation）．見かけ上の動作は健側に比べて巧緻性に欠けるものの，シナジーの構成が健側と変わらないケースがみられた．こうしたケースは，概して麻痺の程度が低い患者に顕著であった．動作そのものに比較的顕著な差があるにもかかわらず，シナジーに違いがないということは，このケースの患者は，動作を制御する脳からの運動司令そのものは保持されているのではないかと考えられる．つまり，動作障害の原因は中枢レベルではなく，末梢レベルにあるという推察が可能となる．

　第2のタイプは，健側に比べてシナジーが少なくなってしまうタイプである（merging）．シナジーが少ないということは，制御自体が単純になる反面，柔軟で多様な制御が難しくなることを意味する．こうしたタイプは，概して麻痺の程度が高い患者に顕著であり，共同運動の発現や，関節可動域の制限につながっているのではないかと，この研究の著者らは考えた．

　さらに第3のタイプは，健側とは異なるシナジーが増えるタイプである（fractionalization）．こうしたタイプは，発症からの経過が長い患者に顕著であったことから，麻痺に対する適応やリハビリテーションの結果を反映したものではないかと考察された．このように，シナジーという概念を想定することで，個々の筋活動の測定から中枢神経の制御様式を推定することができる．

環境との協調

生態心理学の発想

　われわれの運動が，身体と環境との協調により発現するとは，どういうことだろうか．運動の制御において，身体や環境が脳と同列なレベルで重要な意味をもつと主張したのはGibson[45,46]である．Gibsonは，身体運動が

脳の司令によって生み出されるのではなく，身体内部の自律的な振舞いや，環境と身体の相互作用によって創発されるのだという，独自の主張を展開した．その考え方は，生態心理学として体系化された．

伝統的な運動制御理論においては，中枢神経系を制御の司令塔と位置づける．これに対して生態心理学の場合，脳を中心とした中枢制御を想定する必要がないという立場をとる．これは，必ずしも脳が一切仕事をしていないと主張しているわけではない．この主張の本質は，脳は身体や環境と同列に扱われるべきシステムの一要素であり，脳が絶対的な司令塔として扱われることの否定にある[47]．

生態心理学の発想が登場した背景として，「その当時の伝統的な運動制御モデルでは，運動の自由度問題を解決して，スムーズな動作を実現させることが不可能である」という問題意識がある（鍵盤支配型モデル；図3-1-1を参照）．われわれの多様で柔軟な動きを，司令塔である中枢神経系がすべて決定するという発想には，どうしても無理が生じてしまう．生態心理学は，運動の自由度問題を解決するための方法として，脳の司令によって運動を制御するという発想そのものを改めるべきだと主張した．自然界に実際に存在するさまざまな原理や法則を身体運動にあてはめて考えると，脳のような司令塔の存在を仮定しなくても，運動の制御は可能だというのが，生態心理学の主張である．

特に重要な原理が，自己組織化の原理である．自己組織化とは，設計図のような事前の計画が存在しないにもかかわらず，ある条件の下で多数の要素が協調的に，秩序だったパターンとして振る舞う現象である．魚や鳥の群れは，突然の方向転換に際して一糸乱れず，一斉に方向転換をすることができる．こうした集団行動を，リーダー格の鳥や魚の司令に基づいてコントロールすると考えるのは，あまりに非現実的である．司令の決定までに時間がかかりすぎるし，リーダーがさまざまな状況に的確に対応するノウハウをもっているという保証がない．大集団の場合，リーダーが決めた司令を全体に伝える情報通信網の問題も，簡単には解決できないだろう．

個々の魚や鳥の動きに対して司令を与えなくても，全体としてごくわず

かなルールが存在すれば，自己組織的に，秩序だった集団行動の制御できることがわかっている[48]．こうした自己組織化の原理に基づいて人間の身体運動を捉えようというのが，生態心理学の本質的な発想の一つである．

アフォーダンス

　生態心理学的な運動制御理論において，自己組織化と等しく重要な原理が，環境との協調である．生態心理学では，身体運動を含めた人間のさまざまな行為について，その決定に関わる環境の性質をアフォーダンス（affordance）と呼ぶ．アフォーダンスとは動詞のaffordを名詞化したGibsonの造語である．アフォーダンスは，人間を含めた動物の特性を考慮した時，環境がどのような行為を実現させる条件を兼ね備えているかについて，環境を主役として表現するための言葉である[40]．例えば，人間は地面で二足歩行をするが，水上ではできない．この当たり前の事実を，環境を主役として表現すると，「地面は二足歩行をさせるアフォーダンスをもつ」とか，「地面は二足歩行をアフォードする」となる[47]．

　つまり，われわれの運動は身体と環境との「相性」により決まるというのが，アフォーダンスを基軸にした生態心理学の考え方である．例えば，椅子は通常「座る」ためのものである．しかし，小さな赤ん坊にとっては，椅子は座るものというよりは，よじ登る対象である（**図 3-2-3**）．椅子が座ることをアフォードするのは，座面の高さに対してほどよい下肢の長さをもつ人に限定される．さらに，決して行儀がよくはないが，日常生活の中で机を椅子代わりに腰かける場合もあるだろう．机の高さが腰かけるのにちょうどよければ，座るという行為を引き出すことになる．このように，環境のある対象物に対するわれわれの行為は，身体と環境との相対関係によって，ある程度規定される部分がある．

　誤解のないように申し添えるが，生態心理学では決してアフォーダンスと呼ばれる環境の性質のみで身体運動が決定されると考えているわけではない．アフォーダンスという概念が大きなインパクトを与えた結果，生態心理学は中枢神経系の役割を一切否定しているという誤解を受けるが，こ

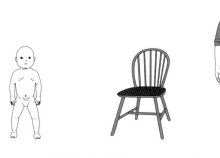

図 3-2-3　椅子のアフォーダンス

椅子が座ることをアフォードするのは,座面高に対して下肢が十分長い場合である．赤ん坊の場合,つかまり立ちやよじ登りといった行為がアフォードされるだろう

れは必ずしも正しくない．生態心理学の発想の本質は,身体運動が身体と環境の相互作用によって決定されるという主張にある．アフォーダンスを知覚することとは,行為者の身体・行為特性と,環境の属性との適合性(the fit between action capabilities and environmental properties)を知覚することである[49,50]．

アフォーダンスを知覚する脳部位？

　かつて生態心理学の発想は,脳の情報処理システムに基づく従来の発想を真っ向から否定するものとして扱われ,激しく主張が対立していたこともあった．しかしながら,生態心理学の発想が登場して半世紀が経ち,現在では脳がアフォーダンスをどのように知覚しているかということについて,情報処理論的な観点（認知科学的な視点）から検討する研究も数多くある[51]．特にこうした研究は,手で操作する道具や物をみているだけで,運動の実行に関わる大脳半球の部位に活動がみられるといった成果により,多くの関心が集まった[52,53]．

　ただし,認知科学的な視点におけるアフォーダンスの知覚の研究は,アフォーダンスに対する位置づけが,純粋に生態心理学的な研究とは異なる

場合がある．生態心理学の場合，行為を引き出す環境の特性は，両者の相対関係により自ずと決まるという特性をもつ．もちろん，アフォーダンスの知覚にも学習に伴う微調整（チューニング）の必要性があると考える[50]．ただ，決して運動スキルの獲得のように，高次認知機能に依存した学習の産物としてアフォーダンスが成立するとは考えない．

　これに対して認知科学的な発想の場合，手で操作する道具や物をみただけで，それを使う行動が引き出されるのは，日常経験がもたらす学習の産物であるという立場をとる[54]．日常的にその道具や物を操作している経験をとおして，道具をみるだけで操作のための運動の準備状態が始まると想定する．こうした発想が，純粋な意味でアフォーダンスの知覚に該当するかどうかは議論の余地がある．しかし，道具をみれば行為が誘発されるという知覚・行動特性が類似していることもあり，多くの認知科学的研究が，アフォーダンスという言葉をタイトルや重要キーワードとして論文を報告しているという実態がある．

　こうした研究を概観してみると，（認知科学的な意味の）アフォーダンスの知覚に関わる脳部位は，運動の観察と模倣に関わる脳部位と類似していることがわかる[55]．他者の運動を観察している時に活動する脳部位は，ミラーニューロンシステムと呼ばれ[56,57]，腹側運動前野，下頭頂小葉，上側頭溝という複数の部位に存在する．確かに，他者の動きをみてそれを真似ようとすることと，道具をみてそれを使う動きが準備されることは，視覚情報をとおして運動を誘発するという意味で共通している．

　特に腹側運動前野は，アフォーダンスの知覚に深く関わるようである[58,59]．ある研究では，手の操作性が高い物と，手の操作性が低い物の2種類の道具映像を参加者に呈示し，その直後の脳活動を脳波により記録した（図3-2-4）．その結果，映像呈示の約250ミリ秒後に左の中心前回・中心後回が活動した後，腹側運動前野に活動がみられた[58]．特に，左半球の活動が強いことが特徴的である．左半球の活動が特に強いという特徴は，右手を使う道具を呈示した時だけでなく（対側神経支配の原理で，右手を使えば左半球の活動が強くなる），両手を使う道具を呈示した時にもみられた

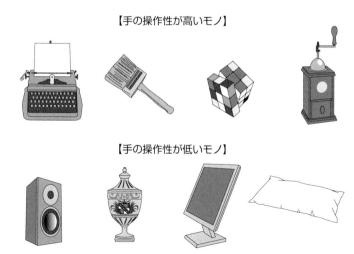

図 3-2-4　手の操作性が高い道具と低い道具の例　（文献 58)より引用）
　手の操作性が高い道具をみている時には，特に中心前回，中心後回，腹側運動前野が活動した

ことから，道具のアフォーダンスの知覚全般に関わる脳活動であると思われる．

麻痺があってもアフォーダンスは知覚できるのか

　感覚障害や運動障害を抱えている患者でも，環境や道具のアフォーダンスを知覚したり，身体と環境の適合性を知覚したりすることはできるのだろうか．片麻痺者を対象とした事例研究によれば，麻痺側であってもアフォーダンスの知覚は可能という[60]．
　この研究で対象としたのは，ダイナミックタッチという感覚である．ダイナミックタッチの典型的研究では，手に細長い棒を持ってもらい，それを振ってもらう．すると，たとえ目隠ししていても，振ることで得られる感触により，その長さがおよそ正確に知覚できる．通常，棒を振ることで得られるダイナミックタッチには，手首を軸とする運動が重要な役割を果たす．片麻痺者の中には，手首を軸として器用に棒を振ることができない

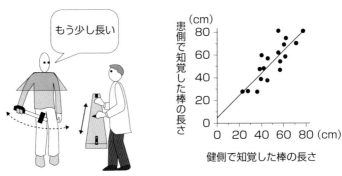

図 3-2-5　片麻痺者のダイナミックタッチ　（文献 60) より引用）
　首から下をみえないようにし，棒を振ってもらった．患側肢の場合，棒を手で握るのではなく，手に固定させることで棒を振った．棒を振る動きは主として肩関節を軸とした動きであった．対象者は感じた棒の長さを口頭にて実験者に伝え，実験者の手元にある装置で長さを表現した．その結果は，患側においても健側とほぼ同様の精度で棒の長さを知覚できた

ケースも珍しくないであろう．そこでこの研究では，事例研究として片麻痺者のダイナミックタッチの特性を調べることにした．
　その結果，患側で棒を振った時に知覚された棒の長さは，健側で棒を振った時に知覚された棒の長さと，ほとんど変わらないことがわかった（図 3-2-5）．この片麻痺者では，主として肩関節を軸とした運動により棒を振っていることがわかった．つまり，麻痺側でも実現可能な動作をとおして，ほぼ正確に棒の長さを知覚できていた．以上のことから，ダイナミックタッチの感覚は，必ずしも手首の動きという解剖学的な制約を受けて生起するわけではないといえる．棒を振る行動が組織化されていれば，手首以外の動きを軸としても，健側と同じようなレベルでダイナミックタッチが成立することがわかる．

行為選択力─行為境界の主観的判断

　アフォーダンスを知覚するということは，行為者の身体・行為特性と，環境の属性との適合性，すなわち相性を知覚することである．両者の適合

性・相性を知覚できると，われわれはその状況で何ができて，何ができないかを見極めることができる．専門的には，行為境界（action boundary）を知覚する能力ともいえる．こうした背景から，アフォーダンスに関する生態心理学的な研究では，主観的なレベルで正しい行為を選択できるかに関する成果が数多くある．行為の選択や調整には，行為を開始する前に意識的に判断するレベルと，行為を開始してから無意識的に実行されるレベルがあるであろう．ここで問題としているのは，前者の意識的・主観的な判断である．本書では，こうした主観的判断を平易な表現として，行為選択力と呼ぶことにする．

　われわれの行為選択力は，ある程度正確である．歩行中に狭い隙間に接触してしまうかどうかは，肩幅よりもほんの少しだけ広い隙間（肩幅の1.1倍程度）を行為境界として，ある程度正確に判断できる[28,61]．また，通路に開いた穴がまたぎ越せるかどうかの判断は，目線の高さ（eye height）の0.6倍前後を行為境界として判断している[62]．われわれは，身体を物差しとして目の前にある環境を知覚し，ある程度正確に，できる行為とできない行為との見極めをしている．

　ここで，「ある程度正確に」と表現しているのには意味がある．もし，われわれの行為選択力が機械のように正確無比ならば，その判断は100％正確であるはずである．しかし，さまざまな研究を概観すると，われわれの主観的な行為選択力は，少しだけ保守的な判断に偏倚する場合がある[63]．例えば先ほど，通路に開いた穴がまたぎ越せるかどうかについては，目線の高さの0.6倍前後主観的判断の境界と説明した．しかし実際には，目線の高さの0.7倍程度までまたぎ越すことができる[62]．

　われわれが少しだけ保守的な判断をする理由として，2つのことが考えられている．一つは，万が一に備えて安全マージンをとった判断をしているという考えである．通路に開いた穴をまたぎ越す時，予期せぬ理由でまたぎ越すための歩幅が短くなってしまったら，その人にとってまたぎ越せる最大の穴をまたぎ越すことはできなくなる．こうした万が一の状況に備え，少しだけ保守的に判断しようというのが，第1の考えである．

もう一つは，行為選択の主観的判断が，身体のサイズを物差しにしているのではなく，行動に必要なスペース（アクションスペース）を物差しにしているという考えである[64]．前述のように，歩行中に狭い隙間に接触してしまうかどうかは，肩幅の1.1倍程度を行為境界として判断する．これは肩幅を基準に考えれば保守的ともいえるが，歩行中に起きる「身体の揺れ」を考えれば，かなり正確な判断ともいえる．例えば歩行中，片脚で立脚している時には，身体重心が立脚している足にシフトする（lateral sway）．つまり，身体幅と同一幅の隙間は，実際には接触してしまうことになる．このように考えると，われわれはアクションスペースに基づいて行為を適切に選択しているともいえる．

高齢者の行為選択力

　アフォーダンスを知覚することで適切な行為を選択できる能力は，基本的には赤ん坊にも[18,65]，そして高齢者にも備わっている[66]．しかし，一部の高齢者は適切な行為を選択する能力が低下し，結果として自身の行為能力を過大評価する傾向があるという．例えば，上肢のリーチ距離がどの程度かを判断させると，若齢者が実際のリーチ距離よりも保守的な判断をするのに対して，高齢者は実際のリーチ距離よりも遠くまで届くと判断してしまう[67,68]．また，走り高跳びで使うようなバーをみせて，接触せずにまたぐことができる最大限の高さを判断させると，本当は年齢に伴ってまたげる高さは徐々に低くなるにもかかわらず，若齢者と同じ高さを飛べると判断してしまう高齢者が少なくない（**図3-2-6**）[69]．特に日常での外出頻度が少ない高齢者ほど，その傾向が顕著である[70]．日常での外出頻度が少なくなることで，自らの行為境界を知る機会が制限されていることが，こうした問題を引き起こしているのかもしれない．

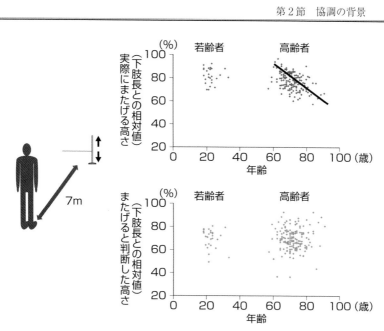

図 3-2-6　またげる高さを過大評価してしまう高齢者　（文献 69）より改変引用）

　年齢が高くなるにつれて実際にまたげる高さは徐々に低くなる．しかしながら，どの程度の高さまでまたぐことができるかを主観的に判断させると，実際はまたげない高さをまたげると判断した

行為選択力を磨くには

　もし，リハビリテーション対象者の中に正確な行為選択の判断ができない者がいたら，どのようにしてその判断を改善させればよいだろうか．「習うより慣れろ」といわれるように，われわれの行動は日常経験によって洗練されていく側面がある．つまり，ある場面での行為選択力を磨くには，ある場面で何度もその行為を経験するという，いわば直接経験が有用かもしれない．ある研究によれば，直接経験をとおして行為選択力

をできるだけ効率よく磨くには，行為境界に近い状況で直接経験をすべきだという[71]．例えば，ぶつからずに通り抜けられる隙間幅を正確に判断させるためには，ぶつかるか，ぶつからないかのギリギリの隙間だけを使って練習すべきというのが，この研究の主張である．

しかし，筆者らが行ってきた研究によれば，直接経験によって行為選択力が磨かれるのは，十分に熟練した行為について微調整が求められる場合であり，新規な行動については，必ずしも即時的とはいえない．例えば，熟練した車いすユーザーならば，普段より幅の広い車いすに乗ったとしても，その車幅に適応し，狭い隙間にぶつかるかぶつからないかの判断が正確である[72]．しかし，健常者で生まれてはじめて車いすを使用する人の場合，たとえ行為境界に近い隙間幅だけで直接経験をさせても，即時的な行為選択力の向上はみられなかった[28,73]．

さらにリハビリテーションの場面では，「ぶつかって覚える」あるいは「転んで覚える」といった形式での学習はできないことから，必ずしも直接経験を有効利用できないという制約もある．よって，直接経験以外の方法を模索する必要がある．実際のところ，直接的な経験ではなく，たった数分間だけ広い空間で自由に車いすを使用するという「間接経験」でも，行為選択力が向上するという基礎研究もある[74]．生態心理学の考えに基づけば，大事なことは患者自身の行為特性と環境の特性との適合性を知る機会を提供することである．直接経験にこだわりすぎることなく，こうした機会を提供するということとは，一体どういうことかを考えていく必要があるであろう．

文　献

1) 佐々木正人：運動制御への生態学的アプローチ．川人光男，他（著）．岩波講座認知科学4 運動．岩波書店，1994，pp1-29
2) Turvey MT, et al：The Bernstein perspecitve 1：The problems of degrees of freedom and context-conditioned variability. Kelso JA（ed）：Human motor behavior―an introduction. Lawlence Erlbaum Associates, Hilsdale, 1982, pp239-252
3) 神崎素樹：ヒトの直立姿勢保持機構に及ぼす指先触覚の効果．大築立志，他（編）：姿勢の

脳・神経科学―その基礎から臨床まで．市村出版，2011，pp36-50
4) 木村哲也：体性感覚を生かしたバランス調整能．体育の科学 **63**：466-471，2013
5) Bernstein NA（著），佐々木正人（監訳），工藤和俊（訳）：デクステリティ―巧みさとその発達．金子書房，2003
6) Huxham FE, et al：Theoretical considerations in balance assessment. *Aust J Physiother* **47**：89-100, 2001
7) Patla AE：Strategies for dynamic stability during adaptive human locomotion. *IEEE Eng Med Biol Mag* **22**：48-52, 2003
8) 牛山潤一：脳波と筋電図のコヒーレンス解析．体育の科学 **63**：458-465，2013
9) Riddle CN, et al：Manipulation of peripheral neural feedback loops alters human corticomuscular coherence. *J Physiol* **566**：625-639, 2005
10) Ushiyama J, et al：Muscle dependency of corticomuscular coherence in upper and lower limb muscles and training-related alterations in ballet dancers and weightlifters. *J Appl Physiol*（1985） **109**：1086-1095, 2010
11) Proteau L：On the specificity of learning and the role of visual information for movement control. Proteau L, et al（eds）：Vision and motor control. Elsevier sciencs, Amsterdam, 1992, pp67-102
12) Huet M, et al：The education of attention as explanation of variability of practice effects：learning the final approach phase in a flight simulator. *J Exp Psychol Hum Percept Perform* **37**：1841-1854, 2011
13) Ranganathan R, et al：Motor learning through induced variability at the task goal and execution redundancy levels. *J Mot Behav* **42**：307-316, 2010
14) Abernethy B, et al：Visual characteristics of clay target shooters. *J Sci Med Sport* **2**：1-19, 1999
15) Calvo-Merino B, et al：Action observation and acquired motor skills：an fMRI study with expert dancers. *Cereb Cortex* **15**：1243-1249, 2005
16) Higuchi T, et al：Athletic experience influences shoulder rotations when running through apertures. *Hum Mov Sci* **30**：534-549, 2011
17) Ogawa T, et al：Limited transfer of newly acquired movement patterns across walking and running in humans. *PLoS One* **7**：e46349, 2012
18) Adolph KE：Specificity of learning：why infants fall over a veritable cliff. *Psychol Sci* **11**：290-295, 2000
19) 樋口貴広：身体情報の知覚と運動制御．日本スポーツ心理学会（編）．最新スポーツ心理学―その軌跡と展望．大修館書店，2004，pp149-161
20) Tsutsui S, et al：Contextual interference in learning new patterns of bimanual coordination. *J Mot Behav* **30**：151-157, 1998
21) 樋口貴広：運動支援の心理学―知覚・認知を活かす．三輪書店，2013
22) Schmidt RA, et al：Motor control and learning―a behavioral emphasis 3rd ed. Human Kinetics, Champaign, 1999
23) Shea CH, et al：Schema theory：a critical appraisal and reevaluation. *J Mot Behav* **37**：85-

101, 2005
24) 筒井清次郎：運動行動の理論．麓 信義（編）：運動行動の学習と制御：動作制御へのインターディシプリナリー・アプローチ．杏林書院，2006, pp109-121
25) Kantak SS, et al：Neural substrates of motor memory consolidation depend on practice structure. *Nat Neurosci* **13**：923-925, 2010
26) Kantak SS, et al：Transfer of motor learning engages specific neural substrates during motor memory consolidation dependent on the practice structure. *J Mot Behav* **43**：499-507, 2011
27) Higuchi T, et al：Locomotion through apertures when wider space for locomotion is necessary：adaptation to artificially altered bodily states. *Exp Brain Res* **175**：50-59, 2006
28) Higuchi T, et al：Visual estimation of spatial requirements for locomotion in novice wheelchair users. *J Exp Psychol Appl* **10**：55-66, 2004
29) Corbetta M, et al：Control of goal-directed and stimulus-driven attention in the brain. *Nat Rev Neurosci* **3**：201-215, 2002
30) Klingberg T（著）苧坂直行（訳）：オーバーフローする脳—ワーキングメモリの限界への挑戦．新曜社，2011
31) Herman T, et al：Executive control deficits as a prodrome to falls in healthy older adults：a prospective study linking thinking, walking, and falling. *J Gerontol A Biol Sci Med Sci* **65**：1086-1092, 2010
32) Persad CC, et al：Neuropsychological predictors of complex obstacle avoidance in healthy older adults. *J Gerontol B Psychol Sci Soc Sci* **50**：272-277, 1995
33) Patla AE, et al：Locomotor patterns of the leading and the trailing limbs as solid and fragile obstacles are stepped over：some insights into the role of vision during locomotion. *J Mot Behav* **28**：35-47, 1996
34) Gage WH, et al：The allocation of attention during locomotion is altered by anxiety. *Exp Brain Res* **150**：385-394, 2003
35) Huffman JL, et al：Does increased postural threat lead to more conscious control of posture? *Gait Posture* **30**：528-532, 2009
36) Marigold DS, et al：Strategies for dynamic stability during locomotion on a slippery surface：effects of prior experience and knowledge. *J Neurophysiol* **88**：339-353, 2002
37) 樋口貴広：空間知覚がもたらす歩行の協調性．バイオメカニクス研究 **9**：160-169, 2005
38) Moseley GL, et al：Space-based, but not arm-based, shift in tactile processing in complex regional pain syndrome and its relationship to cooling of the affected limb. *Brain* **132**：3142-3151, 2009
39) Barra J, et al：Asymmetric standing posture after stroke is related to a biased egocentric coordinate system. *Neurology* **72**：1582-1587, 2009
40) 三嶋博之：エコロジカル・マインド—知性と環境をつなぐ心理学．日本放送出版協会，2000
41) Lee WA：Neuromotor synergies as a basis for coordinated intentional action. *J Mot Behav* **16**：135-170, 1984
42) 萩生翔太，他：筋電図から見た脳活動の冗長自由度．体育の科学 **63**：441-448, 2013

43) Cheung VC, et al：Muscle synergy patterns as physiological markers of motor cortical damage. *Proc Natl Acad Sci U S A* **109**：14652-14656, 2012
44) Ivanenko YP, et al：Five basic muscle activation patterns account for muscle activity during human locomotion. *J Physiol* **556**：267-282, 2004
45) Gibson JJ（著），古崎　敬，他（訳）：生態学的視覚論―ヒトの知覚世界を探る．サイエンス社，1985
46) Gibson JJ：The ecological approach to visual perception (Original Work published in 1979). Lawlence Erlbaum Associates, Hilsdale, 1986
47) 樋口貴広，他：身体運動学―知覚・認知からのメッセージ．三輪書店，2008
48) Waldrop MM：複雑系―科学革命の震源地・サンタフェ研究所の天才たち．新潮社，2000
49) Gibson JJ：The ecological approach to visual perception. Houghton Mifflin, Boston, 1979
50) Wagman JB, et al：Improvements in perception of maximum reaching height transfer to increases or decreases in reaching ability. *Ame J Psychol* **127**：269-279, 2014
51) Cisek P：Cortical mechanisms of action selection：the affordance competition hypothesis. *Philos Trans R Soc Lond B Biol Sci* **362**：1585-1599, 2007
52) Chao LL, et al：Representation of manipulable man-made objects in the dorsal stream. *Neuroimage* **12**：478-484, 2000
53) Creem-Regehr SH, et al：Neural representations of graspable objects：are tools special? *Brain Res Cogn Brain Res* **22**：457-469, 2005
54) Schubotz RI, et al：Objects tell us what action we can expect：dissociating brain areas for retrieval and exploitation of action knowledge during action observation in fMRI. *Front Psychol* **5**：636, 2014
55) Thill S, et al：Theories and computational models of affordance and mirror systems：an integrative review. *Neurosci Biobehav Rev* **37**：491-521, 2013
56) Rizzolatti G, et al：The mirror-neuron system. *Annu Rev Neurosci* **27**：169-192, 2004
57) Gallese V：Before and below'theory of mind'：embodied simulation and the neural correlates of social cognition. *Philos Trans R Soc Lond B Biol Sci* **362**：659-669, 2007
58) Proverbio AM, et al：250 ms to code for action affordance during observation of manipulable objects. *Neuropsychologia* **49**：2711-2717, 2011
59) Proverbio AM, et al：Is there a left hemispheric asymmetry for tool affordance processing? *Neuropsychologia* **51**：2690-2701, 2013
60) Silva PL, et al：Lessons for dynamic touch from a case of stroke-induced motor impairment. *Ecol Psychol* **21**：291-307, 2009
61) Warren WHJ, et al：Visual guidance of walking through apertures：body-scaled information for affordances. *J Exp Psychol Hum Percept Perform* **13**：371-383, 1987
62) Jiang Y, et al：The effect of gap depth on the perception of whether a gap is crossable. *Percept Psychophys* **56**：691-700, 1994
63) 廣瀬直哉：アフォーダンスの知覚とその測定．椙山女学園大学研究論集 **37**：1-9, 2006
64) Barsingerhorn AD, et al：On possibilities for action：the past, present and future of affordance research. *AVANT* **3**：54-69, 2012

65) Adolph KE：Psychophysical assessment of toddlers'ability to cope with slopes. *J Exp Psychol Hum Percept Perform* **21**：734-750, 1995
66) Konczak J, et al：Changing affordances in stair climbing：the perception of maximum climbability in young and older adults. *J Exp Psychol Hum Percept Perform* **18**：691-697, 1992
67) Robinovitch SN, et al：Perception of postural limits in elderly nursing home and day care participants. *J Gerontol A Biol Sci Med Sci* **54**：B124-B130, 1999
68) Butler AA, et al：Reach distance but not judgment error is associated with falls in older people. *J Gerontol A Biol Sci Med Sci* **66**：896-903, 2011
69) Sakurai R, et al：Age-related self-overestimation of step-over ability in healthy older adults and its relationship to fall risk. *BMC Geriatr* **13**：44, 2013
70) Sakurai R, et al：Influential factors affecting age-related self-overestimation of step-over ability：Focusing on frequency of going outdoors and executive function. *Arch Gerontol Geriatr* **59**：577-583, 2014
71) Franchak JM, et al：Learning by doing：action performance facilitates affordance perception. *Vision Res* **50**：2758-2765, 2010
72) Higuchi T, et al：Perception of spatial requirements for wheelchair locomotion in experienced users with tetraplegia. *J Physiol Anthropol* **28**：15-21, 2009
73) Yasuda M, et al：Can perception of aperture passability be improved immediately after practice in actual passage？Dissociation between walking and wheelchair use. *Exp Brain Res* **232**：753-764, 2014
74) Stoffregen TA, et al：Movement in the perception of an affordance for wheelchair locomotion. *Ecol Psychol* **21**：1-36, 2009

第2部
中枢・身体・環境の協調

第4章
姿勢制御

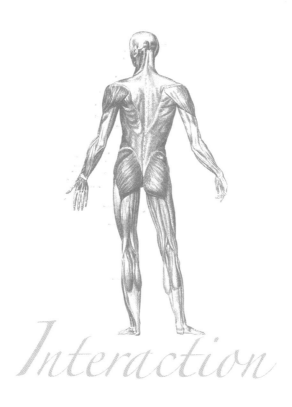

第1節

姿勢の知覚制御

　本章では，姿勢制御における調整作用について，知覚制御と認知制御という2つの側面から解説する．立位姿勢は，視覚・体性感覚・前庭感覚という3つの情報を巧みに利用して制御されている．第1節では，各感覚情報の寄与に関するさまざまな研究知見を紹介する．こうした知見を概観すると，若齢健常者においては，特定の感覚情報に過度に依存するのではなく，状況に応じて感覚情報に対する依存度（重みづけ）を変えることで，いつでも安定した立位バランスを保っていることがわかる．第2節では，注意，および意図やイメージといった随意的活動と姿勢制御との関係性について紹介する．

3つの感覚情報に基づく姿勢制御

ヒトの立位姿勢の特性

　立位姿勢は，重心が支持基底面の中で維持されれば，理論上はそのバランスが維持される（第1章第1節を参照）．ただ四足動物と比べると，二足で立つヒトの立位姿勢は支持基底面が狭く，なおかつ重心位置が高いという不安定な状態にある．このため，バランス維持のためには絶え間ない調整作用が必要となる．政二[1]が，「ビルディングのように一度しっかりと建ててしまえば何もしなくてよいという状態ではなく，身体内部の状態あるいは身体と環境との関係を常にモニターし，時々刻々と筋出力を調節する必要がある」と表現したように，不可避である姿勢の動揺をいかに調整できるかが，バランス維持の鍵となる．

立位姿勢の制御を，定位と平衡（安定性ともいう）という2つの側面から捉える考え方がある[2]．定位とは，本書における協調と実質的に同じ概念であり，身体内部におけるさまざまなコーディネーションや，身体と環境との関係を適切に保持するという側面に着目している．平衡とは，文字どおりバランスが保たれている状態を指す．立位バランスが維持されていることを，静的平衡と表現することがある．これは，歩行をはじめとする移動行動におけるバランス維持と対比するための表現である．歩行の場合，歩行周期に応じて支持基底面の形や位置がダイナミックに変化する．また，重心の位置も絶えず進行方向へと移動し続ける．これに対して立位姿勢の場合，歩行時にみられるような顕著な支持基底面の変化はない．もちろん，立位中につま先立ちの姿勢をとることで，一時的に支持基底面が狭くなるといった変化は起こりうる．しかし，歩行時のように支持基底面のダイナミックな変化が常に起こるという状況にはない．さらに重心も，バランスを維持している限りは支持基底面の範囲に収まっている．こうした立位姿勢と歩行における平衡維持の状態を表現するために，それぞれ静的平衡，動的平衡と呼び分けることがある．ただし，「はじめに」のセクションでも述べたように，静的平衡とは決して静止していて動かないという意味ではない．見かけ上，じっとしていて動かないようにみえても，われわれの立位姿勢は実際には静止しておらず，むしろ機能的に揺らぐことで動的にバランスを保っているという点を忘れてはならない．

定位―3つの方略

　定位の特性を知るために，筋電図や三次元動作解析装置を用いて，立位姿勢を維持するための全身の協調（コーディネーション）を検討することができる．**図4-1-1**は，立位姿勢を維持するための3つの協調方略を示している[3]．第1の方略は，足関節を屈曲・伸展させる筋群を中心としてバランスを維持する方略である（足関節方略）．第2の方略は，股関節を支点として大きく，かつ迅速な運動を発生することで，バランスを維持する方略である（股関節方略）．足関節方略も股関節方略も，原則として支持基底面

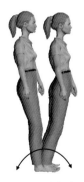 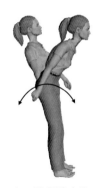 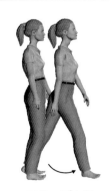

　　a. 足関節方略　　　　　b. 股関節方略　　　　　c. ステップ方略

図 4-1-1　立位姿勢を維持するための 3 つの方略　（文献 2）より改変引用）

を変えずに平衡を保とうとする方略である．これに対して，第 3 の方略では，重心が支持基底面を超えてしまいそうな場合（つまり，何も対策を講じなければ転倒してしまう場合），片脚を前後左右のいずれかに踏み出すことで支持基底面の範囲を広げ，平衡を保とうとする方略である（ステップ方略）．

　一般に，重心の移動範囲が少ない時には，足関節方略で平衡を維持できる．重心の移動範囲が大きくなるにつれて，股関節方略で対処する機会が多くなる．スケートボードの上に乗っている時や，前後に動揺しやすい不安定板の上で立っている時のように，支持面の前後長が短い状況では，やはり足関節で動揺をコントロールすることが難しくなり，股関節方略がとられやすくなる[4]．若齢者と高齢者における 2 つの方略の使い分けを比較してみると，若齢者のほうがより範囲の広い重心動揺に対して，足関節方略で対処できる（**図 4-1-2**）．高齢者の場合，重心の動揺がある程度大きくなると，股関節方略で対処するようになる．

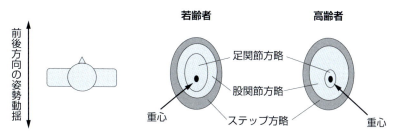

図 4-1-2　3 つの姿勢維持方略の使い分けに関する若齢者と高齢者の違い　（文献 1,5）より改変引用）

若齢者がより広範囲の動揺を足関節方略で対処するのに対して，高齢者は股関節方略で対処する

定位の 3 方略と転倒危険性

　立位姿勢制御について研究する多くの実験では，実験対象者に対して，できるだけ直立姿勢を保って動かないように教示する．足を動かすことが推奨されない条件なので，ステップ方略を使って平衡を維持しようとするのは，転倒を防止するための緊急手段として扱われる．つまり，こうした実験的制約の中でステップ方略をとる高齢者がいたとすれば，足関節方略や股関節方略だけでは静的平衡を維持できないという意味で，転倒危険性が高いと評価することも可能であろう．

　ただし，もしこうした実験的制約がなければ，若齢者であっても，足関節方略で対処できないほどの大きな重心の動揺に対しては，むしろステップ方略が股関節方略よりも好まれる場合もある[6]．つまり，股関節方略で平衡を維持するよりも，支持基底面の範囲を広げてしまったほうが，さまざまな観点からみて有益ならば，ステップ方略が積極的に採用される．よって，「ステップ方略を多用する対象者は転倒危険性が高い」といった紋切り型の評価をするのではなく，文脈によってどのような対処をするのか，また対象者にとって自然な行為なのかを考慮して評価する必要がある．

姿勢動揺量に基づく平衡の評価

　重心が支持基底面の範囲に収まっていれば，理論上は静的平衡を保つことができる．つまり，重心の動揺範囲が小さいほど，支持基底面の範囲を超える確率が低くなるという意味では，平衡を保ちやすい状況といえる．立位姿勢制御の研究においては，床反力計（フォースプレート）を用いて，立位姿勢の保持中に足と床が接触することで発生する反力作用点（足圧中心）の位置を測定する研究が多い．足圧中心の位置は，立位姿勢時の一定時間における重心の床への投射点と，実質的に一致する．この性質を利用して，足圧中心の動揺量から重心の動揺量を推定している（第1章第1節を参照）．

　図 4-1-3は，立位姿勢を維持している時の足圧中心の軌跡の一例である．この軌跡のデータを使って，さまざまな形で姿勢動揺量を表現することができる．例えば，第1の表現は軌跡の移動量である〔総軌跡長（sway length）〕．「できるだけ動いてはいけない」というルールの中で測定したのであれば，総軌跡長が長いということは，バランス維持が困難であったと評価することができる．**図 4-1-4**は，3～94歳までの約2200名を対象とし，閉眼で両脚立位を60秒間保持した場合の総軌跡長を，年齢別にプロットした結果である[7]．幼児期や児童期，そして60代以上で総軌跡長が長くなっており，年齢に伴うバランス能力の変化におおむね対応していることがわかる．

　第2の表現は，足圧中心の軌跡が移動した範囲である（sway area）．これは軌跡が二次元空間内で，どの程度広い範囲を動いたのかについて面積で表現している．足圧中心の軌跡が支持基底面を逸脱する確率を低くするという意味では，面積が少ないほどバランス維持に寄与しうるという側面がある．第3の表現は，足圧中心の平均位置からのばらつき（root mean square）である．実効値と訳されることもあり，足圧中心がどの程度同じ位置にとどまっていたかを表現できる．第4の表現は，軌跡の前後方向の移動量と左右方向の移動量である．前後方向の移動量は，左右の各足底面

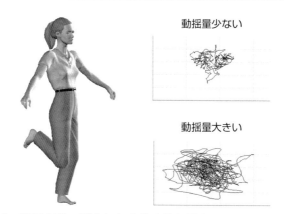

図 4-1-3　床反力計で測定した立位姿勢保持中の足圧中心の軌道の例

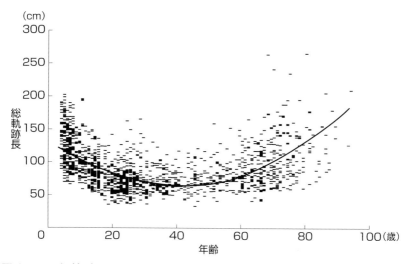

図 4-1-4　年齢別にみる閉眼・両脚立位時の総軌跡長　（文献7）より改変引用）

での動揺の影響が大きいのに対して，左右方向の移動量は左右下肢の加重比の影響が大きい[8]．このため，前後方向と左右方向に分けて分析することで，動揺の意味をより詳細に吟味することができる．第5の表現は，動揺速度である．例えば，サンプリング周波数200Hzで（1秒間に200回の頻度で）足圧中心の位置を測定し，サンプリング区間ごとに動揺速度を計

算すれば,足圧中心の移動が全体として速い動きだったのか,それともゆっくりとした動きであったのかを評価できる.

　ただし,これまで繰り返し述べてきたように,姿勢動揺量が多いことは必ずしもバランスが悪いことを意味しない.意味のある揺らぎによってバランスを維持するということがあるからである.さらに,こうした姿勢動揺量の評価の一部には,身長が高い(つまり,重心位置が高い)といった個人特性や,計測時間が長いといった評価特性により,数値が高くなるといった問題がある.よって,足圧中心の軌跡を単に動揺の大小だけで評価するのではなく,別の評価手法を組み合わせることでバランスを評価する場合もある.例えば,姿勢動揺の時系列曲線に対して高速フーリエ変換といった周波数解析を行うことにより,どのような周波数帯域の成分が多いのかを検討できる.高周波成分が多い場合には,比較的早い周期で動揺が制御されている(つまり,バランスを維持するための修正トルクが高頻度で発生している)と解釈できる[9].また,筋や関節のスティッフネス(stiffness)が高い時や[10],高所での立位のように恐怖感が高い状況でも,高周波成分が大きくなるという指摘もある[11,12].

　また,最近では姿勢動揺の時系列曲線をより定性的・定量的に表現するため,フラクタル解析[13,14]や再帰定量化解析[15,16]といった,非線形時系列解析を用いることもある.フラクタル解析は,もともと「細部を拡大すると全体と似ている」という性質(自己相似性)をもつ図形の複雑性を次元数で表現するものである.生体信号に対するフラクタル解析においては,フラクタル次元が1未満の場合,その信号が不規則に変動している状況に近いと評価される.つまり,フラクタル次元がゼロに近いほど,立位姿勢動揺が神経系で制御・予測不可能な変動が起こっていると考えられる.逆に,フラクタル次元が1以上であり,かつ次元数が大きいほど,その動揺は神経系で制御可能な変動と解釈できる.例えば,開眼時の立位姿勢動揺は,閉眼時よりもフラクタル次元数が高く,より制御可能な状態にあるといえる[13].次に再帰定量化解析では,時系列の複雑さを,再帰率やエントロピーといった複数の指標によって表現する.例えば,再帰定量化解析に基づい

てパーキンソン病患者や膝前十字靱帯損傷患者の立位姿勢動揺を評価すると、柔軟性に乏しい（再帰率が高い）という特徴が抽出できる[15,16]．対照的に、バレエダンサーの立位姿勢動揺を評価すると、柔軟性が高く（再帰率が低い）、複雑性は低い（エントロピーが低い）という特徴が抽出できる[17]．

このほかにも、足圧中心の軌跡を不規則に変動する一種のブラウン運動（ある事柄の次に現れる事象の確率が、ランダムに決定される事象）とみなして、その時間的特性を定量化しようとする、スタビログラム・ディフュージョン解析（stabilogram diffusion 解析）を用いた研究もある[18,19]．姿勢動揺の詳細な検討に関心のある読者諸氏は、こうした分析法について理解を深めることも有用である．

姿勢動揺量に基づきバランスを評価するにあたって

　床反力計を用いた多くの姿勢制御研究では、先に紹介した足圧中心の動揺量の指標（移動量、面積、実効値、移動の前後・左右方向成分、速度など）をすべて計算し、全体的な評価を行う．物事を多面的にみるという意味では、単一の指標に依存するよりも、さまざまな数値データを使って検討することは有益であろう．しかし、動揺量という単一の問題を扱うにあたって、それを表現しうる複数の指標を一律に使用することには、いささか注意が必要である．

　仮にバランス改善に寄与すると思われる介入によって、足圧中心の移動面積"のみ"が統計的に有意に小さくなったとしよう．この結果に基づいて、「この介入方法はバランス改善に寄与した」とすぐに結論づけてしまうのは、早計な印象を与える．というのも、ここでは面積以外の指標にはなんら変化がみられなかったからである．多数決の論理でいえば、むしろ改善を示さなかった指標のほうが多いという見方すらできる．

　このように、動揺量を複数の指標で表現する場合、単に一つの指標だ

けに効果があればそれでよいとする見方は，極力避けなくてはならない．たくさんの指標を使えば使うほど，介入の効果を示すことができる確率が上がってしまうため，真の意味で介入の効果を検討できない懸念があるからである．

　こうした問題を避けるためには，さまざまな指標の中でターゲットとすべき指標を事前に特定しておくことが重要と筆者は考える．例えば，「理論上，検証しようとする介入は姿勢動揺のどのような側面に影響を与えると予想されるのか」，もしくは「臨床現場に活かす意味で，姿勢動揺のどのような側面に影響を与える介入を見出したいのか」といったことを，実際に検討する前にあらかじめ定めておくのである．こうすれば，複数の指標から都合よく解釈するというリスクが低くなる．もし，こうした具体的なアイディアが事前にはなく，介入によって姿勢動揺が全体的にどのように変化するのかを知りたければ，各指標がどのような意味をもつのかについて，先行知見に基づいて理解を深めておく必要もあるだろう．

感覚情報に対する重みづけ調整

　われわれの立位姿勢は，主として3つの感覚情報（視覚，体性感覚，前庭感覚）に基づいて調整されている．視覚情報は，見えの変化（網膜に投影される情報の変化）や眼球運動特性に基づき，環境と身体との距離関係の情報を提供する．体性感覚情報は，地面との接面である足底や，下肢を中心とした全身からの情報に基づき，支持基底面における身体の位置や動き，そして全身の協調関係についての情報を提供する．そして，前庭感覚は重力や加速度（頭部位置の変化情報）を検知して，身体の位置や動きの情報を提供する．

　それぞれの感覚情報が立位姿勢に貢献する役割は，文脈によって大きく異なる．例えば，暗闇では視覚情報の関与は小さく，体性感覚や前庭感覚の貢献が大きくなる．一方，柔らかいフォーム上に立っている時は，足部

まわりの体性感覚情報が必ずしも正確に重心位置を伝えることができないため，視覚や前庭感覚の貢献が大きくなる．中枢神経系は，こうした状況に応じてどの感覚情報に依存してバランスを維持するのかを，常に調整している．こうした調整は，感覚情報に対する「重みづけ」の調整とも表現される（sensory reweighting）．

感覚情報の重みづけ調整能力を評価する検査に，感覚統合機能テスト（sensory organization test）がある．このテストでは，動揺に応じて床と前方の壁が可動する装置（NeuroCom 社 Equitest）などを用いて，図 4-1-5 のような 6 つの立位条件を作り出す．姿勢動揺に対応する形で床を回転させる条件（条件 4, 5, 6）では，足関節まわりの体性感覚情報を用いて揺れを検知する能力が減弱してしまう．目隠しする条件（条件 2, 5）では，視覚情報が利用できない．そして，姿勢動揺に対応する形で前方の壁が傾く条件（条件 3, 6）では，見えの変化が一定に保たれてしまうため，視覚に基づいて揺れを検知する能力が減弱する．特に条件 5 と 6 では，減弱のない正確な感覚情報が前庭感覚情報のみとなるため，難易度の高い立位条件となる．

感覚統合機能テストの評価には，主として安定性スコア（equiblium score）が用いられる．この評価では，まず足圧中心の前後動揺から，重心の前後動揺の最大角度を近似的に推定計算する．直立可能な最大動揺角度を 12.5°としたうえで，推定された角度が 12.5°からどの程度小さいかに基づき，100 点満点のスコアに変換する（すなわち，安定性スコア =（12.5 − A）/12.5×100）[20]．スコアが 100 の場合，角度がゼロ，すなわち計算上は動揺がまったくない状態となる．スコアがゼロの場合，転倒もしくは直立可能な動揺の限界まで達したことを意味する．研究によっては，安定性スコアを計算せずに，足圧中心の前後動揺の値をそのまま用いる場合もある．

図 4-1-6 は，若齢者，前庭感覚障害者，そして健常高齢者を対象に，感覚統合機能テストを行った結果である．いずれの対象者群においても，条件 5 と 6 で安定性スコアが低い（姿勢動揺量が大きい）ことがわかる．この傾向が，特に前庭感覚障害者において顕著であることは，これらの条件

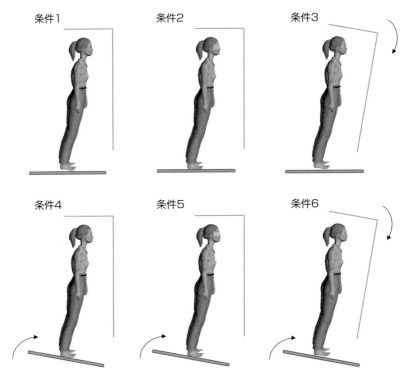

図 4-1-5　感覚統合機能テストにおける 6 つの立位条件　（文献 2）より引用）
重心が前方へ移動した場合に，各条件で前景や床がどのような挙動を示すかを表している

下で前庭感覚に依存せざるを得ないことを考えれば，理解できるだろう．また図 4-1-7 は，高齢者を転倒危険性の高い人と低い人に分けて，感覚統合機能テストを行った結果である．これによると，転倒危険性の高い高齢者は転倒危険性の低い高齢者に比べて，条件 3 と 6 で安定性スコアが有意に低かった．これら 2 つの条件では，視覚情報そのものは利用できるものの，見えの変化に基づく姿勢調節ができない．目隠ししている条件 2 と 5 ではこうした差がなかったことから，転倒危険性の高い高齢者は，視覚情報が利用できる状況下において，視覚に対する重みづけを大きくしてバランスを制御しようとするため，見えの変化が利用できない条件下で，動揺

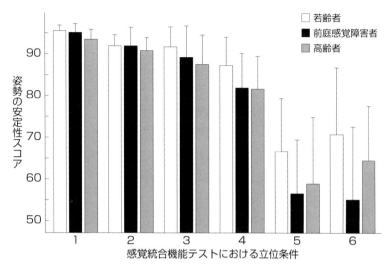

図 4-1-6 若齢者，前庭感覚障害者，高齢者における感覚統合機能テストの結果
（文献 21）より引用）

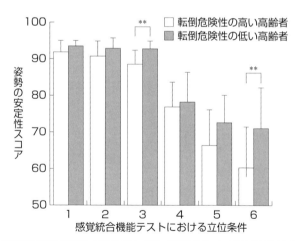

図 4-1-7 転倒危険性の高い高齢者と低い高齢者における感覚統合機能テストの結果 （文献 22）より引用）

条件 3 と 6 において，群間に統計的有意差がみられた（**）．グラフ上は条件 5 においても大きな差がみられるものの，標準偏差が大きかったため，統計的有意差には至っていない

が大きくなってしまうのだろうと解釈できる．このように，感覚情報に対する重みづけ調整能力の観点からリハビリテーション対象者の立位バランス能力を測定することで，その問題の一端を明らかにすることができる．

なお，感覚情報に対する重みづけ調整の問題は，感覚統合機能テストを用いなくても検討可能である．さまざまな実験パラダイムの中で，感覚情報の入力を遮断した場合や，遮断された感覚情報が再度入力された場合の姿勢動揺を測定することができれば，重みづけ調整の検討が可能となる．具体的な研究内容については，本節の中で随時紹介していく．

視覚と姿勢制御

さまざまな視覚特性と姿勢制御

閉眼で立っている時は，開眼で立っている時よりも姿勢動揺量が大きくなる．この単純な事実からもわかるように，視覚情報はわれわれの立位バランスを保持するうえで重要な役割を果たしている．ただし，視覚情報の入力があってから筋肉の応答が表れるまでに，およそ数百ミリ秒という比較的長い時間がかかる．このため，スリップして急激に崩れたバランスを立て直すといった場面では，大きな仕事ができない．むしろ，視覚情報は立位姿勢を長く保っている場面での微調整に寄与している．実際，足圧中心の周波数解析に基づく研究によれば，開眼時は閉眼時に比べて，0.3～0.5 Hz（つまり2～3秒に1回の周期で揺れている成分）といった，動揺の低周波成分が少なくなる．視覚情報は，こうしたゆっくりとした周期の揺れを抑えるのに寄与していると考えられる．

片眼をつぶるだけでも，立位バランスの維持に支障が出る場合がある[23,24]．研究によっては，片眼条件と両眼条件での動揺量自体に差はないという指摘があるものの[25]，片眼で立っている時は他の感覚情報への依存度が大きくなるなど，立位姿勢制御の様式について一定の影響がありそうである[26]．目から入った光の情報は，二次元情報である．この二次元情報

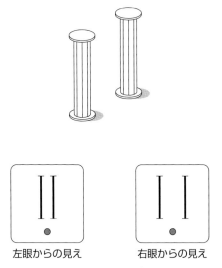

図 4-1-8 両眼視差に基づく奥行き知覚
向かって左側の柱が手前にある場合，左眼に入力される柱の間隔はわずかに狭く，右眼に入力される柱の間隔はわずかに広い．こうした両眼視差に基づき，網膜上の二次元像から左側の柱が手前にあることを知覚できる

に基づいて実環境の三次元空間を知覚するためには，さまざまな手がかり情報を利用することになる．その一つが，両眼で同一の対象物をみることで得られる，両眼視差という情報である．人間の左右の眼は 6 cm 程度離れている．このため，左右の眼で同じ対象物をみた時，非常にわずかながら，その見え方が左右の眼で異なる（**図 4-1-8**）．この見え方の違いを，両眼視差という．片眼でみている時は，この両眼視差の情報が使えなくなるため，視覚情報を使って対象物との距離（奥行き）関係を知覚することが難しくなり，姿勢制御に影響することがある．

両眼から視覚情報を入力できる条件において，視対象（例えば，立位時に視線位置を一定に定めるために設置した固視点）が近くにあるほうが，遠くにある場合よりも姿勢動揺量が小さい場合がある[27]．われわれが近くにある対象物をみている時，両眼は寄り目のように内側に回転する〔輻輳（vergence）〕．この輻輳を利用することで，対象物との距離関係が知覚で

き，バランスの維持に寄与できると考えられる．これに対し，遠くをみている時は，両眼は回転せずにほぼ平行状態になる．このため，視対象が遠い場合には，輻輳を用いて身体の前後方向の動揺を推定することが実質的にできないため，動揺量が大きくなるものと推察される．

両眼でみた場合のわれわれの視野は，視線中心位置の周囲から上下方向に130°程度，左右方向に200°程度の範囲といわれている．ただし，視野全体において視対象がなんであるかを鮮明に認識できるわけではない．文字認識ができるのはせいぜい視線位置中心から2〜3°程度と非常に狭い[28]．色の弁別についても，中心範囲の30〜40°程度である．視線位置の中心でしか視対象を鮮明に捉えられないのは，網膜上において高い解像度を有する場所が，網膜の中心領域（中心窩）に局在しているためである．網膜上の視細胞の解像度は，中心窩から離れるに従って低くなっている．相対視力に基づけば，瞬間的に高解像度な視覚像が得られるのは，視線の中心位置のみである．

立位姿勢の維持に有益な視覚情報とは，やはり高解像な視覚像が得られる中心視野情報だろうか．それとも，広範囲な空間情報が得られる周辺視野情報だろうか．立位姿勢時に，中心視野だけに視覚情報を呈示した場合と，周辺視野だけに視覚情報を呈示した場合を比較した実験によれば，周辺視野だけに視覚情報を呈示した場合のほうが，姿勢動揺量が小さかった[29]．その動揺量は，中心視野と周辺視野の両方に視覚刺激が提示された場合とも遜色がなかった．よって，主として周辺視野に存在する視覚情報が，立位姿勢制御に寄与しているのではないかと考えられる（図4-1-9）．

周辺視野の情報は，不意にバランスを崩した時に，手すりを持つためのリーチング動作の制御にも役立っている．一般に，上肢のリーチング動作においては，ターゲットを中心視野で捉える．周辺視野でターゲットを捉えた場合には，中心視野で捉えた場合に比べて，正確性にやや欠け，なおかつリーチの速度が遅くなる傾向がある．しかしある研究によれば，ステップ動作ができない状況で不意にバランスを崩した時には，たとえ周辺視野の情報しか利用できなくても，安全に手すりを握ることができる（図4-1-10）[30]．

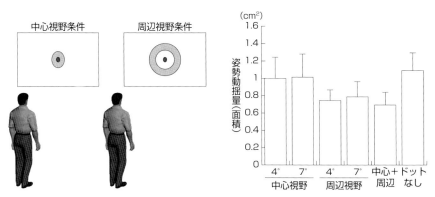

図 4-1-9　中心視野だけに視覚刺激（ドット刺激）を与えた条件と，周辺視野だけに視覚刺激を与えた条件における立位姿勢動揺量の比較　（文献29）より改変引用）

　左図におけるグレーの円がドット刺激を表している．左図に示された 2 つの条件のほかに，中心視野・周辺視野の両方に視覚刺激がある条件（右図における「中心＋周辺」条件），そして視覚刺激の呈示がない条件（「ドットなし」条件）を加えて検討した

　手すりを中心視野で捉えた場合に比べて，リーチ速度は遅くなるものの，リーチが不正確になることはなかった．この結果は，周辺視野の情報が，不意にバランスを崩した時の上肢動作の制御に貢献していることを示している．

壁の動きに応答する姿勢

　視覚情報が姿勢制御に寄与しているということを示した代表的な研究に，動く部屋（moving room）の装置を用いた研究がある[31,32]．動く部屋といっても，部屋の床は一切動かなかった．実際に動くのは壁だけであり，壁の動きに応じて前後方向の姿勢動揺が起こることが見出された．

　立位姿勢の実験参加者に対し，壁を近づけたり遠ざけたりする操作を行うと，壁を参加者に近づけた時には身体が自然と後ろへ傾き，遠ざけた時には身体が自然と前へ傾いた（**図 4-1-11**）．すなわち，床は一切動いていないにもかかわらず，壁の動きによって生じた視環境の変化によって，姿勢

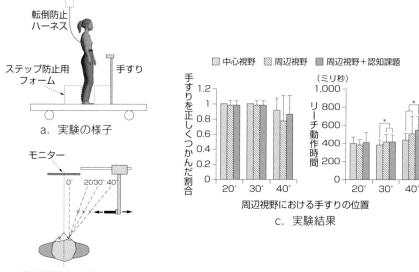

図 4-1-10　周辺視野情報に基づき手すりをつかむ動作特性を調べた研究
（文献 30) より引用）

a．プラットフォームが不意のタイミングで前後のいずれかに動いた．参加者にはプラットフォームが動いたら，できるだけ早く手すりをつかむよう指示した
b．周辺視野条件の際，参加者は前方のモニターに視線を固定した．周辺視野＋認知課題条件では，モニターに出てくる特定のアルファベットの数を数えながら，この課題を行った
c．周辺視野条件でも，手すりを持つ動作の割合が統計的に有意に減少することはなかった．＊は統計的有意差を示す

動揺が引き起こされた．実は，壁の移動によって生じた視環境の変化は，われわれの姿勢が前後のいずれかに傾いた場合と同じような視環境の変化をもたらす．つまり，壁を動かすことによりわれわれが揺れ動くのは，そこで生じた視環境の変化が，身体が前後のいずれかに傾いた状況を連想させ，自動的な姿勢の調整反応を引き出すからである．

　ここで姿勢調節を引き出している視覚情報は，オプティックフロー（光学的流動）と呼ばれる．オプティックフローとは，身体または物体の動きによって網膜上に生じる，規則的かつ光学的な変化のパターンを指す．オ

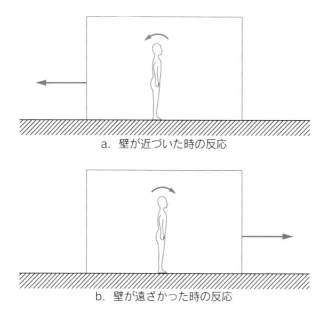

図 4-1-11　動く部屋実験　(文献 31, 32, 33) より引用)
壁を参加者に近づけた時には身体が自然と後ろへ傾き，遠ざけた時には身体が自然と前へ傾いた

　プティックフローは，高速道路で自動車運転をしている時のように，短時間で自分と環境との距離関係が大きく変化する状況を思い浮かべると，比較的理解しやすい．われわれが進行方向を見据えて空間を前進する時，網膜上では，進行方向の1点を中心として風景が拡大していく．この拡大率は，中心から遠くなるほど大きいため，中心から遠い位置ほど風景が早く通り過ぎていくようにみえる．
　図 4-1-12 は，歩行のように空間を直進している際のオプティックフローの模式図である．矢印の向きが風景の拡大する方向を表し，矢印の大きさが拡大率を表す．ここでは，フローの拡大中心 (focus of expansion) が移動方向となる[35,36]．また等速度で移動する場合，フローの速度から特定の場所に対して到達する時間を計算することができる[37]．立位姿勢時は空間を移動しているわけではないものの，重心の前後方向の揺れによってフロー

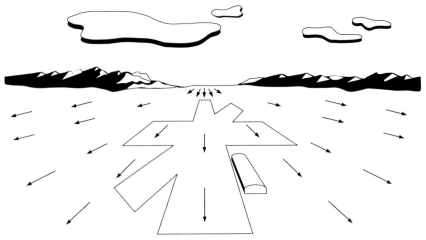

図4-1-12　オプティックフローの模式図　(文献34)より改変引用)
進行方向を中心として拡散方向に映像が広がる

が生じ，壁のような前景との距離関係が知覚できる．

　立つことを覚えたばかりの1歳児に対して動く部屋の実験を行うと，思わず尻もちをついてしまうほどバランスを崩すケースもある．しかし成人になると，前後方向の姿勢動揺はみられるものの，極端にバランスを崩すことはない．これは，成長するにつれて視覚に対する依存度が低くなり，視覚的な変化に対する過度な応答がなくなるからと考えられている（幼児における閉眼時の姿勢動揺量が，成人における動揺量よりも大きくなることについては，図4-1-4を参照）．また，壁の動きを片眼で観察した時は，両眼で観察した時に比べて姿勢動揺量が少なくなる場合がある[23]．片眼では両眼視差に基づく奥行き知覚が制限されることから，バランス維持のための視覚情報の重みづけが低くなり，壁の動きの影響が小さくなるからと考えられる．

視環境の変化に弱い高齢者

　立位姿勢の動揺は，壁を動かす代わりに，オプティックフローを知覚さ

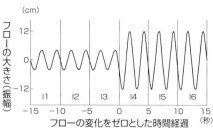
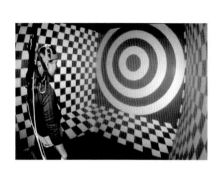
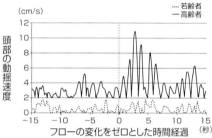

a. 実験の様子　　　　　　　　　　　　b. 実験結果

図 4-1-13　視環境の変化に対する姿勢動揺に関する研究例　（文献38）より引用）
a．円盤型の装置の回転速度の操作によって視環境を変化させる
b．上図は円盤の回転速度（厳密にはオプティックフローの振幅の大きさ）の時間変化．下図は円盤の回転に対する姿勢動揺量の変化．細いラインが高齢者の結果を示しており，速度変化後に動揺量が大きくなっていることがわかる

せる映像を流すだけでも引き起こされる．こうした映像を用いた研究によれば，高齢者は若齢者に比べて，フローの速さが変化した直後に姿勢動揺が大きくなるという．ある研究では，円盤状の装置を回転させることでオプティックフローを呈示し，回転の速さを切り替えた場合の影響について，高齢者と若齢者の間で比較検討を行った[38]．その結果，事前の予告なしに回転速度を早くした時，高齢者は非常に大きな動揺を示した（**図 4-1-13**）．さらに，高齢者はこうした回転の変化を数回経験しても，大きな動揺は依然として残り，完全には適応できなかった．若齢者の場合にはこうした回転の変化を1度経験すると，次の試行からは大きな動揺を示さなくなった．これらの結果から，高齢者は視環境の急激な変化に対して大きな姿勢動揺を示すことがわかる．

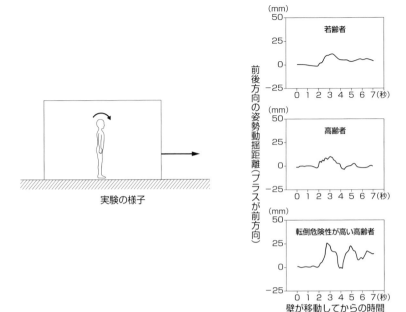

図 4-1-14　予告なしに壁が前方に移動した時の姿勢動揺量　(文献39)より引用)
　転倒の危険性の高い高齢者は，壁が移動した直後の姿勢動揺量が大きく，またその動揺が長時間持続した

　高齢者の中でも，特に転倒の危険性が高い高齢者は，視環境の変化に弱いという指摘もある[39]．この研究では，動く部屋（壁）の装置を用いて前後方向の姿勢動揺を引き出す実験を行った．対象となる高齢者の転倒の危険性を，過去の転倒歴の有無とバランステストの成績に基づいて評価した．その結果，転倒の危険性の高い高齢者は，事前の予告なしに壁が前方に動いた時に，姿勢動揺が顕著に大きくなった．またその動揺は，しばらく時間が経過しても持続した（図 4-1-14）．転倒の危険性が高い高齢者が，視環境の変化に対して大きな動揺を示す理由については,確固たる説明はない．姿勢制御において視覚への依存度が過度に高まるため，視覚的な変化が起こった時にも過度に応答してしまうのではないかというのが，一つの考え方である．

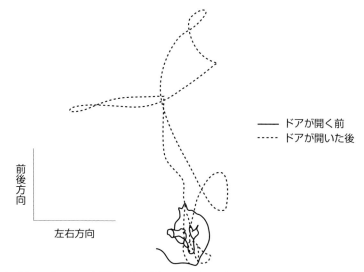

図 4-1-15 エレベータ型のドアが開いた後に前方への姿勢動揺が顕著に増加した高齢者の一例 （文献 40) より引用）

　日常生活は，視環境の変化に満ちている．例えば，買い物の途中で地下街に立ち寄ろうとすれば，明るい地上から暗い地下へ向かうという明暗の変化がある．さらに人ごみの地下街にたどりつけば，自分や他者の動きがさまざまな視環境の変化を作り出す．高齢者は，エレベータから降りる場面で生じるわずかな視環境の変化でも，姿勢動揺が大きくなるという報告がある[35]．エレベータに乗車中，壁との距離はせいぜい1ｍ程度である．しかし，エレベータが利用者の目的階につきドアが開くと，その視界が広がり，視環境が変化する．ある研究では，実験室にエレベータの室内を模した環境をつくり，ドアを開いた直後の姿勢動揺量を測定した．その結果，高齢者は若齢者に比べて，ドアが開いた直後の姿勢動揺が大きいことがわかった（図 4-1-15)[40]．

　ある転倒事故調査によれば，報告された25件のうち19件が，エレベータ付近で起きていたという[41]．前述のエレベータ実験の結果を考えれば，こうした事故の一部には，ドア開閉時の視環境の変化がきっかけとなった

ケースがあるのかもしれない．高齢者は，階段よりもエレベータを利用する機会が多くなると予想されるため，バランス能力に不安のある高齢者については，ドア開閉時には手すりを持ったほうがよいなどのアドバイスが必要かもしれない．

体性感覚と姿勢制御

下肢の体性感覚と姿勢制御

　体性感覚は，主として表在感覚（皮膚感覚）と深部感覚に大別される．表在感覚は，皮膚上の機械的変形（触覚や圧覚）や温度の情報，および痛刺激の有無を検知する．姿勢制御に深く関係するのは，足底にある機械的受容器（mechanoreceptor）により受容される情報である．足底は，立位姿勢時に地面と接している唯一の部位であり，多数の機械的受容器が存在する．立位姿勢の変化に応じて，足底の皮膚は変形する．この変形の情報を機械的受容器が検知することで，立位姿勢の状況が正確にモニターされる．足底部と同様，無毛性皮膚で覆われている手掌部の研究によれば，無毛性皮膚の構造は，機械的受容器が検知する刺激を増強するための，いわばフィルターとしての役割を果たしているという[42]．無毛性皮膚のもつこうした構造が，精緻な感覚を支えている．

　深部感覚は，筋紡錘や腱受容器，関節受容器といった受容器（固有感覚受容器）をとおして，位置や運動，力感覚を検知する．下腿三頭筋や前脛骨筋など，足部周辺の筋や腱に存在する固有感覚受容器は，伸張された情報に基づき，立位姿勢時の重心が足関節を支点としてどの程度前後に傾いているかを検知できる．柔らかいフォーム上での立位姿勢は，足底や足部の体性感覚をとおして重心位置を正確に検知することが難しくなるため，一般に姿勢動揺量が大きくなる．この例からもわかるとおり，足底や足部を中心とした下肢の体性感覚情報は，立位姿勢時のバランス維持に重要な役割を果たしている．以下に，その一部を紹介する．

足部からの体性感覚入力が，下腿筋の伸張反射を引き起こすまでの潜時は，わずか0.1秒という[43]．一方で，足底や下腿筋に振動刺激を与えたことに対する姿勢応答には，1秒近くかかることもある．このことから，下肢の体性感覚情報に基づく補償運動としての姿勢応答は，反射ではなく，中枢神経系による高次の調整作用に基づくものと考えられる[44]．

　下肢の体性感覚情報が立位姿勢制御に及ぼす影響を調べる代表的な方法の一つに，阻血や冷却（アイシング）によって体性感覚情報を利用しにくくするという方法がある．例えば，足関節部で阻血すると，足底の表在感覚や足関節の関節受容器の情報を利用しにくくなる．足関節部での阻血を，閉眼での立位姿勢時に実施すると，ゆっくりとした周期の姿勢動揺が生じる．また，立位をしている床がゆっくりと持続的に動揺している状況においては，足関節部での阻血は姿勢動揺量を増大させる一方，床を突然前後に傾けた状況においては，足関節部での阻血は必ずしも姿勢動揺量を増大させない[45]．このことから，足底や足関節受容器から得られる体性感覚情報は，比較的ゆっくりとした周期の動揺に対応していると考えられる．次に，大腿部での阻血によって下腿筋群からの体性感覚情報が利用しにくくなると，閉眼での立位姿勢時において，足関節部での阻血時よりも早い周期の（1Hz程度の）姿勢動揺が出現する[46]．このことから，下腿筋群の伸張情報は，姿勢を早い周期で（細かい時間間隔で）常に一定に保つことに寄与すると考えられる[8]．

　下肢の片側だけ大腿部で阻血した状態で，通常と同じ立位姿勢を維持しようとすると，やはり立位姿勢動揺量は大きくなる[19]．通常と同じ姿勢を維持しようとすることに対して，より多くの筋活動を要することなどが，動揺量増大の原因の一端と思われる．一方で，同じ姿勢をとることは諦め，健側に対して代償的に荷重しようとする場合，逆に姿勢は安定する場合がある[47]．大腿部での阻血により，同側下腿部からの筋収縮が減少する代わりに，対側下腿部の共収縮や，同側の体幹近位筋群が活動する．その結果として，足圧中心位置が健側足関節に近づき，姿勢が安定するのである．こうした代償的な姿勢方略は，片麻痺時の姿勢を安定させるものの，麻痺

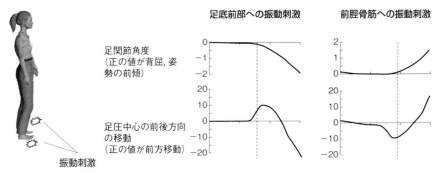

図 4-1-16　足底前部および前脛骨筋に 80 Hz の振動刺激を与えた場合の姿勢応答の事例　(文献 48)より改変引用)

の改善によって両側均等荷重を再獲得しようとする時には，悪癖としてスムーズな均等荷重の再獲得を妨げる懸念もある．

　振動刺激により外乱を与える方法も，立位姿勢制御に対する体性感覚情報の寄与を調べる有益な方法である．例えば，立位姿勢時に足底の前部（中足骨頭）に振動刺激を与えると，姿勢が後傾する（**図 4-1-16**）[48]．通常，足底前部の圧が増加するのは，姿勢が前傾した場合である．つまり足底前部への振動は，姿勢の前傾に伴う圧の変化と錯覚され，姿勢の後傾という調節反応が引き出されたと考えられる．また，前脛骨筋に対して振動刺激を与えると，今度は姿勢が前傾する．前脛骨筋の筋紡錘が振動刺激を検知することで，前脛骨筋が伸ばされている（つまり，姿勢が後傾している）と錯覚され，それを元に戻すための姿勢調節反応が引き出されたと考えられる．

　なお，足底前部に振動刺激を与えることで姿勢が後傾することには，別の解釈もある．振動刺激を与えた足底領域からは，立位姿勢の制御に有用な感覚情報を得ることができない．このため，有用な情報が得られるように重心位置を変化させた結果として，姿勢が後方にシフトしたのではないかという解釈である[49]．もしこの解釈が正しければ，立位姿勢時の動揺は，有用な感覚情報を得るための，いわば探索行動としての意味をもつことになり，興味深い解釈といえる．

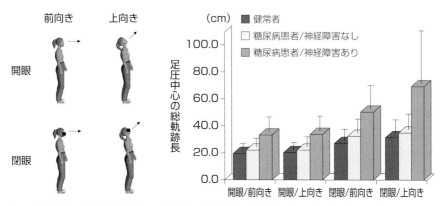

図 4-1-17　末梢神経障害のある糖尿病患者の立位姿勢動揺量　（文献 50)より引用）
　4つの測定条件のいずれにおいても，末梢神経障害がない糖尿病患者は，同年代の健常者に比べて姿勢動揺量が大きかった

　神経障害によって足底や足部の感覚障害がある患者の立位姿勢制御を調べるという方法もある．糖尿病患者は，代謝障害や末梢血管閉塞が主原因となって神経障害を引き起こし，足底感覚が鈍麻する場合がある．末梢神経障害のある糖尿病患者の立位姿勢を調べた研究によれば，立位姿勢時の動揺量は，末梢神経障害がない糖尿病患者や同年代の健常者に比べて統計的に有意に大きかった（**図 4-1-17**)[50]．この研究では，開眼・閉眼によって視覚情報の有無を操作した．さらに，頭部を前向きにするか，または上向きにするか（頭部を 45°伸展）によって，前庭感覚情報の利用しやすさを操作した．頭部を上向きにすると，前庭に入力される情報が通常と異なるため，中枢神経系にある種の混乱が生じてしまい，姿勢動揺が大きくなる．
　実験の結果，いずれの測定条件においても，末梢神経障害のある糖尿病患者は，他の対象者よりも姿勢動揺量が大きかった．例えば，視覚情報と前庭感覚情報のいずれも利用可能な「開眼/前向き」条件では，患者の姿勢動揺量は健常者よりも 66％程度高かった．この動揺量は，健常者において視覚情報と前庭感覚情報のいずれも利用できない「閉眼/上向き」条件の動揺量と同程度であった．また，視覚情報や前庭感覚情報が利用できない条件では，さらに姿勢動揺量が大きくなることから，他の対象者よりもこれ

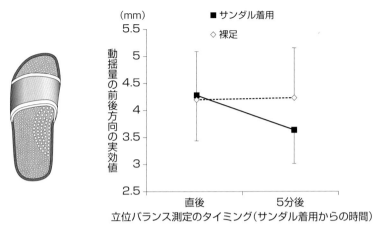

図4-1-18　高齢者がインソールに凹凸のあるシューズを履くことで，姿勢動揺量が減少したことを報告した研究　（文献55）より引用）

らの感覚情報に依存して立位姿勢を制御していることがわかる．逆に末梢神経障害がない糖尿病患者の場合，その姿勢動揺量は健常者と有意差がなかった．このことから，糖尿病由来のさまざまな問題ではなく，末梢神経障害こそが患者の姿勢動揺量を増大させたといえる．なお別の研究によれば，末梢神経障害がある糖尿病患者においても，厚みのあるフォーム上で下肢の体性感覚情報に外乱が加わると，姿勢動揺量が増大する[51]．このことから，下肢の体性感覚入力をまったく利用していないというわけではなく，他の感覚情報に比べて体性感覚情報に対する重みづけを小さくして，立位姿勢を制御していると考えるべきであろう．

　これまで紹介してきた研究はいずれも，下肢の体性感覚情報がバランスの維持に重要な役割を果たしていることを示している．加齢に伴い，体性感覚受容器の感受性は徐々に減衰していく[52,53]．よって，高齢者の転倒を予防するためには，運動機能に加え，下肢の体性感覚機能を保持するための工夫も必要である．例えば，床面に突起物をつくることや，いわゆる健康サンダル（インソールに凹凸のあるシューズ）を履くことで，足底の機械的受容器に対する刺激を増強させると，姿勢動揺量が減少するという報

告がある（**図 4-1-18**）[54,55]．また，立位時に床のフォームの固さを足底感覚だけで弁別させるような訓練を比較的長期に行うと，高齢者や片麻痺者の立位姿勢動揺量が減少するという報告もある[56～58]．こうした報告は，足底に対するどのような介入が，高齢者やリハビリテーション対象者の転倒防止に寄与するのかについて，さまざまなヒントを与えてくれる．

体性感覚情報に対する重みづけ調整①—変化に対する迅速な再調整

　体性感覚情報に関する研究の中には，中枢神経系における体性感覚情報への重みづけ調整のプロセスについて，有益な情報を与えてくれるものがある．**図 4-1-19** は，下腿三頭筋の伸張情報に対する重みづけ調整について示した実験の一例である[59,60]．この実験では，若齢の参加者が2つの条件で立位姿勢を維持した．いずれも閉眼で行うため，視覚情報を利用することはできなかった．条件1では，参加者の前後動揺と同じ角度に床のプラットフォームが傾いた．この場合，たとえ参加者が前傾しても下腿三頭筋の伸張が起こらないため，姿勢を元に戻すための筋活動は発生しない．条件2では，参加者の前後動揺と逆方向に，床のプラットフォームが傾いた．この場合，参加者が前傾した場合に通常の約2倍の伸張が下腿三頭筋に生じるため，通常よりも多くの筋活動が発生する．

　こうした2つの条件のそれぞれに対して，その前後に測定した通常条件での立位姿勢動揺量を比較した．つまり，前後の測定条件はまったく同じであるが，各条件に対してどのように適応したのかにより，その後の測定における姿勢動揺量が変化する．こうした効果を残効（aftereffect）という．実験の結果，下腿三頭筋の伸張が姿勢調節にほとんど関与しなかった条件1では，事後測定において残効がみられ，1Hz 程度の比較的早い姿勢動揺が10秒程度増加した．これに対して，下腿三頭筋の伸張が必要以上に発生した条件2では，事後測定における残効はほとんどみられなかった．

　この結果に基づき，中枢神経系の感覚情報に対する重みづけ（再）調整について，次のような説明ができる．この実験は閉眼で行われたため，バランスを維持するために利用される感覚情報は，主として体性感覚情報と

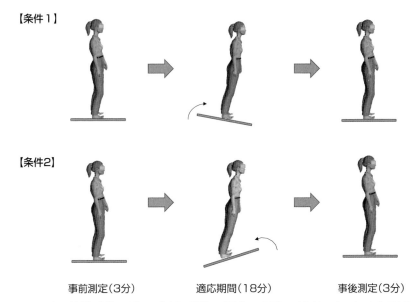

【条件1】

【条件2】

事前測定（3分）　　　適応期間（18分）　　　事後測定（3分）

図 4-1-19　体性感覚の重みづけ再調整に関する実験　（文献60）より改変引用）

前庭感覚情報である．いま，両者の重みづけの合算値を1と仮定する．両者がバランス維持に同程度だけ貢献するとすれば，両者に対して0.5の重みづけがなされる．条件1では，適応期間中に下腿三頭筋からの体性感覚情報がバランス維持にほとんど寄与しないため，その重みづけが小さくなり（例えば0.2），逆に，前庭感覚情報に対する重みづけが大きくなる（例えば0.8）．こうした適応後に通常条件に戻すと，下腿三頭筋の体性感覚情報が利用可能なため，中枢神経系は再びその情報を利用しようとし，重みづけを大きくする（0.2→0.5に再調整）．そのため，一時的に2つの感覚情報の重みづけが1を超えてしまい（0.5+0.8=1.3），大きな姿勢動揺が発生してしまう．こうした状況を再調整して，重みづけの合算を1に戻すために（つまり，前庭感覚情報に対する重みづけを0.8→0.5に再調整するために），10秒程度の時間が発生したということになる．

逆に条件2の場合，適応期間において下腿三頭筋からの伸張情報が大きすぎるため，当初の重みづけのまま制御すると，動揺量が非常に大きくなっ

てしまう．このため，全体として感覚情報への依存度を下げたうえで（つまり，重みづけの合算値を 1 以下にしたうえで），徐々に前庭感覚情報に依存していく．こうした適応後に通常条件に戻り，体性感覚情報が利用可能な状態に戻って重みづけを低くしても，適応期間中に重みづけの合算値を 1 以下としていたため，大きな姿勢動揺（残効）が起こることなく，通常の状態に戻ることができたと解釈できる．

このように，周到な実験と優れたモデルにより，中枢神経系の立位姿勢制御の様式を推察することができる．なお，高齢者に対して同一の実験を行ったところ，適応後の事後測定における立位動揺量が若齢者よりも大きく，また動揺量が一定の値に戻るまでに要する時間についても，若齢者よりも有意に長いことがわかった[60]．感覚情報に対する重みづけの再調整にも，加齢の影響があるといえよう．

体性感覚情報に対する重みづけ調整②──スポーツ選手にみる学習の特殊性

さまざまなスポーツ競技の選手は，その競技の特性に合わせて，独自の立位姿勢方略を獲得している（第 3 章第 1 節の「学習の特殊性にみる身体と環境の協調」を参照）．器械体操選手は，宙返り動作後の着地や高所からの着地（例えば，鉄棒から床への着地）など，急激にバランスを崩しかねない状況でも，安定した姿勢が維持できるよう練習を重ねている．こうした練習の結果，器械体操選手は立位姿勢の維持中に外乱となる体性感覚情報が入力されても，その影響が少ない．ある研究では，器械体操選手と，サッカーやハンドボールといったそれ以外のスポーツ選手を対象に，立位姿勢課題を実施した[61]．20 秒間にわたる課題のうち，後半 10 秒において，参加者の下腿三頭筋および前脛骨筋に対して振動刺激を呈示した．こうした外乱に対してどの程度バランスを維持できるかをみることが，本研究の目的であった．

実験の結果，器機体操選手はそれ以外のスポーツ選手と比べて，振動刺激が呈示された後の姿勢の乱れが少なく，また短い時間で元の立位姿勢の

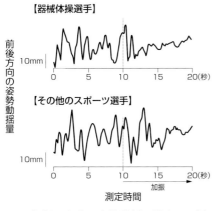
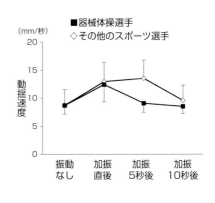

a．加振した後の姿勢動揺に関する一例　　b．各測定区間における動揺速度の比較

図 4-1-20　器械体操選手の優れた立位姿勢維持　（文献 61) より引用）

状態に戻ることができた（図 4-1-20）．なお，外乱刺激が与えられる前の姿勢動揺量には，2 つのグループ間で差がなかった．つまり，器械体操選手の卓越した姿勢制御能力とは，たとえ外乱情報があっても，バランス維持に利用可能な情報を適切に選ぶ能力であり，必ずしも，安定した立位環境下での姿勢保持能力とはいえないといえよう．

　不安定な環境下でもバランスを保つことができる能力は，柔道選手のように，相手選手の強烈な押しや引きに抗して立位姿勢を保つことが求められる選手や，オフロード自転車競技選手のように，悪路の中で支持基底面が細い二輪自転車のバランスを保つことが求められる選手を対象とした場合も，やはり高い[62,63]．また，つま先着地で歩行するバレエ選手の場合，下腿三頭筋の伸張反射が極端に減弱しているという指摘もある[64]．長期の練習によって，下腿三頭筋の伸張後に元に戻そうとする機構を抑制し，つま先着地による歩行を安定させようとしていると考えられる．このように，スポーツ選手のバランス特性は，競技種目の特性を反映する．こうした知見は，立位姿勢を保持するための感覚情報の重みづけ調整能力が，長期練習の影響を受けることを示唆している．

感覚情報の重みづけ調整—個人差の問題

　立位姿勢時のバランスを維持するために，各感覚情報に対してどのように重みづけをするのかについては，個人差がある[4,65,66]．閉眼時に開眼時よりも大きな姿勢動揺を示す対象者は，視覚に対する重みづけを大きくしていると思われる．また，柔らかいフォーム上での立位時に，固い床の上での立位時よりも顕著に大きな姿勢動揺を示す対象者は，下腿の体性感覚情報に対する重みづけを大きくしているように思われる．頭部を上向きにすることで姿勢動揺が大きくなる対象者は，前庭感覚情報に対する重みづけが大きいかもしれない．

　バランス障害のある対象者に対するリハビリテーションにおいては，各感覚情報にどの程度依存して立位姿勢を制御しているのかについて，把握する必要があるであろう．また，田舎道や雪道を頻繁に歩く人と，都市部を頻繁に歩く人では，姿勢維持のために求められる能力が異なる．こうした状況に合わせて，各感覚情報に対する依存度を考慮し，最適なバランス維持の方法をサポートしていく必要がある．

ライトタッチ—指先接触がもたらす立位姿勢の安定

　立位時に，手の指先で何かに軽く触れるだけで，姿勢動揺量が減少することがわかっている[67,68]．これは，決して指先で力学的に身体を支えているためではない．指が固定点に触れている時の力は1N以下であり，身体を安定させるほどの力は発生していない．また，カーテンのように柔らかいものに触れているだけでも，触れ方によっては姿勢動揺量が減少することもある[9,69]．

　指先接触が立位姿勢を安定させるのは，指先からの触知覚情報であろう

と考えられている．ある研究では，指先で固定点を触れている際に，上腕部で阻血し，指先からの感覚情報を利用しにくい状況をつくった．その結果，阻血後の接触の強さ（指先から固定点への圧力特性）に変化がなかったにもかかわらず，指先接触の効果が消失した（図4-1-21）[70]．この結果は，指先接触によって得られる感覚情報が重要なのであり，接触時の圧力特性そのものが重要なのではないことを示している．

一見したところ，指先からの触覚情報など，立位姿勢には無関係のように思われる．しかし状況によっては，下肢の体性感覚情報すらも凌駕する場合がある．前述のように，下腿筋群に対する振動刺激を筋紡錘が検知すると，「姿勢変化に応じて対象筋が伸ばされている」と解釈され，姿勢を元に戻すかのような姿勢調節行動がみられる．ある実験では，タンデム姿勢（片方の足のつま先ともう片方の足の踵をつけて立つ姿勢）により，左右方向のバランスが不安定になる状況下で，長腓骨筋・短腓骨筋に対して振動刺激を与えた[72]．そのうえで，指先接触の有無がもたらす姿勢動揺量の違いを比較した．その結果，指先接触があると，振動刺激によって生じる姿勢動揺をほぼキャンセルできることがわかった．この結果は，下肢から立

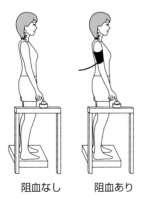

a．実験条件

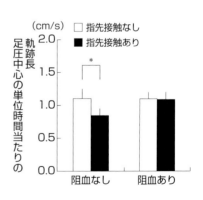

b．実験結果

図4-1-21　指先接触がもたらす立位姿勢動揺量の減少が，上腕部での阻血により消去されることを示した研究　（文献70, 71）より引用）
＊は統計的有意差を示す

位姿勢に対する誤情報が入力されている場合でも，中枢神経系は指先から得られる触知覚情報によって，情報を補正できることを示している．指先接触が状況によって下肢の体性感覚の問題を捉えることは，高齢者のように下肢の体性感覚機能が低下している対象者に対して，指先接触を利用して立位姿勢をサポートできる可能性を示しており，リハビリテーションへの応用可能性も高い[73]．指先接触に関する研究のさらに詳細なレビューについては文献[74,75]を参照されたい．

　指先接触に対する効果には，より高次の認知機能である注意の機能が関与しているという指摘もある[9,69]．例えば，カーテンのような柔らかい素材に指先が触れている時，単に指先が触れているだけの条件では，指先接触の効果はみられなかった．しかしながら，指先の揺れを最小限にとどめるように教示した場合には，姿勢動揺量が減少したり，より高周波な成分が多い動揺となる（つまり，それだけ短い時間間隔で姿勢を元に戻そうとする作用が強まる）ことがわかった．これらの報告によれば，少なくとも固定点ではない対象に触れる場合，指先に対してどのように注意を向けるかということが重要であることを示唆する．立位姿勢と注意の問題については，第4章の第2節にて詳しく取り上げる（柔らかい素材に対する指先接触効果の検討については，図4-2-6を参照）．

　また，人と人とが触れ合っているだけでも，指先接触の効果がみられるという報告もある．ある研究では，平均65歳の高齢者を対象として，固定物に指先で触れている条件と，隣に立っている高齢者の手先を触る条件の姿勢動揺量を測定した[76]．その結果，両条件ともに，指先で何も触れていない条件に比べて，姿勢動揺量が減少することがわかった．他者に触れている時の姿勢動揺量の減少は，固定物に触れている時の減少には及ばないものの（それぞれ13％と31％の減少），一定の効果がみられた．高齢者がセラピストや介護者の腕につかまって歩く状況では，力学的な支持だけでなく，接触により生み出される体性感覚情報が，バランス維持に貢献しているかもしれない．

前庭感覚と姿勢制御

前庭感覚の機能

　前庭感覚をつかさどる重要な器官は，内耳に存在する耳石器（耳石膜）と三半規管である．耳石器は，頭部に対する垂直方向・水平方向の直線加速度を検知する．重力は代表的な垂直方向の直線加速度であり，耳石器で常に検知される．これに対して三半規管は，回転加速度を検知する．本書では，これらの器官を総称して前庭受容器と呼ぶ．前庭受容器で得られた感覚情報は，視覚や体性感覚情報との統合を経て，前庭眼反射（前庭動眼反射），前庭脊髄反射，前庭自律神経反射と呼ばれるさまざまな調節系に利用される．

　図 4-1-22a は，前庭受容器から得られた情報が，主として眼球運動を調整するまでの経路（前庭動眼反射）に着目した図である[77]．前庭から得られた情報は，いったん前庭神経核に伝わる．この前庭神経核には，視覚や体性感覚の情報も入力される．これらの情報を統合した結果が，傍正中橋網様体といった部位の神経回路を介して，外転神経核や動眼神経核に伝達され，外眼筋を適応的に動かしていく．このような調整により，ある対象物を視認している際，仮に頭部が揺れ動いたとしても，その揺れをキャンセルするように眼球が回転し，安定した視覚像を得ることができる（**図 4-1-22b**）[78]．なおこの**図 4-1-22**では，前庭神経核に伝わった情報が小脳や脊髄に到達することについても示されている．

　揺れの激しい道での自動車運転後や，ジェットコースターに乗った後に，吐き気を訴える場合がある（動揺病）．通常とは異質な，急激な揺れを前庭受容器が捉えることで，前庭自律神経反射を介して交感神経系が刺激されるためと考えられる[77]．宇宙空間のような無重力空間においては，前庭受容器に対する重力加速度の入力がゼロになる．こうした状況に慣れていない初回の宇宙飛行士の多くは，やはり「宇宙酔い」の症状を訴える．特に宇宙船が大型化して，宇宙飛行士が自由に船内を動き回れるようになって

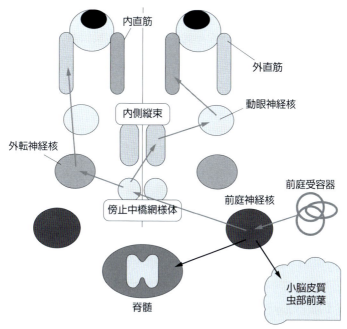

a. 前庭受容器からの情報に基づき眼球の動きが調整されるまでの経路

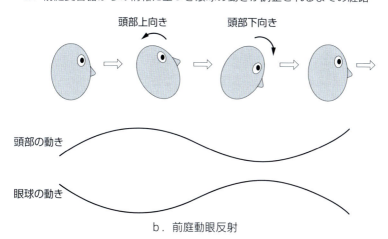

b. 前庭動眼反射

図 4-1-22　前庭感覚に基づく眼球運動の調整　（文献 77）より改変引用）
a. 前庭受容器からの情報は，ほかにも前庭神経核を介して小脳や脊髄へ投射される
b. 眼の動きが頭部の動きと逆方向に調整され，ぶれのない安定した視覚像がえられる

から罹患率が増加したという．自由に動き回ることができる状況下では，その最中に得られる視覚・体性感覚情報と，重力情報の欠如という状況とが，さらに大きなミスマッチとなり，中枢神経系がより混乱をきたすのではないかと考えられている[79]．

前庭感覚と姿勢制御

　一般に，前庭感覚情報は素早い姿勢の調整に寄与する．ある研究者の言葉を借りれば，前庭系は高周波な姿勢調節に関与し（high-pass vestibular system：短時間に何度も修正トルクを生み出す），視覚系は低周波な姿勢調節に関与し（low-pass visual system：ゆっくりとした時間間隔で修正トルクを生み出す），体性感覚系はその両者に関与する（broadband proprioceptive system：高周波な姿勢調節と低周波な姿勢調節を行う）[80]．

　姿勢制御に及ぼす前庭感覚の機能を調べる方法に，直流前庭刺激（GVS：Galvanic Vestibular Stimulation）を用いる方法がある．これは，両耳の後ろ（両側の乳様突起）に電極を貼付し，微弱な直流電気により前庭系の興奮を引き起こす方法である．直流前庭刺激によって，姿勢は陽極方向に傾く．

　直流前庭刺激がもたらす姿勢応答の大きさは，他の感覚情報が姿勢調節に寄与しにくい状況下では，特に大きくなる．両眼を利用できる場合に比べて，片眼の利用で奥行情報が一部利用できなくなるだけでも，直流前庭刺激がもたらす体幹の動揺が大きくなる[26]．また，床が前後に動く環境で立位をしている場合（つまり，下肢の体性感覚情報が姿勢制御に寄与しにくい場合）には，やはり直流前庭刺激がもたらす姿勢動揺が大きくなる[81]．さらに，糖尿病患者のうち，末梢神経障害により下肢の体性感覚機能が低下している患者においても，やはり直流前庭刺激がもたらす影響が大きくなる（図 4-1-23）[51]．この研究では，顔を横向きにすることで，直流前庭刺激が前方への姿勢動揺を引き起こす状況をつくった．その結果，直流前庭刺激が高強度になるほど，末梢神経障害をもつ糖尿病患者の前方への動揺が大きくなった．これらの研究成果を総合すると，他の感覚情報を用いて

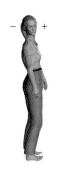
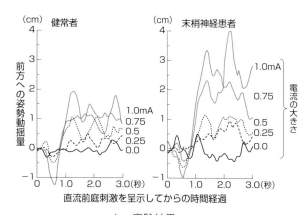

a. 実験中の立位姿勢　　b. 実験結果

図 4-1-23　直流前庭刺激に対する姿勢応答が，体性感覚機能が低下している末梢神経障害者において大きいことを示した研究（文献51）より引用）
a．体幹に対して90°横向きの状態で直流前庭刺激を呈示することで，刺激が前方への姿勢動揺を引き起こす状況をつくった
b．直流前庭刺激を呈示している3秒間における，前方への姿勢動揺

　安定した立位姿勢を保つことができない場合，前庭感覚に対する重みづけを大きくするため，前庭系への刺激に対してより大きな姿勢応答が生じると考えられる．

　前庭感覚と姿勢制御の研究を調べるもう一つの方法に，前庭機能を喪失した患者の姿勢制御を調べる方法がある．前庭機能を喪失した患者は，両側性であれ一側性であれ，概して姿勢動揺や体幹の動きが大きくなる[82,83]．図4-1-24aは，足関節が背屈する方向に床を傾けた時，足圧中心が後方に傾いた大きさを示している．特に，こうした状況をはじめて体験した時に，大きく後方に傾いていることがわかる．

　この図で興味深いのは，時間特性（足圧中心が後方へ傾き始めたタイミングや，後方への傾きが定常状態に達したタイミング）については，前庭機能を喪失した患者と同年代の健常者との間に明確な差がないということである．つまり，時間的な側面においては，前庭機能喪失患者の顕著な問

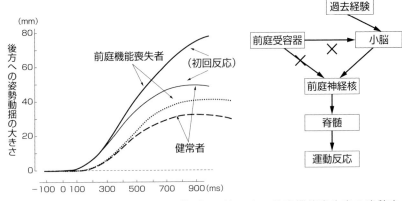

a．床の後方への傾き（足関節の背屈）に対する前庭機能喪失者の姿勢応答

b．前庭機能喪失者の姿勢応答が大きくなることを説明するモデル図

図 4-1-24　前庭機能喪失者の姿勢応答　（文献 82, 83) より引用）
aの実線は初回の応答を示し，破線はこの実験に慣れてからの応答を示している

題はみられない．問題なのは，反応が極端に大きくなることである．目標とする対象物を通り越してしまうように，運動反応が過剰になってしまう問題を，測定過大〔または推尺過大（hypermetria）〕という．

測定過大は，小脳失調の代表的所見である．このことから，前庭機能を喪失した患者の姿勢応答が過剰となる問題を，小脳の機能を含めて説明する場合がある（**図 4-1-24b**）．**図 4-1-22** でも示したように，前庭受容器からの情報は，いったん前庭神経核で他の感覚情報と統合される．統合された情報が小脳や脊髄を経由して，姿勢や身体の動きを調節する．研究者によっては，測定過大的な姿勢応答が生じるのは，前庭神経核に対する前庭受容器からの入力が欠如することで（もしくは，前庭受容器から小脳への入力が欠如することで），小脳における抑制性の出力が機能せず，姿勢応答が過大となるためではないかと説明している[82]．

前庭機能喪失者に対するリハビリテーション

　前庭機能喪失者に対するリハビリテーションとして，これまで紹介してきた感覚情報の重みづけの観点から，3つの方向性が示唆されている[82]．第1の方向性は，残存する前庭感覚を効率よく利用できるようにするリハビリテーションである（前庭感覚への重みづけ強化）．例えば，柔らかいフォーム上で閉眼にて立位姿勢課題を行えば，視覚や体性感覚情報の利用が困難であるため，前庭感覚に基づきバランスを維持することが求められる．また，単なる立位姿勢だけでなく，頭部と体幹の位置関係を多様に変化させ，その中でバランスを維持させるということも，残存する前庭機能と他の感覚情報との関係を再構築するのに有用であると思われる．床の物を拾う，棚の上の物をとる，下をのぞき込む，といった動作がその具体例としてあげられる[84]．

　第2の方向性は，視覚や体性感覚の重みづけを強化するためのリハビリテーションである（sensory substitution）．指先接触がもたらすバランス改善効果が，前庭機能喪失者においても確認されていることから[85]，杖を持つことや手すりを持つことで，体性感覚情報を効果的に利用したバランス維持ができるかもしれない．さらに第3の方向性は，姿勢動揺の情報を，音刺激や舌に対する触覚刺激など，別の感覚刺激に変換してフィードバックするという試みである（sensory addition）．いずれの方向性においても，効果の個人差が指摘されることから，対象者の特性に応じて効果的な方法を見極める必要があるだろう．

第2節

姿勢の認知制御

注意と姿勢制御

デュアルタスク条件下での姿勢制御

　第3章の第1節「3つの視点」でも触れたように，姿勢や歩行の制御は完全にオートメーション化されているわけではない．身体の一部分に局所的に注意を向けた場合，あるいは逆に身体とは別の事柄に注意を向けた場合，姿勢の揺らぎが微妙に変化する場合がある（第3章の図3-1-9を参照）．

　立位姿勢の制御に対して，注意がどの程度必要なのかを間接的に探る方法として，デュアルタスク（二重課題）条件下で立位姿勢のパフォーマンスを検討するというものがある．この条件では，立位姿勢課題を主課題として遂行すると同時に，二次課題として認知的な実験課題を遂行してもらう．その結果，それぞれの課題を単独で行った場合に比べて，デュアルタスク条件下でのパフォーマンスがどの程度低下するのかを検討する．デュアルタスクを用いた研究においては，注意とは脳の情報処理モデルにおける認知的な資源（cognitive resources）を総称する表現である．注意の資源が一定の有限性をもつと仮定したうえで，2つの課題のパフォーマンスを最大にするために，注意の資源をどのように配分するのかということが問題になる．

　図4-2-1は，複数の条件で立位バランスを維持しながら，同時に音に対して素早く反応するという課題（反応時間課題）を実施した結果を，器械体操選手とその他のスポーツ競技の選手で比較したものである[86]．器械体操選手は，日ごろから急激にバランスを崩しかねない状況で安定した姿勢

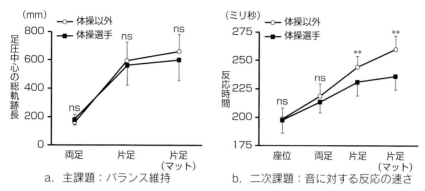

図4-2-1 器械体操選手とそれ以外の競技のスポーツ選手において，立位姿勢課題と音に対する反応時間課題を同時に行った場合の成績 （文献86)より引用)

グループ間に有意差があった場合に＊＊，なかった場合にnsと記載されている

が維持できるよう練習している（本章の第1節「体性感覚情報に対する重みづけ調整②―スポーツ選手にみる学習の特殊性」を参照）．しかし，立位姿勢課題の成績をみると，柔らかいフォーム上で安定した姿勢がとりづらい条件であっても，両選手群の間に姿勢動揺量の有意な違いはみられなかった．むしろ両選手群の違いは，反応時間課題にみられた．立位姿勢課題の難易度が高い条件において，器械体操選手とその他の選手との間に，反応時間の有意な差がみられた．

この結果は，次のように解釈できる．立位中にバランスを崩してはいけないので，参加者は立位姿勢を一定に保つことを主課題としながら，2つの課題を同時進行で遂行している．つまり，いずれの選手群も立位バランスの維持に対して優先的に注意資源を投入するため，立位姿勢課題の難易度が高い条件でも，選手群間の差が見出しにくかったと考えられる．ただし器械体操選手の場合，バランスの維持に高度に熟達化していることから，難易度の高い立位姿勢条件であっても多くの注意資源を配分する必要がない．その結果，反応時間課題に多くの注意を配分する余裕があり，他の選手よりも成績がよかったと考えられる．このように，経験をとおしてある

行為の自動性が高まると，デュアルタスクの管理は容易になるといえる．

posture-first strategy—高齢者の特徴

　加齢に伴い，立位姿勢の維持に必要な感覚機能や脳機能が徐々に低下する．こうした変化に伴って，立位姿勢制御の自動性が弱まり，より多くの注意資源を必要とする．加えて高齢者の場合，注意資源の有限性自体が高まる（注意資源が少なくなる）ことも考えられる．このため，高齢者の立位姿勢能力を，デュアルタスク条件下で検討する研究は比較的多い．実際，日常生活において立位姿勢を保つということは，決してそれ自体を目的としているわけではない．家事をしている時のように，別のことに集中していても立位姿勢でのバランスを保てなくてはならない．その意味では，高齢者の立位姿勢能力をデュアルタスク条件下で検証するということには，実践的な意味がある．

　数多くの研究を概観してみると，たとえ高齢者だからといって，いつでもデュアルタスク条件下で姿勢動揺量が急激に増大するわけではない．立位姿勢課題そのもののパフォーマンスについていえば，単独で行っている場合と差がないか，むしろ姿勢動揺量が減少する場合すらある（レビュー論文として文献 87) を参照）．

　高齢者の特性は，二次課題である認知課題の成績に顕著に表れる場合が多い．例えば Teasdale ら[88]は，開眼/閉眼（視覚の操作），および硬い床/柔らかいフォーム（体性感覚の操作）の条件を組み合わせて，4つの姿勢条件をつくった．二次課題は，音刺激に対する反応時間課題であった．図 4-2-2 は，各姿勢条件における反応時間の結果である．高齢者は，特に視覚情報が利用できない条件において，反応時間が顕著に遅れることがわかった．この結果は，若齢者ではいずれの課題条件においても反応時間に大きな差がなかったという結果と，対照的な結果であった．少なくともこの研究に参加した高齢者の場合，視覚に大きな重みづけをして姿勢を制御していたと考えられる．そのため，視覚が利用できない条件において多くの注意配分を必要とし，その代償として二次課題の成績が低下してしまうのだろう

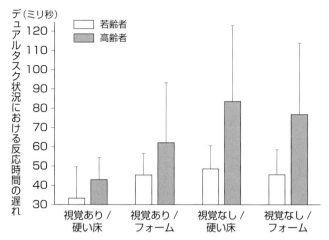

図 4-2-2 立位姿勢制御の難易度を上げた場合の二次課題（反応時間課題）の影響 （文献 88）より引用）

高齢者は若齢者に比べて，視覚情報が利用できない条件において反応時間が顕著に遅れていることがわかる．なお，この研究では姿勢動揺に対する明確な数値情報は示されていない

と考えられる．

以上のように，高齢者はデュアルタスク条件下において立位バランスを維持することを最優先していることがわかる．こうした高齢者の方略を「posture-first strategy」，すなわち立位姿勢を最優先とした方略と呼ぶ．なお，一部のパーキンソン病患者においてはデュアルタスク条件下で立位姿勢を優先できないという指摘もある[89]．2つの課題のいずれも正しく実行しようとするあまり，安全性に欠ける行動となるというのが，一つの解釈である．パーキンソン病患者のこうした行動は，「posture-second strategy」とも表現される．

デュアルタスク条件下での評価は，高齢者の転倒危険性を予測できるか

デュアルタスク条件下での立位バランスを評価することで，二次課題の成績低下を含めて，高齢者の立位姿勢制御について，さまざまな特徴を垣

間みることができる．では，こうしたデュアルタスク条件下での特徴は，立位バランス評価を単独で行った場合の特徴に比べて，転倒危険性をより効果的に予測するものとなるだろうか．

こうした疑問に答えるため，Zijlstraら[90]は2006年までに報告された論文の中で，高齢者のデュアルタスク条件下での静止立位や歩行特性を調べた研究をレビューした．その結果，関連する114の報告の中で，デュアルタスク条件と単独課題条件の成績を統計的に比較できる研究は19あった．その中で，デュアルタスク条件で測定したほうが，転倒危険性をより精度よく予測できることを報告した論文は2件のみであった[91,92]．よって，論文数だけでみれば，デュアルタスク条件下での評価によって高齢者の転倒危険性がより効果的になるという印象は少ない．

ただし，Zijlstraら自身も指摘しているように，該当する論文数が非常に少なかった要因の一つは，デュアルタスク条件と単独課題条件の結果を，転倒危険性という観点から比較できる数値情報を提示している報告が少ないことにある．よって，デュアルタスク条件下の検討がどの程度効果的なのかについては，こうした条件を満たす論文数が増えてから再検討する必要があるであろう．

杖を持つことのデュアルタスク性

杖を持つことは，支持基底面を広げることによって効果的に立位バランスを向上させる．加えて，第4章第1節の「ライトタッチ―指先接触がもたらす立位姿勢の安定；p221)」の項で説明したように，杖が床に作用する際に手先から得られる体性感覚情報は，身体と環境の相対位置関係を知るための重要な情報源となる．このように，力学的・知覚的観点からみて，杖は有益な支援ツールである．

しかしながら杖を持つという行為は，不意なバランスの崩れに対して手すりを持つといった対処をすべき状況では，その妨げとなるかもしれない．Bateniら[93]は実に巧妙な実験により，たとえ若齢者でも，杖を持つことでバランスを崩した際に手すりをもって転倒を回避するという行為が抑制さ

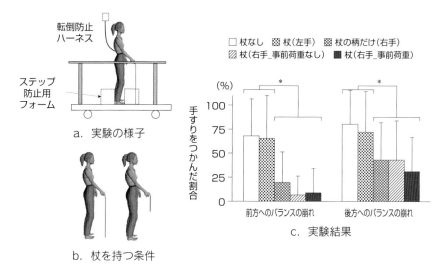

図4-2-3　右手に手すりを持つことで，転倒回避のために右手で手すりを持つ行為が抑制されることを示した研究　（文献94）より引用）

a．床が不意のタイミングで前後のいずれかに動いた．参加者はプラットフォームが動いたら，足を動かす以外の方法の中で，最も自然に転倒を回避するように教示された
b．右手で杖を持つ条件の中には，杖の柄だけを持つ条件も用意された
c．右手で杖を持つことで，たとえそれが柄だけであっても，手すりを持つ行為が抑制された．＊は統計的有意差を示す

れることを示した．その実験では，床が不意に前後のいずれか一方に動き，バランスが崩れる場面が設定された（図4-2-3）．通常こうした場面では，足を踏み出すステップ方略によって，バランスを回復させるであろう．しかし，この実験では手すりを使ってバランスを回復させる行為を引き出すため，ステップ方略をとることができない状況をつくった．手すりは，参加者の右側にのみ設置された．参加者には，「足を動かす以外の方法で，最も自然なやりかたで転倒しないようにバランスを維持してください」と教示した．前方への小さな動揺であれば，杖を使って抗することもできるだろう．しかし，大きくバランスを崩した場合には，杖を使ってのバランス回復は難しく，手すりをつかむほうが有効である．また，後方にバランス

を崩した場合には，手すりを持つのが最良であろう．

　実験では，右手に杖を持った際に，この手すりを持つ行為がどの程度抑制されるかを検討した．この実験が実に巧妙であったのは，杖の柄の部分だけを持つ条件をつくったことである（図4-2-3b）．この条件では，杖がバランスの回復には無益である．この条件下でもなお，手すりを持たずに杖を持ち続けるとすれば，それはバランス回復のための意図的手段ではなく，杖を持つという現在進行中の動作をキャンセルすることが困難であることを意味する．

　実験の結果，右手に杖を持った条件では，左手に杖を持った条件や，両手に何も持たない条件に比べて，はるかに手すりをつかむ行為が抑制された．たとえ手すりをつかめた場合でも，杖を手放すのではなく，杖から指を何本か放し，その指で手すりに触れる行為が多くみられた．これらの傾向は，後方にバランスを崩した場合でも同様であった．そして重要なことに，杖の柄の部分だけを持つ条件でも，結果はほとんど変わらなかった．以上のことから，杖を持つことは，その手を使って転倒回避のためのアクションを起こすことを妨げる可能性がある．たとえ若齢者であっても，杖を持つという行為と，その手で別の行為をすることは，ある種のデュアルタスクとなり，ときに望ましくない結果をもたらしうることが示唆された．

身体内部への注意，身体外部への注意

　高齢者の特徴としてすでに説明したように，立位姿勢時の動揺量は，デュアルタスク条件下においても何の影響も受けないか，むしろ改善傾向を示すと結論する報告が少なからず存在する（図4-2-4）[95~97]．この現象に対する説明として有効とされる考え方の一つが，「少なくとも二次課題の難易度が高すぎないデュアルタスク条件においては，二次課題に対して一定の注意配分を行うことが，立位姿勢に対して過度に注意を向けて随意的に制御することを防止するため，むしろ立位バランスの安定に寄与する」というものである．つまり，ある程度自動的・潜在的な制御がなされるべき立位姿勢制御については，配分されるべき注意は決して過度であってはなら

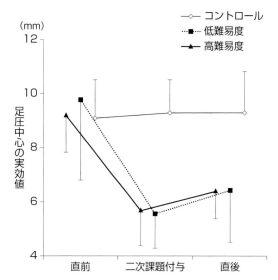

図 4-2-4 デュアルタスク条件下において立位姿勢時の動揺量が減少したことを示す事例 (文献96)より引用)

　二次課題として実施する反応時間課題の難易度について，難しい場合と簡単な場合を設定し，二次課題がないコントロール条件と比較した．縦軸は足圧中心の実効値であった．実験の結果，デュアルタスクを行う2条件では，デュアルタスク条件で行う前に比べてデュアルタスク条件下，およびその直後において動揺量が減少した

ず，注意を外部にそらしてくれる二次課題が付加されるほうが，むしろ好ましいという説明である．

　そもそも，われわれの身体運動は随意的に制御するのではなく，潜在的に制御されている要素が大きい．したがって，注意を過度に身体内部に向けることで，動きの細部を随意的に制御しようとすると，かえって全身の協調性が崩れて運動のパフォーマンスが低下する場合がある．健常者の場合，原則として立位姿勢を随意的に制御する必要がない．さらにいえば，健常者は立位姿勢を随意的に制御することに慣れていない．このため，いざ随意的に制御しようとすると，かえってぎこちない制御となってしまい，その制御を阻害しうる．そもそも，われわれの立位姿勢は一定レベルに揺らぎながら，バランスが保たれている．普段こうした揺らぎを感じないの

は，この揺らぎに対して注意を向ける必要がなく，意識にのぼらないからである．いざ揺れずに立つことを要求されると，その揺れの状態に注意が向けられる．その結果，揺らいでいる状態を自覚し，揺れを抑えようと努力をするものの，かえってその揺れが大きくなってしまう．

　運動遂行中に身体の動きの細部に注意を向けることを，身体内部への注意（internal focus）という．逆に，運動遂行中に身体以外の情報（例えば，運動中に操作している対象物）に注意を向けることを，身体外部への注意（external focus）という．これまで紹介してきた事例は，特に立位姿勢制御のように自動性・潜在性が高い動作においては，できる限り身体外部へ注意を向けることが，そのコントロールに重要であることを示している．

身体外部への注意と姿勢制御

　ある研究では，立位姿勢バランス課題を行う際に参加者の前にカーテンを吊るしておき，右手の指先で軽くカーテンに触れている場合とそうでない場合の姿勢動揺量について比較検討を行った（この研究は，第4章第1節の「ライトタッチ―指先接触がもたらす立位姿勢の安定；p221」の項にて紹介した研究の一例である）[69]．実験参加者は目をつぶった状態で立ち，右上腕を体幹に沿わせ，肘関節を90°屈曲させた姿勢を維持しながらこのバランス課題を行った（図 4-2-5）．その結果，単に指が触れているだけでは，触れていない場合と姿勢動揺量が変わらなかった．しかし，「指とカーテンが触れる量をいつも最小に維持すること」という教示が与えられると，姿勢動揺量が減少することがわかった．指先とカーテンの接触に関する教示によって，参加者の注意が立位姿勢から別のポイントに移り，姿勢動揺量が減少したのだろうと考えられる．

　こうした発想に基づいて精力的に実験を行っている Wulf[98,99]は，著書「Attention and motor skill learning」の中で，他者の発言として「動きの詳細から解放された時，身体はゴールを達成する方法を知る」という言葉を記している．この言葉は，立位姿勢制御においては姿勢そのものに注意を向けない状態が作り出せた時に，はじめてその動きが理想的な制御となる

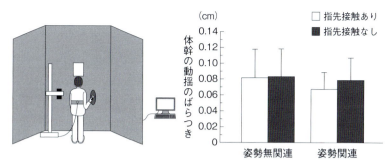

図4-2-5　カーテンに対するライトタッチの効果が，注意の方向づけによる影響を受けることを示した研究　（文献69）より引用）

参加者は姿勢関連群もしくは姿勢無関連群に分かれて参加し，それぞれライトタッチ（指先接触）あり条件・なし条件の2条件で立位課題を行った．姿勢関連条件群の参加者は，指先がカーテンから動かさないように教示された．姿勢無関連群の参加者は，立位とは別目的でカーテンに触れるように教示された

ことを意味する．

　ここで紹介したさまざまな研究によれば，このような理想的な状態とは，立位姿勢を維持すること自体を目的とする場合ではなく，立体姿勢の維持が別の目的を達成するための手段となっている場面で作り出されるという可能性を示している．

立位姿勢課題の意味—注意の観点から

　立位姿勢課題を用いて立位バランスを測定する時，対象者は，できるだけ直立姿勢を保って揺れないように立つことが求められる．この際，対象者の注意は必然的に，立位姿勢それ自体に向けられる．しかし，日常生活において立位姿勢を保つということは，決してそれ自体を目的としているわけではない．家事をしている時のように，通常は別の作業に注

意が向けられる．静止立位課題は，支持基底面上に重心（足圧中心）を保持する能力を測定するという意味では，日常生活の立位バランス能力を評価しうる．しかし，注意の方向性という意味では，日常生活における立位姿勢の保持とは異なる側面をもつ．

　ある研究によれば，通常の静止立位課題と，別の視空間作業のために立位姿勢時の揺れを最小限に保つ課題とでは，デュアルタスク条件下におかれた場合の影響が異なるという[100]．注意の観点からいえば，日常生活における立位バランス能力を評価するためには，静止立位課題による評価だけでなく，日常生活に近い場面での立位バランスの評価（例えば，高いところにある荷物の出し入れ時や，他者と会話しながら立って会話をしている時の評価）を考える必要があるといえよう．

随意活動，主観的経験と姿勢制御

立位姿勢動揺を随意的に抑えることはできるか

　立位時の自然な揺らぎを，随意的に抑えることはできるだろうか．複数の研究が，この問いに答えるべく実験を行っている．それらを概観すると，どのような統制条件と比較するのか，またどのような姿勢条件で検討するのかにより，結果が異なるという印象を受ける．

　いくつかの研究では，姿勢動揺を随意的に抑える条件として「できるだけ揺れないように立っていてください」と教示し，それと比較する統制条件として「リラックスして立っていてください」と教示した[101,102]．つまりこれらの研究では，揺れないように立つという意図をもつかもたないかによって，姿勢動揺がどの程度異なるかを検討したことになる．その結果，揺れないように立つという意図をもつ条件のほうが，姿勢動揺量が小さくなる傾向がみられた．

　これに対して別の研究では，できるだけ揺れないように立つという目的

は全条件で同じとした上で,揺れの状況を視覚的にフィードバックすることで,随意的制御に基づく姿勢動揺量の減少がみられるかを検討した[103].この研究では,視覚的フィードバックに基づき揺れを随意的にコントロールすることは,必ずしも姿勢動揺量の減少に寄与しなかった.このように,随意的に揺れを止めるという条件をどのような統制条件と比較するかにより,結果が示す印象は異なる.

また,立位姿勢の維持が比較的難しい条件において,随意的制御の効果がみられているという側面もある.両脚立位での立位姿勢の中でも,両脚をつけた条件やタンデム姿勢条件のように,支持基底面が狭い条件において,随意的制御の効果が報告された[101,102].逆に両脚を15 cm離し,支持基底面が比較的広い条件では,随意的制御の効果は報告されていない[103].よって,立位姿勢維持の難易度が比較的高い条件において,随意的制御は意味をもつのかもしれない.ただし,揺れを随意的に止めようとすることで,身体に過度に注意が向くような状況になると,前述で紹介したように,かえって立位姿勢維持の妨げとなるかもしれない.対象者に対して随意的に揺れを止めるように促すことには,慎重な判断が必要であろう.

メンタルローテーションと姿勢制御

メンタルローテーションとは,回転した像(視覚刺激)から元の正立像(視覚刺激)をイメージする心的活動のことである.**図4-2-6a**は,典型的なメンタルローテーション課題の刺激例である.実験対象者は2つの刺激が同じ図形かどうかを,できるだけ素早く回答することが求められる.一般に,回答にかかる所要時間(反応時間)は,図形の回転角度が大きいほど反応時間が長くなる.これは対象者がこの課題を行うにあたり,図形をイメージ上で回転させていることを意味する.つまり,イメージ上で回転操作を行うからこそ,回転角度が大きいほど反応時間が長くなるのである.

言い換えればメンタルローテーション課題においては,回転角度が大きいほど反応時間が長くなるかどうかを確認することで,対象者がイメージを心的に操作したかどうかを,ある程度可視化できる.これが,メンタル

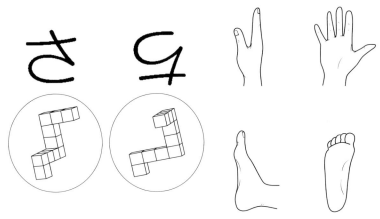

a．典型的な刺激例　　　　　　　　b．身体刺激の例

図 4-2-6　メンタルローテーション課題で使用される刺激例
a．2つの刺激が同時に呈示され，回転画像を成立させた時，左と右の刺激が同じ図形かどうかを素早く正確に判断する
b．身体刺激が一つずつ呈示され，それが右手（足）か左手（足）かを素早く正確に判断する．身体刺激を用いることで，運動イメージの潜在的想起が可能である

ローテーション課題をリハビリテーションにおける介入課題として利用する際の，最大の魅力である．通常のイメージ想起と違って，実験対象者はこの課題の遂行中にイメージを操作していることを必ずしも自覚していない．このため，メンタルローテーションは潜在的な運動イメージ想起（implicit motor imagery）ともいえる．

　メンタルローテーション課題に手や足の視覚刺激を用いると（**図 4-2-6b**），その回転の特性には，実際の手や足の機能的・解剖学的特性が反映される．さらに，メンタルローテーションの遂行中には脳の運動関連領域の活動がみられる．こうした研究成果から，メンタルローテーション課題を運動の学習やリハビリテーションの補助手段として利用できるのではないかという期待がある．身体刺激を用いたメンタルローテーション課題は，「呈示された刺激は右手か，もしくは左手か」を回答するように，比較的単純な課題である．このため，高いイメージ能力を有していなくても遂行可

能という利点がある．以下，筆者が関わってきた研究事例に基づき，メンタルローテーションの実験内容とその意義について紹介し，姿勢制御に関するリハビリテーションへの応用可能性について述べる．

山田ら[104]は，筆者との共同研究として，メンタルローテーション課題を継続的に行うことが，肩に痛みをもつ患者のリハビリテーションとして有益である可能性を示した．研究では，まず第1に肩関節周囲炎患者60名，および年齢をそろえた健常者60名を対象にして，手の刺激を用いたメンタルローテーション課題を実施した．その結果，肩関節周囲炎患者においては，手刺激の回転角度180°の時に反応時間が有意に遅延した（図4-2-7）．また，一定期間の理学療法によって痛みや肩の動きの改善が認められた後，再度メンタルローテーションの課題を実施した結果，手刺激の回転角度が180°の時の反応時間が有意に減少した．これらの結果は，メンタルローテーションの速さと肩の機能との間に，一定の対応関係があることを示唆する．

これらの研究結果を踏まえ，次の研究では肩関節周囲炎患者40名を2群に分け（介入群とコントロール群），介入群に対してのみ，通常の理学療法のほかにメンタルローテーション課題を介入として実施した[105]．コントロール群では，通常の理学療法のみを実施した．その結果，リハビリテーション1ヵ月後の評価において，介入群は非介入群に比べて肩関節の機能改善度合（屈曲・外旋・外転角度の増大）が大きかった．この結果は，メンタルローテーション課題が運動機能のリハビリテーションに有用である可能性を示唆する．

メンタルローテーション課題は，立位バランスの向上にも寄与できるだろうか．理学療法士の川崎翼は，筆者のもとで大学院生として研究を行い，この問題を検討した．最初の研究では，若齢者を対象として，3種類の刺激（足刺激，手刺激，車刺激）に対するメンタルローテーションの素早さと，立位姿勢動揺量との相関関係について検討した[106]．その結果，足刺激に対するメンタルローテーション課題と立位姿勢動揺量との間に，中程度の正の相関がみられた（表4-2-1，および図4-2-8）．つまり，緩やかな傾向ながら，足刺激を素早くメンタルローテーションできる人は，姿勢動揺量が

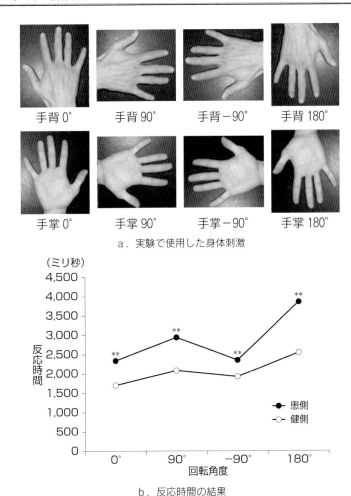

図 4-2-7　肩関節周囲炎患者におけるメンタルローテーション研究
（文献 104）より引用）

　痛みを伴う患側肢について，回転角度が大きい条件での反応時間が特に長くなった．＊＊は，各回転角度において患側と健側の間の反応時間に有意差があったことを示している．

表4-2-1　2つの課題間の相関係数　（文献106）より引用）

	動揺速度	
	片脚立位	両脚立位
足画像	0.46*	0.25
手画像	0.33	0.01
車画像	0.14	0.01

足画像・手画像では，右足（手）か左足（手）かを素早く回答した．車画像では，前方ライトが黒く塗りつぶされているのが右か左かを，素早く回答した．＊は相関係数が統計的に有意であったことを示している

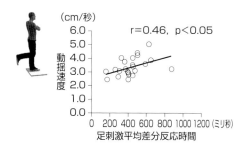

図4-2-8　足刺激に対するメンタルローテーションと片脚立位時の動揺速度との関係　（文献106）より改変引用）

メンタルローテーション課題の反応時間は，足刺激に対する単純反応時間との差分値にすることで，画像の心的回転に要する時間を表現した

少ない傾向がみられた．こうした相関関係は，手刺激あるいは車刺激の場合には認められなかった．よって，全般的なメンタルローテーション能力ではなく，立位姿勢制御と密接な関連がある身体部位についてのメンタルローテーションの素早さが，立位バランスと関連していたといえる．

　この結果を受け，Kawasakiら[107]は足刺激に対するメンタルローテーション課題を介入課題として10分間実施することで，その直後の立位姿勢動揺量が減少するのかについて，若齢者を対象に検討した．その結果，足刺激のメンタルローテーションの実施直後に，片脚立位時の動揺速度が有意に減少した（図4-2-9）．こうした傾向は，両脚立位時にはみられなかった．さらに，たとえ足刺激を用いたとしても，「刺激が呈示されたら，回転角度に関わらず素早くボタンを押す」という単純反応時間課題の場合，10分後の姿勢動揺量の減少はみられなかった．これらのことから，足刺激の回転に関わる認知活動が，なんらかの理由で比較的不安定な片脚立位姿勢に影響を与えたと考えられる．

　今後，メンタルローテーションの効果がある程度持続的に立位バランス

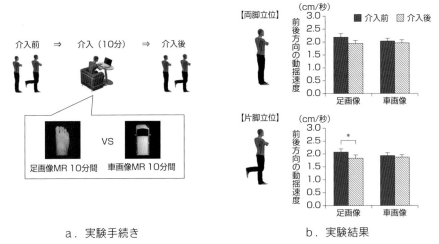

a．実験手続き　　　　　　　　b．実験結果

図 4-2-9　足刺激に対するメンタルローテーション実施直後の姿勢動揺量
（文献 106, 107）より改変引用）
　10 分間にわたるメンタルローテーション課題を介入課題として実施し，その直後に立位姿勢動揺量を測定した．その結果，片脚立位においては実施前に比べて，前後方向の動揺速度が減少することがわかった．＊は統計的有意差を示す

の改善に寄与するのかといった研究や，リハビリテーション対象者での検討を行うことで，その応用可能性についてさらなる議論が進むであろう．最近の報告によれば，高齢者においても，身体全身の刺激を用いたメンタルローテーション課題と立位バランス課題の間に正の相関がみられたという[108]．メンタルローテーション課題が比較的単純な課題であり，なおかつ身体的負荷を伴わないという利点を考えれば，さまざまなリハビリテーション対象者を用いての検討が可能であろう．

立位姿勢制御の実施前に身体を局所的にモニターする意味

　理学療法士の安田和弘は，筆者のもとで大学院生として研究を行い，姿勢制御課題を実施する前に，介入として身体局所に注意を向け，その動きや状態を主観的にモニターすることの効果を検証した．この検証は，例えば片麻痺者に対するリハビリテーションの中で，麻痺側の身体の動きを正

確にモニターするための介入を事前に行っておくことで，その直後に行う立位姿勢バランスの訓練に波及効果があるかを知るために行ったものである．このような介入を，姿勢制御の実施中に行わず，その直前に行うのは運動課題実施中の局所的注意がもたらしうる悪影響を考慮したからである（本節の「身体内部への注意，身体外部への注意」を参照）．

Yasudaら[109]は，立位姿勢バランス課題を行う直前の介入として，座位姿勢における足首または手首のゆっくりとした動きを行い，その動きを正確にモニターさせた．当初，介入として足首の動きを正確にモニターできることが有用であり，手首の動きではそうした動きはみられないと想定した（実際，先ほど紹介したメンタルローテーションの研究では，足刺激を用いた場合のみ，姿勢動揺との関連性が認められた）[106,107]．さらにこの研究では，単に足首・手首を動かす行為が，いわば準備体操的に立位姿勢バランスに寄与する可能性を排除するため，同一参加者に対して，やはり直前に足首または手首の動きを行うものの，同時に計算課題を実施することで（デュアルタスク），その動きをモニターできない条件を設定した．

その結果，片脚立位時には，事前に足首や手首の動きをモニターした場合のほうが，デュアルタスク条件下でモニターできない場合に比べて立位姿勢動揺量が低くなることを明らかにした（**図 4-2-10**）[109]．興味深いことに，立位姿勢バランスと直接には関係しない手首の動きをモニターしても，足首の動きのモニター時と同等の効果がみられた．この結果は，別の実験でも繰り返し生じた．さらに別の実験では，肩の動きをモニターさせた場合にも同様の結果が得られることがわかった[110]．

以上の結果から，ゆっくりとした身体の動きを正確にモニターする介入は，片脚立位のようにバランス維持がやや難しい場合には有益であることが示唆された．また，モニターする部位は，足首のように姿勢制御に直接関わる部位である必要はなく，姿勢制御に関わる部位であれば，全身のどこでもかまわない可能性が示された．この点は，先に紹介したメンタルローテーションを用いた研究とは異なるものであった．残念ながら，現時点においてこうした結果の食い違いを効果的に説明することはできないため，

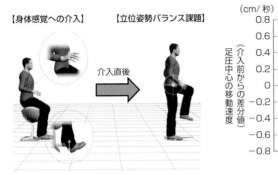
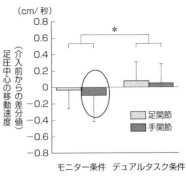

a．実験の概要　　　　　　　b．片脚立位時の結果

図 4-2-10　立位姿勢課題の直前に足首や手首の動きをモニターさせる介入を行う実験　（文献 109)より引用）

手首や足首の動きをモニターした条件のほうが，モニターできない条件に比べて，介入前からの移動速度の差分値が低いことがわかった．＊は統計的有意差を示している

今後さらなる検討が必要である．

　種々のボディワーク，あるいは太極拳・ヨガなどの身体活動では，比較的ゆっくりとした動きを実施しながら，その動きを正確にモニターすること（すなわち，動作に対する主観と客観を一致させること）に力点がおかれている．その結果，例えば太極拳を長年にわたって実施している人は，そうでない人に比べて足関節の屈曲に対する感受性が高くなり，さらにバランス能力も向上するといった報告がある[111,112]．もちろんバランス能力向上の主原因は，こうした身体活動を継続的に行うことによる運動機能の向上にあるのだろう．しかし，Yasuda ら[109,110]の一連の研究を考えると，動きを積極的にモニターするという認知活動にも立位姿勢バランスをよくするための何かがあるのかもしれない．

立位姿勢バランスの改善に向けた認知的介入

　本節で紹介したメンタルローテーション課題や，事前の身体状態のモニターは，身体運動を伴わずに立位姿勢バランスを改善させようとする，認知的な介入である．認知的介入は，例えば虚弱高齢者のように，負荷の高い運動介入の実施が難しいケースへの利用が考えられる．また受傷直後のスポーツ選手のように，長期の安静によって「脳が運動の仕方を忘れる」ことに一定の歯止めをかけるために利用することも考えられるだろう．認知的介入の実施にあたっては，対象者に一定の認知能力が求められる．その意味では，中枢神経疾患の患者よりも整形疾患の患者のほうが，適用しやすいように思われる（本節では，肩関節周囲炎患者への適用事例を紹介した）[104,105]．

　認知的介入に関する研究は始まったばかりである．確かに個々の研究をみると，立位姿勢バランスの改善に一定の効果を示すものがある．しかし，現状ではこれらの研究成果を体系的に扱う理論的枠組みが乏しい．関連して，研究間でみられる矛盾した成果についても，十分な説明ができない状況である．今後の研究の積み重ねにより，認知的介入が真にリハビリテーションに寄与しうるかを見極める必要があるだろう．

文　献

1) 政二　慶：立位姿勢の制御機構．大築立志，他（編）：姿勢の脳・神経科学—その基礎から臨床まで．市村出版，2011，pp51-69
2) Shumway-Cook A, 他（著），田中　繁（監訳）：モーターコントロール—研究室から臨床実践へ　原著第4版．医歯薬出版，2013
3) Horak FB, et al：Postural perturbations：new insights for treatment of balance disorders. Phys Ther　**77**：517-533, 1997
4) 板谷　厚，他：不安定板上における立位制御と体性感覚入力への重みづけ．バイオメカニズム学会誌　**34**：142-148, 2010

5) Horak FB, et al：Components of postural dyscontrol in the elderly：a review. *Neurobiol Aging* **10**：727-738, 1989
6) Horak F, et al：Postural adaptation for altered environments, tasks, and intentions. Winters JM, et al（eds）：Biomechanics and neural control of posture and movement. Springer-Verlag, New York, 2000, pp267-281
7) 今岡 薫, 他：重心動揺検査における健常者データの集計. *Equilibrium Res* **Suppl 12**：1-84, 1997
8) 長谷公隆：立位姿勢の制御. リハ医 **43**：542-553, 2006
9) McNevin NH, et al：Attentional focus on supra-postural tasks affects postural control. *Hum Mov Sci* **21**：187-202, 2002
10) Winter DA, et al：Stiffness control of balance in quiet standing. *J Neurophysiol* **80**：1211-1221, 1998
11) Huffman JL, et al：Does increased postural threat lead to more conscious control of posture? *Gait Posture* **30**：528-532, 2009
12) Stins JF, et al：To freeze or not to freeze? Affective and cognitive perturbations have markedly different effects on postural control. *Hum Mov Sci* **30**：190-202, 2011
13) Amoud H, et al：Fractal time series analysis of postural stability in elderly and control subjects. *J Neuroeng Rehabil* **4**：12, 2007
14) Doyle TL, et al：Reliability of traditional and fractal dimension measures of quiet stance center of pressure in young, healthy people. *Arch Phys Med Rehabil* **86**：2034-2040, 2005
15) Negahban H, et al：Non-linear dynamical features of center of pressure extracted by recurrence quantification analysis in people with unilateral anterior cruciate ligament injury. *Gait Posture* **31**：450-455, 2010
16) Schmit JM, et al：Deterministic center of pressure patterns characterize postural instability in Parkinson's disease. *Exp Brain Res* **168**：357-367, 2006
17) Schmit JM, et al：Dynamic patterns of postural sway in ballet dancers and track athletes. *Exp Brain Res* **163**：370-378, 2005
18) Collins JJ, et al：Open-loop and closed-loop control of posture：a random-walk analysis of center-of-pressure trajectories. *Exp Brain Res* **95**：308-318, 1993
19) 今井覚志, 他：片側下腿感覚入力遮断後の立位姿勢制御：Stabilogram-diffusion 解析による検討. 理学療法学 **36**：101-108, 2009
20) 清水勝利, 他：直立姿勢維持に対する視覚・体性感覚の影響について. *Equilibrium Res* **52**：621-628, 1993
21) Yeh JR, et al：Nonlinear analysis of sensory organization test for subjects with unilateral vestibular dysfunction. *PLoS One* **9**：e91230, 2014
22) Mujdeci B, et al：Evaluation of balance in fallers and non-fallers elderly. *Braz J Otorhinolaryngol* **78**：104-109, 2012
23) Moraes R, et al：Monocular vision and increased distance reducing the effects of visual manipulation on body sway. *Neurosci Lett* **460**：209-213, 2009
24) Fox CR：Some visual influences on human postural equilibrium：binocular versus

monocular fixation. *Percept Psychophys* **47**：409-422, 1990
25) Isotalo E, et al：Monocular versus binocular vision in postural control. *Auris Nasus Larynx* **31**：11-17, 2004
26) Jessop D, et al：The regulation of vestibular afferent information during monocular vision while standing. *Neurosci Lett* **441**：253-256, 2008
27) Lê TT, et al：Distance impairs postural stability only under binocular viewing. *Vision Res* **46**：3586-3593, 2006
28) 三浦佳世：知性と感性の心理学．岩波書店，2007
29) Berencsi A, et al：The functional role of central and peripheral vision in the control of posture. *Hum Mov Sci* **24**：689-709, 2005
30) King EC, et al：The use of peripheral vision to guide perturbation-evoked reach-to-grasp balance-recovery reactions. *Exp Brain Res* **207**：105-118, 2010
31) Lee DN, et al：Visual proprioceptive control of standing in human infants. *Percept Psychophys* **15**：529-532, 1974
32) Lee DN, et al：Visual proprioceptive control of stance. *J Hum Mov Stu* **1**：87-95, 1975
33) Rosenbaum DA（著），関谷　昇（監訳）：動作の仕組み—からだを動かす原理の探求．三輪書店，2012
34) 樋口貴広，他：身体運動学—知覚・認知からのメッセージ．三輪書店，2008
35) Warren WH Jr：Visually controlled locomotion：40 years later. *Ecol Psychol* **10**：177-219, 1998
36) Warren WH Jr, et al：Optic flow is used to control human walking. *Nat Neurosci* **4**：213-216, 2001
37) Lee DN：Visuo-motor coordination in space-time. Stelmach GE, et al（eds）：Tutorials in motor behavior. North-Holland, Amsterdam, 1980, pp281-295
38) O'Connor KW, et al：Postural adaptations to repeated optic flow stimulation in older adults. *Gait Posture* **28**：385-391, 2008
39) Sundermier L, et al：Postural sensitivity to visual flow in aging adults with and without balance problems. *J Gerontol A Biol Sci Med Sci* **51**：M45-52, 1996
40) Simoneau M, et al：Aging and postural control：postural perturbations caused by changing the visual anchor. *J Am Geriatr Soc* **47**：235-240, 1999
41) Holliday PJ, et al：Video recording of spontaneous falls of the elderly. Gray BE（ed）：Slips, stumbles, and falls—pedestrian footwear and surfaces. American society for testing and materials, Phyladelphia, 1990, pp7-16
42) 田中伸浩，他：触知覚メカニズムと指・皮膚構造．バイオメカニズム学会誌 **38**：47-52, 2014
43) Nielsen J, et al：Evidence suggesting a transcortical pathway from cutaneous foot afferents to tibialis anterior motoneurones in man. *J Physiol* **501**（Pt 2）：473-484, 1997
44) 藤原勝夫：姿勢制御と感覚刺激．宮村実晴（編）：ニュー運動生理学Ⅰ．真興交易，2014, pp66-74
45) Diener HC, et al：The significance of proprioception on postural stabilization as assessed

by ischemia. *Brain Res* **296**:103-109, 1984
46) Mauritz KH, et al：Characteristics of postural instability induced by ischemic blocking of leg afferents. *Exp Brain Res* **38**:117-119, 1980
47) Imai S, et al：Motor strategies responsible for maintaining standing posture after deafferentation of the unilateral leg. *Arch Phys Med Rehabil* **86**:2027-2033, 2005
48) Kavounoudias A, et al：Foot sole and ankle muscle inputs contribute jointly to human erect posture regulation. *J Physiol* **532**:869-878, 2001
49) 木藤伸宏, 他：足底感覚と運動器疾患. 理学療法 **23**:1262-1272, 2006
50) Simoneau GG, et al：Postural instability in patients with diabetic sensory neuropathy. *Diabetes Care* **17**:1411-1421, 1994
51) Horak FB, et al：Somatosensory loss increases vestibulospinal sensitivity. *J Neurophysiol* **86**:575-585, 2001
52) Verschueren SM, et al：The effect of aging on dynamic position sense at the ankle. *Behav Brain Res* **136**:593-603, 2002
53) 崎田正博, 他：加齢による下肢感覚機能の変化と立位姿勢制御に対する影響. 健康科学 **32**:39-50, 2010
54) 大久保仁, 他：足蹠圧受容器が重心動揺に及ぼす影響について. 耳鼻咽喉科臨床 **72**:1553-1562, 1979
55) Palluel E, et al：Do spike insoles enhance postural stability and plantar-surface cutaneous sensitivity in the elderly？*Age（Dordr）* **30**:53-61, 2008
56) Morioka S, et al：Effects of plantar hardness discrimination training on standing postural balance in the elderly：a randomized controlled trial. *Clin Rehabil* **23**:483-491, 2009
57) Morioka S, et al：Effects of perceptual learning exercises on standing balance using a hardness discrimination task in hemiplegic patients following stroke：a randomized controlled pilot trial. *Clin Rehabil* **17**:600-607, 2003
58) Nakano H, et al：Influence of planter hardness discrimination training on center-of-gravity sway while standing on one leg：a randomized controlled trial. *J Phys Ther Sci* **23**:741-744, 2011
59) Peterka RJ, et al：Dynamic regulation of sensorimotor integration in human postural control. *J Neurophysiol* **91**:410-423, 2004
60) Doumas M, et al：Adaptation and reintegration of proprioceptive information in young and older adults'postural control. *J Neurophysiol* **104**:1969-1977, 2010
61) Vuillerme N, et al：The effect of expertise in gymnastics on proprioceptive sensory integration in human subjects. *Neurosci Lett* **311**:73-76, 2001
62) Lion A, et al：Differentiated influence of off-road and on-road cycling practice on balance control and the related-neurosensory organization. *J Electromyogr Kinesiol* **19**:623-630, 2009
63) Perrin P, et al：Judo, better than dance, develops sensorimotor adaptabilities involved in balance control. *Gait Posture* **15**:187-194, 2002
64) Nielsen J, et al：H-reflexes are smaller in dancers from The Royal Danish Ballet than in

well-trained athletes. *Eur J Appl Physiol Occup Physiol* **66**：116-121, 1993
65) Isableu B, et al：Differential integration of kinaesthetic signals to postural control. *Exp Brain Res* **174**：763-768, 2006
66) Kluzik J, et al：Differences in preferred reference frames for postural orientation shown by after-effects of stance on an inclined surface. *Exp Brain Res* **162**：474-489, 2005
67) Jeka JJ, et al：Fingertip contact influences human postural control. *Exp Brain Res* **100**：495-502, 1994
68) Jeka JJ, et al：The role of haptic cues from rough and slippery surfaces in human postural control. *Exp Brain Res* **103**：267-276, 1995
69) Riley MA：Postural Stabilization for the control of touching. *Hum Mov Sci* **18**：795-817, 1999
70) Kouzaki M, et al：Reduced postural sway during quiet standing by light touch is due to finger tactile feedback but not mechanical support. *Exp Brain Res* **188**：153-158, 2008
71) 木村哲也：体性感覚を生かしたバランス調整能．体育の科学　**63**：466-471，2013
72) Lackner JR, et al：Fingertip contact suppresses the destabilizing influence of leg muscle vibration. *J Neurophysiol* **84**：2217-2224, 2000
73) Tremblay F, et al：Postural stabilization from fingertip contact：I. Variations in sway attenuation, perceived stability and contact forces with aging. *Exp Brain Res* **157**：275-285, 2004
74) 神崎素樹：ヒトの直立姿勢保持機構に及ぼす指先接触の効果．大築立志，他（編）：姿勢の脳・神経科学―その基礎から臨床まで．市村出版，2011，pp36-50
75) 神崎素樹：指先接触と立位安定．宮村実晴（編）：ニュー運動生理学Ⅰ．真興交易，2014，pp86-96
76) Johannsen L, et al：Interpersonal light touch assists balance in the elderly. *J Mot Behav* **41**：397-399, 2009
77) 中山明峰：めまいの解剖学的・生理学的理解．理学療法　**28**：537-542，2011
78) 永雄総一：眼球運動．宮村実晴（編）：ニュー運動生理学Ⅰ：真興交易，2014，pp113-122
79) 野村泰之：前庭・平衡機能と重力適応．バイオメカニズム学会誌　**34**：17-22，2010
80) St George RJ, et al：The sense of self-motion, orientation and balance explored by vestibular stimulation. *J Physiol* **589**：807-813, 2011
81) Inglis JT, et al：Effect of galvanic vestibular stimulation on human postural responses during support surface translations. *J Neurophysiol* **73**：896-901, 1995
82) Horak FB：Postural compensation for vestibular loss. *Ann N Y Acad Sci* **1164**：76-81, 2009
83) Allum JH, et al：Review of first trial responses in balance control：influence of vestibular loss and Parkinson's disease. *Hum Mov Sci* **30**：279-295, 2011
84) 浅井友詞，他：前庭機能障害によるめまいと平衡異常に対する理学療法．理学療法　**28**：571-578，2011
85) Creath R, et al：Limited control strategies with the loss of vestibular function. *Exp Brain Res* **145**：323-333, 2002

86) Vuillerme N, et al：Attentional demand for regulating postural sway：the effect of expertise in gymnastics. *Brain Res Bull* **63**：161-165, 2004
87) Lacour M, et al：Posture control, aging, and attention resources：models and posture-analysis methods. *Neurophysiol Clin* **38**：411-421, 2008
88) Teasdale N, et al：On the cognitive penetrability of posture control. *Exp Aging Res* **19**：1-13, 1993
89) Bloem BR, et al：The "posture second" strategy：a review of wrong priorities in Parkinson's disease. *J Neurol Sci* **248**：196-204, 2006
90) Zijlstra A, et al：Do dual tasks have an added value over single tasks for balance assessment in fall prevention programs？ A mini-review. *Gerontology* **54**：40-49, 2008
91) Verghese J, et al：Validity of divided attention tasks in predicting falls in older individuals：a preliminary study. *J Am Geriatr Soc* **50**：1572-1576, 2002
92) Ashburn A, et al：Predicting fallers in a community-based sample of people with Parkinson's disease. *Gerontology* **47**：277-281, 2001
93) Bateni H, et al：Resolving conflicts in task demands during balance recovery：does holding an object inhibit compensatory grasping？ *Exp Brain Res* **157**：49-58, 2004
94) Bateni H, et al：Assistive devices for balance and mobility：benefits, demands, and adverse consequences. *Arch Phys Med Rehabil* **86**：134-145, 2005
95) Yardley L, et al：Interference between postural control and mental task performance in patients with vestibular disorder and healthy controls. *J Neurol Neurosurg Psychiatry* **71**：48-52, 2001
96) Vuillerme N, et al：Effects of a reaction time task on postural control in humans. *Neurosci Lett* **291**：77-80, 2000
97) Prado JM, et al：Postural sway during dual tasks in young and elderly adults. *Gerontology* **53**：274-281, 2007
98) Wulf G：Attention and motor skill learning. Human Kinetics, Champaign, 2007
99) Wulf G（著），福永哲夫（監訳）：注意と運動学習―動きを変える意識の使い方．市村出版，2010
100) Mitra S, et al：Divergent effects of cognitive load on quiet stance and task-linked postural coordination. *J Exp Psychol Hum Percept Perform* **39**：323-328, 2013
101) Reynolds RF：The ability to voluntarily control sway reflects the difficulty of the standing task. *Gait Posture* **31**：78-81, 2010
102) Ueta K, et al：Effects of voluntary and automatic control of center of pressure sway during quiet standing. *J Mot Behav* **47**：256-264, 2015
103) Danna-Dos-Santos A, et al：Is voluntary control of natural postural sway possible？*J Mot Behav* **40**：179-185, 2008
104) 山田　実，他：肩関節周囲炎患者における機能改善とメンタルローテーション能力の関連性．理学療法学　**36**：281-286, 2009
105) 山田　実，他：肩関節周囲炎患者における簡易型メンタルローテーション介入の効果．理学療法科学　**24**：459-462, 2009

106) Kawasaki T, et al : Relationship between mental rotation of body parts and postural stability during quiet stance. *J Imagery Res Sport Phys Act* **9**：39-46, 2014
107) Kawasaki T, et al : Immediate beneficial effects of mental rotation using foot stimuli on upright postural stability in healthy participants. *Rehab Res Practice*：890962（7pages）, 2013
108) Jansen P, et al : Object-based and egocentric mental rotation performance in older adults : the importance of gender differences and motor ability. *Neuropsychol Dev Cogn B Aging Neuropsychol Cogn* **21**：296-316, 2014
109) Yasuda K, et al : Immediate beneficial effects of self-monitoring body movements for upright postural stability in young healthy individuals. *J Bodyw Mov Ther* **16**：244-250, 2012
110) Yasuda K, et al : Intervention of self-monitoring body movement has an immediate beneficial effect to maintain postural stability. *J Novel Physiother* **2**：118, 2012
111) Jacobson BH, et al : The effect of T'ai Chi Chuan training on balance, kinesthetic sense, and strength. *Percept Mot Skills* **84**：27-33, 1997
112) Li JX, et al : Effects of 16-week Tai Chi intervention on postural stability and proprioception of knee and ankle in older people. *Age Ageing* **37**：575-578, 2008

第2部
中枢・身体・環境の協調

第5章
歩行制御

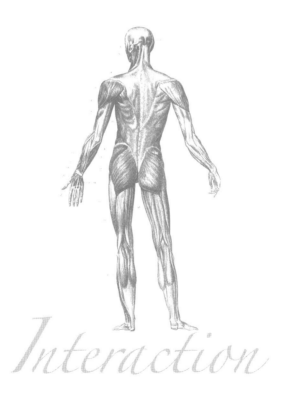

第1節
歩行の予期的調整

　本章では，歩行の制御におけるさまざまな調整作用について解説する．歩行時のバランス維持の仕組みは，立位姿勢時のバランス維持の仕組みとオーバーラップする部分も多い．歩行では，振り出した下肢が環境に作用することで，さまざまな感覚情報が生起する．中枢神経系は，この感覚情報を受容することで状況を把握し，事後の司令内容を微調整する結果，常に安定したバランスを維持することができる．このようにみれば，歩行は立位姿勢と同様，筋骨格系と環境の相互作用によって生み出される情報に反応する形で，バランスが維持されるという側面がある．

　ただし，歩行時は立位時と異なり，自己が移動する．このため，ほんの僅かな時間の中で，自己（身体）と環境の関係性が劇的に変化しうる．したがって，歩行の制御においては遠方の状況をいち早く把握し，バランスの崩れを未然に防ぐための予期的な調整が不可欠となる．第1節では，こうした予期的調整作用に着目して，歩行制御の仕組みを考える．第2節では，それ以外の知覚的・認知的調整作用が，歩行の制御にどのように貢献しているかについて解説する．

視覚に基づく予期的調整

視線と歩行

　視覚は，遠方の状況を正確に把握するという点において，他の感覚に比べてはるかに有益な情報を提供している．このため，歩行の予期的調整作用に着目するということは，必然的に視覚の役割に着目することになる．

視覚情報に基づく歩行の予期的制御は，筆者の研究の専門である．そのため，その概要については，拙著[1,2]，ならびに関連論文[3,4]などにおいて，何度となく解説をしてきた．こうした文書に触れたことのある読者諸氏においては，既知の情報については読み飛ばしていただき，新規の情報にのみ目をとおしていただければ幸いである．

　歩行を予期的に制御するために歩行中の視線は，おおむね遠方，かつ進行方向に向けられている．「第4章 姿勢制御」でも紹介したように，進行方向に視線を向けていれば，オプティックフローの情報に基づき，目標到達点へ向かっているかを把握できる（第4章の図4-1-12を参照）．また，進行方向に障害物があっても，障害物に近接するタイミングを予測できる．このような性質から，視線は歩行の先導役を担うともいえる．英語では，こうした視線と歩行の関係性について「We are moving as we are looking」，もしくは「We are looking where we are moving」と表現される．

　不整地を歩く場合や段差をまたぐ場合のように，通路に関する情報が重要な場合には，視線は通路に向けられる．ここで重要なことは，視線の中心は足元ではなく，少なくとも数メートル先に向けられるということである．つまり，たとえ視線が歩行通路に向けられる場合でも，視覚情報に基づいて歩行を予期的に制御するという性質は変わらない．

　歩行制御に必要な視覚情報は，決して視線の中心にある情報だけではない．たとえ視線が遠方を捉えていたとしても，周辺視野をとおして下肢周辺の路面状況の情報がモニターされている．こうした周辺視野の情報のおかげで，たとえ不意に障害物が登場し，その障害物に視線を動かす時間的余裕がなかったとしても，安全に回避できる[5]．足元周辺の視覚情報は，不整地のように通路の状況が悪い場合には特に重要である．例えば，不整地場面で足元がみえない状況をつくると，下肢周辺の情報が周辺視野で捉えられるように，頭部を前傾させることもある[6]．

　方向転換をする際には，体幹の動きに先行して視線が方向転換する先を捉える．その後，頭部の回旋，体幹の回旋と続いていく（図5-1-1）．やはりここでも，視線が歩行の先導役となる性質は変わらない．視線の先導的

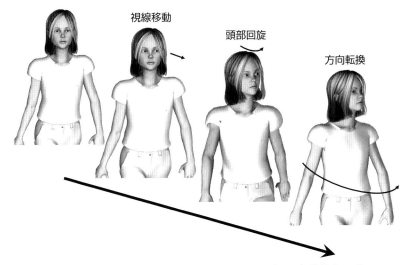

図 5-1-1　方向転換時にみられる視線と頭部の先導的な回旋

な回旋には，スムーズに方向転換をするためのいくつかの機能があると考えられている．第1に，これから向かう先の環境情報をいち早く知覚することで，方向転換動作を予期的に制御する機能である．第2に，頭部の回旋が運動連鎖的に体幹の回旋をスムーズに引き出すという機能である．第3に，眼球を動かすために大脳の前頭眼野から出力された運動司令の遠心性コピーが，体幹の回旋角度の計算のために利用されるという機能である．遠心性コピーとは，いわば電子メールの cc（carbon copy）機能のように，運動司令がどのような内容であるかを伝えるための情報である．

　特にこの第3の機能については，たとえ暗闇で方向転換動作をさせても（すなわち，視線の先導的回旋が視覚情報の獲得に役立たない状況でも），視線の先導的な回旋は確かに起こるという報告により，実証されている[7]．また上肢のリーチングにおいても，やはり上肢動作に先行して，視線が先導的に回旋してターゲットを捉える[8]．視線が空間のどこに固定されたのかという遠心性コピーの情報を手がかりとして，動作がスムーズに制御されるという特性は，さまざまな行為に共通するといえよう．

なお，視線と頭部の先導的な回旋が起こるのは，方向転換に十分な時間的余裕がある場合に限定される．例えば，歩行中に不意のタイミングで目の前に水たまりや障害物をみつけて，慌てて避けるような場面では，視線・頭部・体幹がほぼ同タイミングで目的方向へ回旋する[9]．こうした状況では，たとえ運動の精度が若干落ちたとしても，瞬時に身体全体の方向を転換しなくてはいけないため，むしろこうした方略が有益である．

片麻痺者における歩行中の視線行動

　一部の片麻痺者においては，特に歩行通路に危険物がない安全な状況でも，視線が下向き傾向になる場合がある．理学療法士の吉田啓晃は，かつて筆者のもとで大学院生として研究を行い，この現象について検討した[10]．対象は発症から3カ月以上が経過し，自立歩行できる片麻痺者12名（平均50.4歳）であった．10m区間での最速歩行課題における視線位置を測定した結果，確かに片麻痺者は同年齢の健常者に比べて，床面に視線を向ける傾向が顕著であった（図5-1-2）．ただし，すべての片麻痺者が足元をみて歩くわけではなかった．個人差に関連する要因を検討した結果，歩行機能が低いほど（歩行速度が低い，歩幅が狭いといった特徴が顕著なほど），足元をみて歩きやすいことがわかった．一方，麻痺や感覚障害の程度と，視線パターンとの間には，明確な関連性はみられなかった．つまり，必ずしも麻痺や感覚障害の代償として視線が下を向いているわけではなかった

　さらに吉田は，視線が床面に向けられる一つの理由は，周辺視野を使って足元周辺の情報を得やすくなるためではないかと考え，歩行中に足元がみえないように細工をしたうえで，30名の片麻痺者（平均60.0歳）に10m区間での最速歩行課題を行ってもらった[11]．その結果，片麻痺者のうち，歩行中の下向き傾向が高い片麻痺者の場合，麻痺側がみえない条件において，歩行速度の減速や体幹動揺の増大が認められた（図5-1-3）．この結果から，一部の片麻痺者において下向き傾向が高くなる理由の一つは，麻痺側下肢を視野内に収めることで，下肢の制御を安定させるためではないかと考えられた．

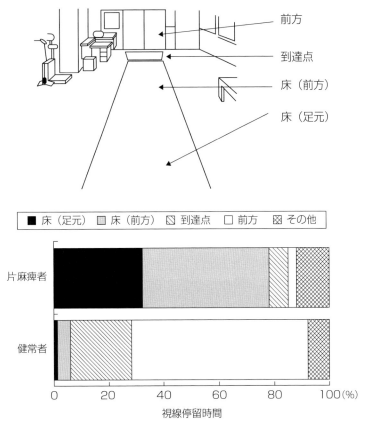

図 5-1-2　片麻痺者と健常者における 10 m 区間での最速歩行課題遂行中の視線停留位置　(文献 10)より引用)
片麻痺者が床に視線を停留させながら歩いていることがわかる

　なお，この 2 つ目の実験においても，片麻痺者の歩行機能が低いほど，下向きで歩く傾向が高くなった．その一方，麻痺や感覚障害の程度と，下向きで歩く傾向との関連は顕著ではなかった．よって，単純に麻痺・感覚障害の代償として視覚情報を利用するというよりも，低い歩行能力を補う方略の一つとして利用している印象を受ける．実際，別の研究においては，転倒しやすいと主観的に感じている度合が高い高齢者ほど，通路におかれた複数の障害物を回避して歩く際に下向きになる傾向がみられた[12]．麻痺

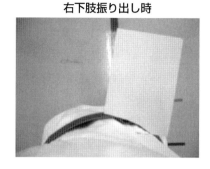
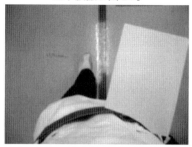

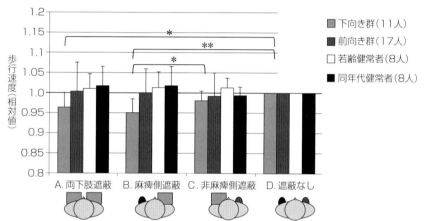

図 5-1-3　歩行中に下肢の視覚情報を遮蔽することが歩行速度に及ぼす影響
(文献 11) より引用)

　片麻痺者は，歩行中の下向き傾向の有無により，下向き群と前向き群に分類して比較した．遮蔽がない条件での歩行速度を1.0とした時の相対値として，各条件での歩行速度を表現した．麻痺側下肢が遮蔽された2つの条件（AとB）において，下向き群の歩行速度が遅くなる傾向がみられた．＊は5%レベルの有意差，＊＊は1%レベルの有意差

の有無にかかわらず，下肢の制御やバランスに対する不安感により，視覚に依存して慎重に歩行しようとしているのかもしれない．

　方向転換時においても，一部の片麻痺者においては，図 5-1-1 で紹介したような視線と頭部の先導的な回旋がみられないという報告がある[13]．この研究では8名の片麻痺者（平均65.0歳）および年齢をそろえた健常高齢

者を対象として,交差点に差しかかる間際に左右いずれかの矢印が出たら,その方向に交差点を曲がるという歩行課題を実施した（**図 5-1-4**）．交差点を曲がる際に，視線，頭部，体幹（胸部，骨盤）が回旋するタイミングを測定し，視線と頭部の先導的な回旋がみられるかを検討した．その結果,片麻痺者の中でも特に歩行速度が遅いケースの場合,方向転換が麻痺側方向であれ，非麻痺側方向であれ，視線と頭部の回旋が体幹の回旋と同時かあるいは体幹の回旋後にみられた．これらの結果から，歩行機能が十分でない片麻痺者の場合,視線や頭部の回旋を用いてスムーズに方向転換をすることができず,バランスを崩しやすい状況にあることを示唆した．

視線の動きの独立性

　視線が歩行の先導役を担うためには,視線位置を歩行動作と独立して制御できる自由度があることが前提条件となる（自由度については,第3章第2節を参照）．先ほど紹介したように,一部の片麻痺者においては,眼球運動をその他の身体部位と独立して動かすことが難しいため,方向転換時に同タイミングで動いてしまう．回復初期で自立度の低い片麻痺者の場合,歩行中に視線を動かそうとするだけでバランスが崩れることもあるという[2]．視線の動きが身体の動きに対して独立していない問題については,脳性麻痺児においてもしばしば指摘される[14]．こうしたケースの場合,頭部と独立に視線を動かす訓練により,視線を歩行の先導役として機能させるための準備をすることが必要かもしれない．

　一般に,運動の（再）学習初期は,自由度を拘束することで制御を単純化しようとする．視線の動きの独立性が低いのも,こうした制御の単純化に付随する現象であろう．このように考えると,視線の動きの独立性は,動作の分節化（異なる身体部位が独立して動けるようになること）がある程度達成できる時期に,（再）獲得されると予想される．

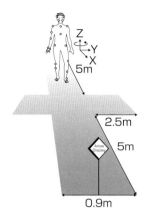

a. 交差点に差しかかる間際に左右いずれかの矢印が出たら，その方向に交差点を曲がるという歩行課題．健常高齢者と片麻痺者を対象に実施した

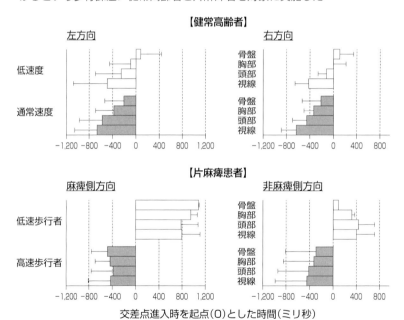

b. 交差点を曲がる際の視線，頭部，体幹（胸部，骨盤）の回旋のタイミング

図 5-1-4　片麻痺者の方向転換動作に関する研究　（文献 13)より改変引用）

健常高齢者の場合，体幹の回旋に先立って視線と頭部が回旋している．これに対して片麻痺者のうち，特に低速歩行者は，3 カ所すべてがほぼ同時のタイミングで回旋するか，視線と頭部が遅れて回旋している

障害物の回避

障害物回避に伴う接地位置変更のルール

「第3章 理論的枠組み」でも紹介したように，障害物を回避する場面においては，それをまたいだり，体幹をひねって隙間をすり抜けたり，迂回したりと，歩行パターンを大きく修正しなくてはならない（第3章の図3-1-2を参照）．こうした動作修正は，通常，障害物に到達する数歩前には，すでに始まっている[15,16]．こうした特性から，障害物回避動作を詳細に検討することで，歩行の予期的制御に関する多くの知識を得ることができる．

歩行中に水たまりがあり，それを避けて歩くとしよう．歩幅を延長もしくは短縮することで，水たまりに接地するのを避けることもできるだろう（図5-1-5）．また，歩幅を調整するかわりに，接地位置を内側もしくは外側に変更することも可能であろう．歩行中の接地位置を状況に即して調整する行為（alternative foot placement）に着目した研究によれば，調整後の接地位置は，以下の3つのルールに基づき決定されるという[17,18]．

① 調整後の接地位置と当初の接地位置との差が最小であること（minimum foot displacement）．
② 安定性が保障されること（stability）．
③ 前方移動を妨げないこと（maintenance of forward progression）．

第1のルールは，運動の経済性（energy cost）の観点から，効率的な動作を選択するというルールである．第2と第3のルールは，バランスを維持しながら前進移動するという，歩行の大原則に沿ったルールである．

どのルールが最優先されるべきか（すなわち，各ルールに対してどの程度の重みづけをするのか）については，文脈によって異なる．障害物が遠くからみえており，調整後の接地位置を決めるのに十分な時間がある場合には，第1のルールである，運動の経済性を考慮した調整がなされる．その結果，内側の接地頻度と外側の接地頻度を比較すると，当初の接地位置との差が小さい内側接地の頻度が，外側接地の頻度よりも高くなる[15]．つ

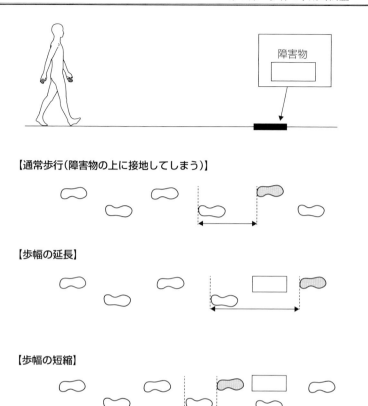

図 5-1-5　障害物を回避するための歩幅の調整　(文献 18) より改変引用)
　歩幅の延長・短縮のいずれにおいても，その修正は障害物に達する数歩前から始まっていることに注意されたい．

まり，内側接地のほうが外側接地よりも支持基底面が狭くなる方略であることを考慮すれば，ここでは運動の経済性に関する重みづけが大きかったことがわかる．

　一方，不意に接地位置の調整を余儀なくされる場合には，何よりも安全性が優先されるため，第2と第3のルールの重みづけが大きくなる．歩幅の調整でいえば，歩幅を延長する方略のほうが，歩幅を短縮する方略よりも圧倒的に選択されやすくなる[19]．一定速度で歩いている時に急激に歩幅

を狭くすると，足部を中心とした前方周りのモーメントにより，前方への転倒につながることもある．こうしたリスクを避けるうえでも，歩幅を延長する方略が通常の状況以上に好まれるといえよう．

　高齢者や片麻痺者の場合，若齢者に比べて安全性を優先する方略がさらに選択されやすくなる．ある研究では，トレッドミル上での歩行中に，不意のタイミングで登場する障害物を，歩幅の調節によって即時的に回避させるという実験を行った（図5-1-6）[19,20]．その結果，高齢者と片麻痺者のいずれも，たとえ歩幅の短縮のほうが効率的な場合でも，歩幅を延長することで接触を回避しようとした（表5-1-1）．こうした傾向は，第4章の姿勢制御においても「posture-first strategy」として指摘したように，安全性を重視する高齢者の特性を反映していると思われる．

　なお，安全性を優先する方略がとられるにもかかわらず，高齢者や片麻痺者は，若齢健常者に比べて障害物への接触率が高かった（それぞれ，表5-1-1，図5-1-7）．Weerdesteynら[19]は，高齢者は状況に応じて柔軟に方略を変えることが難しくなるため，一つの方略にステレオタイプしていくことも，歩幅の延長だけが繰り返される原因の一つではないかと考察している．たしかに，このような原因を考えれば，障害物との接触率が高くなる理由も説明ができる．さらに片麻痺者の場合，患側肢で障害物を回避する場合だけでなく，健側肢で障害物を回避する場合にも，誤って障害物を踏んでしまう確率が高い[20]．この結果から，片麻痺者における障害物回避の困難性の問題は，単に患側レベルの局所的な問題ではなく，両下肢の制御に関わるグローバルな問題であると推察される．

障害物のまたぎ動作①——制御の予期性

　段差のような障害物をまたぐ場面では，その障害物に合わせて足を高く上げることと同様に，適切な位置でまたぎ動作を開始することが重要である．その位置が近すぎても遠すぎても，先導脚が障害物に接触してしまう．障害物をまたぐ際の接地位置を調べた研究によれば，またぎ動作を開始する位置の再現性は，その1歩前の接地位置の再現性よりも高い[21]．このこ

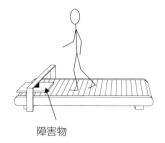

障害物

図 5-1-6　トレッドミル上での障害物回避動作を測定する実験課題　（文献 19, 20) より引用）

障害物（長さ 40 cm，幅 30 cm の板材．鉄のチップが散りばめられている）が，電磁石によりフレームに取り付けられている．さまざまなタイミングで障害物がフレームから離れ，トレッドミル上を移動する．実験参加者はこの障害物を安全に回避することが求められる

表 5-1-1　図 5-1-6 の実験課題において歩幅の延長と短縮がみられた総試行数　（文献 18) より引用）

		回避成功 (A)	回避失敗 (B)	失敗率 (%) (B/(A+B)×100)
若齢者	歩幅延長	318	8	2.5
	歩幅短縮	136	41	23.2
高齢者	歩幅延長	360	40	10.0
	歩幅短縮	13	90	87.4

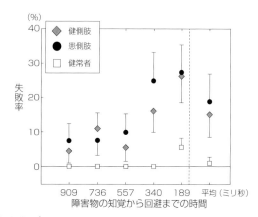

図 5-1-7　片麻痺者が患側肢・健側肢において障害物を回避した場合の回避失敗率　（文献 20) より引用）

片麻痺者は健側肢においても失敗率が高かったことに注目されたい

とからも，障害物に近くなるほど，同じ位置に接地するように歩幅が調整されていることがわかる．

障害物をまたぐ際の下肢の制御に利用される情報は，**図 5-1-8** のようにまとめられる．先導脚と後続脚のいずれに対しても重要なのは，遠方で得られる段差の情報である．この情報を有益に利用することで，障害物の位置に合わせてあらかじめ接地位置を調整することができる．障害物にアプローチし，それをまたぐまでの視線行動を測定した研究によれば，障害物に対して視線を向けたのは，障害物に到達する 2 歩前までであった[22]．障害物をまたぐ 1 歩手前の時点では，視線は障害物ではなく，その先に向けられていた．つまり，障害物に対する視覚情報の獲得は，障害物をまたぐ一歩前にはおおむね終了していると考えられる．

たとえ，障害物に差しかかる数 m 手前で視覚情報を遮断したとしても，多くの場合，障害物に接触せずにまたぐことができる[23]．またぎ動作の特性は変化しうるものの，遠方で獲得された視覚情報があれば，障害物を安全に回避するための運動計画を立てることはできる．ただし，視覚情報を遮断した直後に立ち止まると，障害物に対する接触率が有意に増加する．遠方で得られた視覚情報だけで正確なまたぎ動作が実行できるのは，視覚情

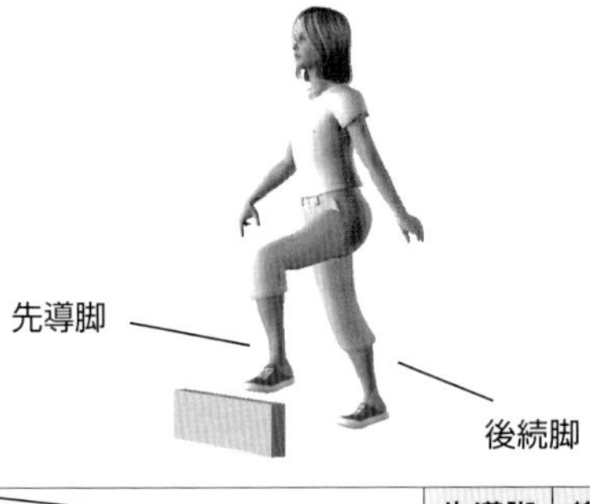

	先導脚	後続脚
遠方で獲得した視覚情報	○	○
下方周辺視野のオンライン情報	○	—
先導脚の制御に関する運動性情報	—	○

図 5-1-8　先導脚と後続脚の制御に利用される情報

が獲得できていた時と同一の移動特性が維持されている場合といえよう．

あらゆる状況下でまたぎ動作を安全に実行するためには，遠方で得られる視覚情報だけでなく，オンラインで得られる足元周辺の視覚情報も重要である．たとえ遠方にある障害物を見つけたとしても，その障害物の位置や状態が不変とは限らない．また，不意に段差の存在に気づくこともある．こうした状況に対処するためには，段差などの障害物に直接視線が向けられていなかったとしても，下方周辺視野によって，足元の安全性がモニターされている必要がある．逆にいえば，足元周辺の視野情報があれば，歩行通路上に不意に障害物が現れ，その障害物に対して視線を向ける時間的余裕がなかったとしても，障害物を回避することができる[5]．

足元周辺の視野を制限した条件で段差をまたぐと，視野制限がない時に比べて，またぎ動作を開始する位置が遠くなってしまう．つまり，足元周辺の視野が確保できないと，障害物と下肢との位置関係を厳密に保持することができなくなる．しかし，段差の位置にポールを設置し，足元の視野が制限されても障害物の位置がわかるように操作すると，またぎ動作を開始する位置は視野制限がない条件と変わらない（**図 5-1-9**）[24]．このことから，足元周辺の環境情報がわかれば，下肢の動きを下方周辺視野でモニターしなくても，正確なまたぎ動作が遂行できるといえる．

障害物のまたぎ動作②——後続脚の制御

障害物をまたぐ際の後続脚は，視野から完全に外れている．よって，後続脚が障害物をまたいでいる際中に，オンラインで得られる足元周辺の視野は，原則として後続脚の制御には関与しない．これは，四足動物が後肢で段差をまたぐ際も同様である．ネコを対象とした研究によれば，後肢の制御には，周辺視野の情報の代わりに，前肢がまたぎ動作をした際の運動性情報が利用されている．

ある研究では，段差に関する視覚情報がどの程度長く保持され，後肢の制御に利用されるのかを，ネコを対象に検討した（**図 5-1-10**）[25]．対象となったネコは，前肢で段差をまたいだ後（**図 5-1-10a** の左側），もしくは前

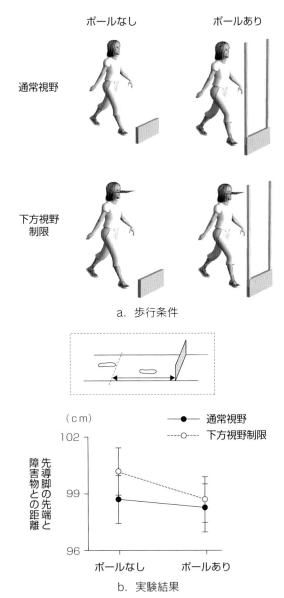

図 5-1-9　障害物をまたぐ際の下方周辺視野の役割　（文献 24）より引用）
　参加者は，下方の周辺視野を利用できないように細工をしたゴーグルを着用して，段差をまたいだ．ポールの存在によって障害物の位置がわかる条件では，下方周辺視野を制限しても，通常視野と同様の位置でまたぎ動作を開始できた

肢で段差をまたぐ前（図 5-1-10a の右側）に，餌を食べるために立ち止まった．実験では，この餌を食べている間に段差を床下に下ろし，その後に餌を取り上げて再び歩行を開始させた．すでに段差は存在しないので，歩行再開後に後肢を段差に合わせて高く上げる必要がなかった．それでもネコが後肢を高く上げたとすれば，それは立ち止まる前の記憶情報に基づき制御されているといえる．

　実験の結果，歩行再開後にネコが段差に合わせて後肢を高く上げたのは，前肢で段差をまたいだ後に立ち止まった場合だけであった．この結果は，前肢で段差をまたいだ際に発生した情報が，段差に関する記憶情報として後肢の制御に利用されていることを示唆する．興味深いことに，この記憶情報は 10 分程度も持続する場合があるという．

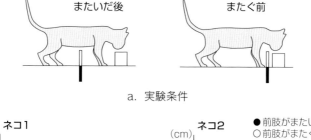

a．実験条件

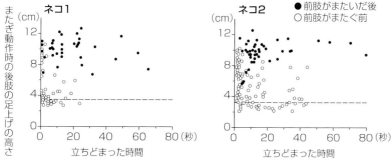

b．2 匹のネコにおける段差をまたぐ際の後肢（つま先）の高さ

図 5-1-10　ネコにおける段差またぎ動作時の後肢の制御　（文献 25）より引用）
　前肢の動作情報が得られる条件（左）と得られない条件（右）の 2 条件が設定された．いずれのネコにおいても，前足でまたいだ直後であれば（図の●の条件），立ち止まってから 1 分以上経過していても，ほぼ正確に段差の高さを覚えていることがわかる

最近になって，同様の現象が人間を対象とした場合にも確認された[26]．この研究では，階段の昇段動作における階段とつま先との距離（すなわち安全マージン）を測定対象として，ネコの研究と同様の問題を検討した．事前の検討として，参加者が昇段の直前まで十分に階段の高さを観察できたとしても，昇段時に視覚情報が得られなければ，視覚が利用できる昇段時よりもつま先を高く上げ，安全マージンを大きくとることがわかった．つまり，直前に得られた視覚情報だけでは，下肢を正確に制御するための十分な記憶情報とはならないことを確認した．そこで次の検討として，2段昇段できる条件（すなわち，昇段の運動情報が得られる条件）で同じ検討を行った．その結果，視覚を制限してから10秒経過しても，昇段時の安全マージンは視覚が利用できる昇段時と有意差がなかった．この結果から，人間においても，昇段動作に関わる運動性情報が記憶情報として下肢の制御に寄与している可能性を示唆する．

　これらの結果を総合すると，後続脚の制御については，足元周辺の視野情報に基づくフィードバック制御が困難な代わりに，先導脚が段差をまたいだ際の運動性情報（体性感覚情報，もしくは遠心性コピーの情報）が利用されていると推察される．

運動性の情報と協調

　障害物の動作をまたぐ際の後続脚の制御には，先行して障害物をまたいだ先導脚の制御に関する運動性情報が利用されている．また，方向転換の際は，眼球を動かすための運動指令の遠心性コピーが，体幹の回旋角度の計算のために利用される．これらの知識から，先行する運動が次なる運動に利用されるという方式によって，運動の協調性が生み出される側面があることがわかる．このような知識に基づけば，例えば片麻痺

者の麻痺側部位に対するリハビリテーションにおいては，健側部位の運動との連動性の中で麻痺側部位を動かす，といった考え方も有用であろう．特に，歩行のような周期性をもつ動作については，健側肢の運動性情報を有効利用できるような制御を促す方法を立案するという発想は，理に適っているように思われる．

隙間通過行動

　ここでは，狭い隙間を通り抜ける場面に着目する．たとえ隙間を作り出す壁や他者と接触しても，それが直接転倒に結び付くことは少ない．この点が，段差のような障害物をまたぐ場面でのつまずきと異なる点である．このような特性をもつこともあり，隙間通過行動は，高齢者の転倒予防やリハビリテーションに携わる専門家にとっては，必ずしも有用な知識とは受け止められていない印象を受ける．しかしながら，身体と環境がいかに協調して安全な行動を生み出すのかということについて，隙間通過行動は豊富な情報を提供する．特に，体幹を回旋する行動の観察から，歩行中に得られる隙間幅の情報が，身体サイズ（通常の場合，肩幅に代表される前額面上の寸法）との相対関係として知覚され，歩行が絶妙に調整されることが明らかとなっている（図 5-1-11）．以下に，そうした知識の一端を紹介する．

　狭い隙間に遭遇した時，その隙間が自分の身体幅（肩幅）の1.3倍よりも狭い時には，体幹を回旋して通り抜けようとする．このことを明らかにした先駆的研究[27]では，2枚の暗幕を隙間に見立て，若齢者にさまざまな大きさの隙間を通過してもらった．その結果，隙間幅を身体幅の相対値として表現した場合，体格にかかわらず，この相対値の大きさに基づいて体幹の回旋角度が調整されていることがわかった．体幹の回旋がみられるのは，隙間幅が肩幅の1.3倍以下の場合であった．

　筆者は約10年にわたり，隙間通過時の体幹回旋行動に着目して研究を

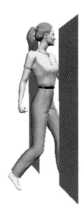

図 5-1-11　狭い隙間を通り抜ける際の体幹回旋行動

行っている．その経験によれば，少なくとも日本人を対象とする場合，体幹を回旋し始める隙間幅は，身体幅の1.1倍から1.2倍と，先駆的研究[27]よりもやや狭い幅であった．また，その調節度合についても個人差が存在した．よって，すべての人がまったく同じ様式で行動を調整しているわけではないという印象をもっている．

　その一方で，非常に印象深いのは，個人内では一貫した調整がみられるということである．隙間を通り抜ける際の条件が多少変化しても，その個人にとって最適な体幹回旋行動が，隙間幅と身体幅の相対値と関連づけられた形で実現されている．その一例が，荷物などの物を持って歩く場面での体幹回旋行動である．日常生活においては，手にカバンや買い物袋を持って歩く機会が少なくない．この場合，必要となるスペースは荷物の形状によっては，通常よりも広くなる．よって，隙間幅と身体幅の相対値の情報は，安全に通り抜けられるための実質的な意味を持たない．しかし，われわれは実際このような場面においても，荷物の寸法を考慮したうえで接触の有無を適切に判断している．例えば，筆者ら[28]の実験では，両手に長さ63 cmの平行棒を持つなど，通常の歩行時よりも広いスペースが必要な場面を複数設定し，その際の回避行動を通常の歩行時と比較した．その結果，

両手に平行棒を持った場合でも，隙間を通過する際の体幹の回旋角度は，隙間の大きさと平行棒の長さの相対関係に従って規則的にコントロールされていた（図5-1-12）．

　図5-1-12を詳細に検討すると，何も持たない条件よりも，平行棒を持った条件のほうが，同じ相対値の隙間に対して体幹の回旋角度がわずかに小さい．最近の筆者らの研究により，これはあらゆる「身体＋物」の条件において一定の（たいていは，必要最小限の）空間マージンが作り出せるように，体幹の回旋角度が調節されているためであることがわかった[29]．実は「身体＋物」の幅が広いほど，身体幅と隙間幅の相対値が同じ場合には，最小の空間マージンを生み出すために必要な体幹角度が小さくて済む．つまり，図5-1-12における2つの歩行条件にみられた，回旋角度のわずかな違いは，無駄のない調整を意図した結果としてみられる現象と考えられる．

　ただし，どのような環境においても必要最小限の空間マージンを生み出すことだけを目標に，体幹回旋行動が調整されているわけではない．アメリカンフットボールの選手のように，走って密集を突破するような場面では，歩行の場面よりも体幹の回旋角度は大きくなり，大きな安全マージンが作り出される[30]．また，変化のある環境では，固定されて動かない隙間を通り抜ける場合よりも大きなマージンがとられる[31]．つまり，身体幅と隙間幅の相対値で一意に体幹角度を決めてしまうといったシンプルな制御をせずに，状況に応じて最適な行動を選択できる能力が，われわれの安全な歩行を支えているといえよう．

　これまで紹介してきた隙間通過行動の研究では，隙間幅と身体の「横幅」との関係，すなわち前額面上の身体サイズとの相対関係として，行動が調整されるプロセスが検討されてきた．最近，妊娠中の女性を対象として，前額面方向の身体の拡張に対して隙間通過行動を調整できるかという，興味深い検討がなされた（図5-1-13）[32]．この研究では，11名の妊娠女性を対象に，横向きの状態で（体幹を90°回旋した状況で）通り抜けられる最小の隙間幅を正確に判断できるかについて検討した．その結果，参加者は妊娠週数に伴い体形が変化しても，ほぼ正確に最小の隙間幅を判断できるこ

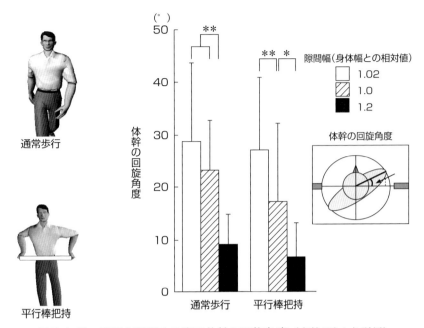

図 5-1-12　隙間を通過する際の体幹の回旋角度（文献 28)より引用）
棒グラフは隙間幅（体幹の回旋なしに通過できるスペースの何倍か）に対応している．平行棒を持った場合にも，平行棒と空間の大きさの相対関係に応じて，適切に体幹の回旋角度が調整されている．＊は5％レベルの有意差，＊＊は1％レベルの有意差

とがわかった．妊娠中であれ出産後であれ，判断誤差は約1.6 cmであった．この誤差は，過去に若齢者において測定された判断誤差[34]と同程度であり，妊娠に伴う体形変化に適応しているといえる．

さらに，これまで紹介してきた研究ではいずれも，実験参加者は必ず隙間を通り抜けるように教示されている．日常生活においては，わざわざ狭い隙間に対して体幹を回旋して通り抜けるよりも，別の道を迂回したほうが効率がよい（つまり，運動の経済性という観点からみて無駄がない）場合もあるだろう．最近の研究によれば，狭い隙間を通り抜けるよりも，迂回する方法を選択するのは，隙間幅が身体幅の1.4倍よりも狭い場合であるという[35]．この研究では，2つの大きなポールで隙間をつくり，隙間の両

第1節 歩行の予期的調整　279

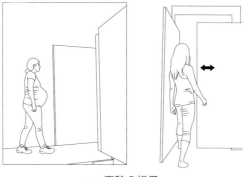

a. 実験の様子

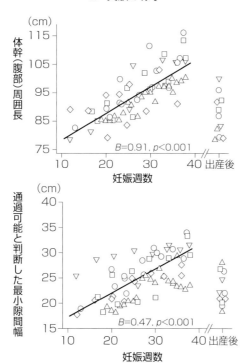

b. 妊娠週数に伴う体幹（腹部）周囲長（上），および通過可能と判断された最小の隙間幅（下）

図 5-1-13　妊娠中の女性を対象とした隙間通過行動の測定　（文献 32, 33）より改変引用）

図の各マークは，個々の参加者を表している

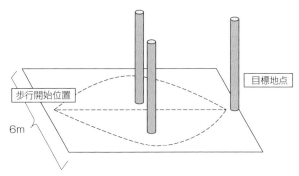

図 5-1-14　隙間を迂回できる選択肢がある実験環境　（文献 35) より引用）

サイドに迂回スペースをつくった（図 5-1-14）．実験の結果，隙間幅が身体幅の 1.4 倍よりも狭い場合には，迂回のルートを選択することがわかった．つまり，身体幅との相対値に変換された隙間幅の情報は，体幹回旋行動の調節にとどまらず，どのようなルートで目的地に向かうのかという行為の選択にも利用されていることがわかる．

パーキンソン病患者や高齢者の隙間通過行動

　大脳基底核の機能に問題があるパーキンソン病患者の中には，隙間通過の場面において「すくみ足」の症状をみせるケースがある．このため，パーキンソン病患者を対象とした隙間通過行動の研究は比較的多い．Cowieら[36]は，パーキンソン病患者 10 名を対象とし，サイズの異なる 3 つの隙間（肩幅と等倍，1.25 倍，1.5 倍）を通り抜けてもらう課題を実施した．その結果，隙間が狭くなるにつれて，通過直前に歩行速度を極端に減少させたり，歩幅を極端に狭くしたりすることがわかった（図 5-1-15）．隙間が狭い場合に歩行速度を下げたり，歩幅を狭くしたりする現象自体は，健常成人においてもみられる現象であり，決してそれ自体が問題行動というわけではない[28]．しかしながらパーキンソン病患者の場合，隙間の狭さに対して過剰反応していることが問題であり，すくみ足にもつながると考えられる．

　この研究では，さらにパーキンソン病患者に対してドーパミン作用増強

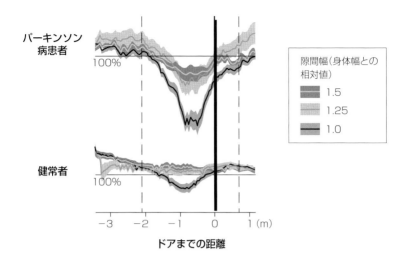

図 5-1-15　隙間にアプローチしてから通過するまでのパーキンソン病患者の歩行速度（典型例）（文献 36）より引用）

隙間幅が狭いほど（相対値の値が小さいほど），ドアの手前で速度を急激に減速させている

薬を投薬し，大脳基底核の機能を補助することで，隙間通過時の問題行動が改善されるかを検討した．なお，隙間がない状況下での歩行速度や歩幅は，投薬後に統計的に有意に改善していることを確認している．その結果，通過直前に歩行速度を極端に減少させたり，歩幅を極端に狭くしたりする傾向は，投薬後も変化がなかった．以上のことから，すくみ足につながりうる極端な速度低下や歩幅の減少は，大脳基底核の問題ではないと結論づけられた．Cowie らは，視覚情報に基づく運動の制御には運動前野が深く関与することから，運動前野に関わる経路に問題があるのではないかという推察をしている．

高齢者を対象とした隙間通過行動の検討も行われている[37]．それによれば，高齢者は若齢者に比べて，より広い隙間幅から体幹回旋行動を始めるという（図 5-1-16）．さらに高齢者の場合，各隙間幅に対する体幹回旋角度のばらつき（試行間変動性）も大きかった．これら 2 つの結果を関連づけて考えれば，高齢者の場合，行動に若干の不安定さがあることも考慮して，

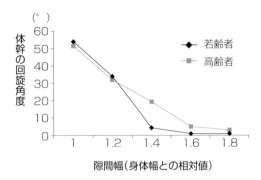

a．各隙間幅に対する体幹回旋角度

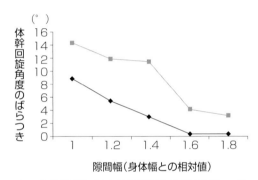

b．各隙間幅に対する体幹回旋角度のばらつき

図 5-1-16　隙間通過時の体幹回旋角度に関する高齢者と若齢者の比較　（文献37）より引用）

高齢者は隙間幅が身体幅の1.6倍になった段階で，隙間通過時の体幹回旋が始まる

少し広い隙間幅から体幹を回旋させて通過するのかもしれない．筆者らの研究室でも最近，高齢者や片麻痺者を対象として，隙間通過行動の特性を明らかにする研究に着手した．残念ながら未発表のデータであり，本書における詳細な説明できないものの，高齢者や片麻痺者の特性が垣間みえる興味深い現象がいくつかみられている．こうした研究の継続により，隙間通過行動に着目することが転倒予防やリハビリテーションにも有用であることを示していきたい．

動いている障害物の回避

　人込みの中で衝突を避ける場合のように，日常生活では動いている人や物との接触を回避する場合がある．動いている障害物の回避を対象とした研究を概観すると，遠方の段階で接触の可能性を予期して，動作を修正し始めるという予期的特性がみられる．この点は，これまで紹介してきた内容と変わりない．ただし，動いている障害物を回避する場合には，障害物を通過する直前の動作修正が，静止する障害物の回避よりも重要な役割を果たしていることがわかる．

　ある研究では，歩行中にマネキンが右から歩行進路を遮るという場面を設定し，その回避方略を検討した（図 5-1-17）[31]．この場面で接触回避に最も有効な方略は，マネキンの後ろを通り抜けるという方略である．実験の結果，参加者はマネキンが動き出した直後に（マネキンに到達するおよそ6歩前に），マネキンの背後に回り込めるように，歩行軌道を右側へシフトさせることがわかった．しかし，マネキンとの接触回避のために歩行軌道を大きく変えるのは，マネキンに到達する1.5 m 前（およそ2歩前）であった．マネキンが，遠くで予測したとおりに動くとは限らない．こうした可能性を考えると，遠方で得られる視覚情報に基づき，歩行軌道をある程度修正しておき，障害物を回避する最終局面で，オンラインのフィードバック情報も利用しながら，確実に衝突を回避するのが有益な方略といえよう．

　2名の人が歩く場面では，互いが互いの歩行軌道を予測して，接触の有無を判断することになる．ある研究では，2名の実験参加者がそれぞれ目標地点に対して歩行し，その途中で衝突の危険がある状況を作り出した（図 5-1-18 a）[38]．この研究では，「われわれは両者が最接近する時の距離（minimum predicted distance）を計算し，衝突を回避している」という仮説のもと，行動観察を行った．その結果，実験参加者が接触を回避するために歩行軌道を修正するのは，この最接近距離が1 m 以内であると予測される場合であることがわかった（図 5-1-18 b）．

　衝突回避のための歩行軌道を詳細に分析した結果，歩行軌道の修正は，

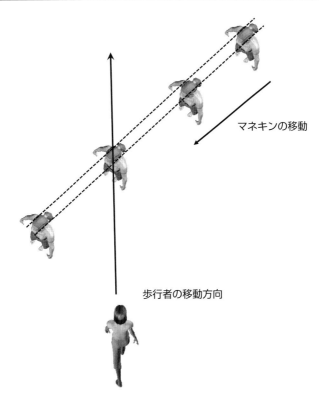

図 5-1-17　動くマネキンとの衝突回避を検討する実験　（文献 31) より改変引用）

観察（observation），反応（reaction），微調整（regulation）という 3 段階に分類された．歩行軌道の修正が開始されるのは，お互いの位置を視認できる瞬間から通過するまでの時間を 100％とした時に，最初の 10％程度の時間が経過した時点であった．つまり，最初のわずかな時間に相手の動きを「観察」して，その内容に基づき予期的に歩行軌道を修正するという「反応」をする．こうした修正は最接近する 20％程度前には終了し，残りはその軌道（接触回避のために選んだ最接近距離）を維持するように「微調整」していくのである．

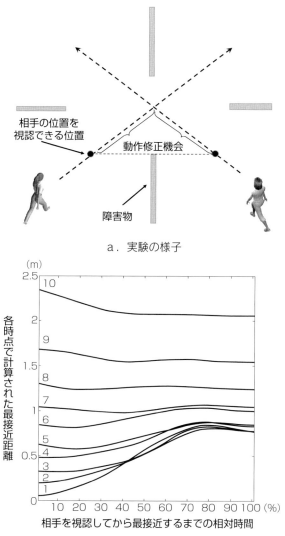

a. 実験の様子

b. 時間経過に伴う最接近距離の計算値の推移

図 5-1-18　2 人の参加者が衝突を回避して歩く行動についての研究（文献 38）より改変引用）

　相手の動きを視認できた瞬間の最接近距離によって，データを 10 に分割した（b の各軌道の左端に付記された番号が，10 の各軌道に対応）．歩きながら最接近距離を延ばすような修正が起きたのは，最接近距離が 1 m 以下の場合であることがわかる（軌道の 1〜6）．軌道の修正は，実際に最接近する 20% 程度手前で終わっている

歩行の予期的制御のサポート

　歩行を予期的に制御するためには，視線を遠方に向けて，先の環境情報を監視しておく必要がある．しかしながら，運動機能が低下している片麻痺者の場合，足元に視線を向けて歩行する傾向があり，視線の本来もつ役割が果たされていないことがある（次節では，転倒危険性が高い高齢者においても，同様の傾向がみられることを紹介する）．さらに，運動機能が低下している片麻痺者は，方向転換時に視線と頭部の先導的な回旋がみられないこともある．視線の先導的な回旋は，スムーズな体幹回旋の誘導を導きうることから，こうした問題については，リハビリテーションを通じてどのように改善していくか，検討する価値があるであろう．

　図 5-1-19 は，対象者が歩行を予期的に制御できるか，また視線を先導的に動かすことができるかについて，観察しやすい状況を想定したものである[39]．ここでは適当な大きさの周回歩行コース（例えば 10 m×10 m）を複数の対象者に歩いてもらう．右回りの歩行者と左回りの歩行者を同時に歩かせることで，他者との接触を回避することが求められる．さらに，通路に靴やスリッパなど，障害物となるものをやや乱雑に置くことで，足元周辺の管理も必要となる．次節で紹介する，「注意と歩行」の問題も合わせて考慮すると，この課題を誰かと会話しながら行い，デュアルタスク（二重課題）状況をつくるということも有用であろう．こうした状況下において，障害物を回避できるかといった点や，視線が先導的に回旋しているかといった点に着目することで，その歩きぶりを全体的に評価することができる．

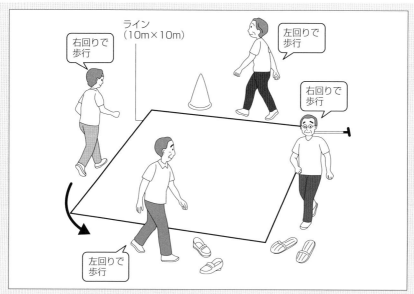

図 5-1-19　歩行の予期的制御の評価を念頭においた周回歩行のイメージ
　　　　　（文献 39）より引用）

　床にさまざまな障害物を置き，同時に歩行する人数とその方向を操作することにより，バリエーションをつけることができる

第2節

歩行の調整―その他の特性

前庭感覚と歩行制御

直流前庭刺激の影響①―進行方向の維持

　第4章の第1節「姿勢の知覚制御」で述べたように，両耳の後ろ（両側の乳様突起）に直流前庭刺激を呈示すると，前庭系が興奮して立位姿勢が陽極方向に傾く．歩行の最中に直流前庭刺激を呈示しても，少なくとも一過性には，歩行の軌道が陽極方向に偏位することが多い．

　4〜5m先にある目標地点を一度視認させた後，閉眼の状態で目的地点に向かって歩いてもらうとする．歩いている最中に前庭系に直流前庭刺激を呈示した場合，歩行軌道がどのように偏位するかについては，2つのパターンが報告されている（図5-2-1）．第1のパターンは，千鳥足のように陽極に傾きつつも，目標地点に到達することができるパターンである[40,41]．第2のパターンは，目標値からどんどん遠ざかっていくパターンである[42,43]．

　実は，2つのパターンのどちらを一般的現象なのかと捉えることにより，前庭感覚が歩行制御に及ぼす捉え方が，大きく異なってくる．第1のパターンの場合，直流前庭刺激によって一時的なバランスの崩れがあったとしても，目標地点がどこにあるかがわかっているので，結局は目標地点に到達することができる．つまり，目標地点と自分との空間関係は，前庭感覚に外乱が入っても正確に知覚できている．よって，歩行中の進行方向の維持に，前庭感覚はあまり寄与していないことになる．

　実際，前庭機能喪失者を対象とした研究の中には，前庭感覚は歩行中の

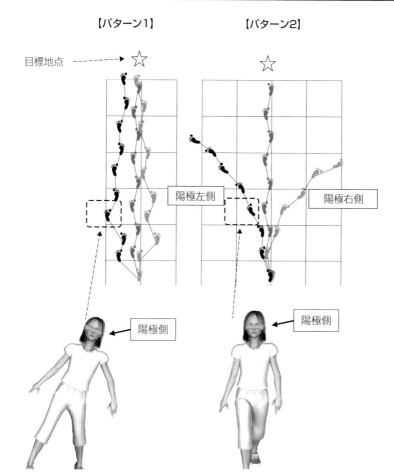

図 5-2-1 直進歩行中に直流前庭刺激を呈示した場合の歩行軌道の偏位例
(文献 40) より改変引用)

　パターン1の場合, 陽極方向への姿勢の崩れにより, 一時的に軌道が偏位するものの, 目標地点に到達することができる. パターン2の場合, 姿勢の崩れはみられないが, 自己運動に伴う目標地点との空間関係の変化を正確に知覚できないため, 軌道が陽極方向へ偏位し続ける

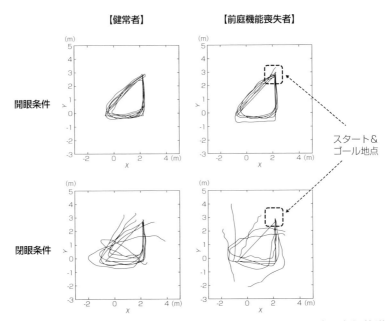

図 5-2-2　前庭機能喪失者が三角形の歩行経路で歩行した時の歩行軌道
（文献 44）より引用）

直線的な移動時の空間関係ではなく，曲がり角を曲がる時のように，回旋動作時に重要な役割を果たしていることを示すものもある[44]．この研究では，閉眼状況下でスタート地点から三角形の歩行経路を歩行し，再びスタート地点に戻るという課題を用いた．実験の結果，前庭機能喪失者の問題は，コーナーを曲がる際に顕著に生じることがわかった（**図 5-2-2**）．前庭機能喪失者は，最初の直線的な歩行においては，健常者とほぼ変わらない歩行軌道を描いた．しかし，コーナーを曲がるたびに，どの程度の回旋軌道を描いたかの知覚が不十分となるため，結果としてスタート地点から非常に遠いところに到達する場合がある．ただし，歩行距離そのものは健常者と変わっておらず，自分がどの程度の距離を歩いたかの知覚は正確であることがわかった．これらの結果から，前庭感覚は回旋を伴う自己運動の最中に，自己と環境との空間関係を知覚することに重要な役割を果たすのでは

ないかと考えられる．

　直流前庭刺激が歩行に及ぼす影響について，仮に第1のパターンが一般的現象であったとしても，下肢の体性感覚情報が利用困難な状況においては，前庭感覚情報が直線軌道やバランスの維持にも重要な役割を果たす．ある研究では，高齢者と若齢者を対象に，狭い通路を歩いている時に直流前庭刺激を呈示した[45]．その結果，高齢者であれ若齢者であれ，通路上に柔らかいフォームを置いて下肢の体性感覚情報が利用困難な状況にした場合のみ，直流前庭刺激を呈示することで体幹の左右動揺量が増加した．通路が硬い床面である場合には，直流前庭刺激の影響はみられなかった．これらの結果から，下肢の体性感覚情報の利用可能性によって，前庭感覚情報に対する重みづけが強化されることが示唆される．

直流前庭刺激の影響②—目標地点からの逸脱

　これまで説明してきた第1のパターンと違い，第2のパターン（つまり，歩行軌道が目標値からどんどん遠ざかっていくパターン）の場合，前庭感覚は歩行の直線的軌道の制御に重要な役割を果たしていることになる．ある研究では，閉眼状況下での直線歩行課題において，歩行周期の特定のタイミングでのみ，直流前庭刺激を呈示した[42]．呈示したタイミングは，踵接地のタイミング（接床，両脚支持），立脚中期（片脚支持），つま先離床のタイミング（前遊脚）のいずれかであった．その結果，踵接地のタイミングで直流前庭刺激を呈示する条件において，接地位置が最も陽極方向に逸脱した（図5-2-3）．歩行中の体幹の動揺量については，刺激呈示のタイミングによる違いはみられなかった．以上の結果を考えると，前庭感覚は，直線的な軌道を描いて歩行する場合の下肢の制御に重要な役割を果たしていると考えられる．

　こうした2つのパターンの違いがどのように作り出されるのか，またどちらがより一般的現象なのかについては，現状では定かでない．刺激強度が強い場合（刺激に対する姿勢応答が起こる閾値の数倍の強度を呈示した場合）[43]や，頸部を屈曲させてやや下向きで歩く場合[40]に，第2のパターン

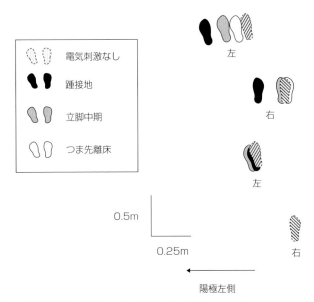

図 5-2-3　歩行周期の特定のタイミングで直流前庭刺激を呈示した場合の歩行軌道の偏位　(文献 42)より引用)
踵接地のタイミングで直流前庭刺激を呈示した場合に，接地位置が陽極方向へ大きく逸脱した

が出現しやすいという指摘もある．

注意と歩行

デュアルタスク条件下での歩行

「第4章　姿勢制御」でも紹介したように，デュアルタスク（二重課題）条件下における運動パフォーマンスを検討することにより，その運動の実行に対して注意がどの程度必要なのかを，間接的に探ることができる．歩行研究においても，デュアルタスク条件下でのパフォーマンスを測定することで，歩行の制御に対する注意の関与や，さらには高齢者の転倒危険性についての検討が可能となる．

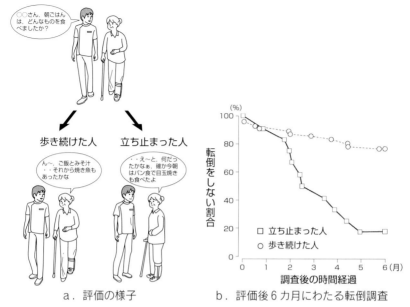

図 5-2-4　歩行中の質問に対して立ち止まって回答するかどうかの評価
（文献 46,47）より引用）
b については，縦軸の値が高いほど，転倒していない高齢者の割合が高い

　こうした研究の中で最も著名な研究は，Lundin-Olsson ら[46)]によって行われた研究であろう．この研究が報告したのは，歩行中の高齢者に対して質問をした時，立ち止まって回答する人は，転倒危険性が高いというものであった．研究は平均 80.1 歳の高齢者 58 名を対象に行われ，歩いている途中に実験者が質問をするという評価を行った．対象者は歩き続けたままその質問に答えればよいのだが，12 名の対象者は，一度立ち止まってから回答を始めた．この評価後の 6 カ月にわたり，日常生活での転倒歴を追調査したところ，驚くべきことに，質問に対して立ち止まって回答した 12 名のうち 10 名が，6 カ月以内に転倒を経験していることがわかった．この転倒率は，歩き続けながら回答することができた残り 46 名の対象者の転倒率と比べて，圧倒的に高かった（**図 5-2-4**）．

　転倒危険性の評価法は数多くある．しかし，どんなに信頼性の高い評価

法であっても，その評価法一つだけで転倒危険性の高さを精度よく予測するというのは非常に困難である．にもかかわらず，この研究ではとても簡単な評価法で転倒危険性を見抜くことができたという点で，関連領域の専門家に大きなインパクトを与えた．この評価法は，「Stop Walking While Talking（SWWT）」テストとも呼ばれる．

SWWTテストに関する追試的研究は，数多く行われている．例えば，ある研究では，より簡便に，かつ客観的な指標を測定できる手法として，8 mの歩行区間で一つの質問をするという手続きにより，SWWTテストと同様の評価を行った[48]．その結果，対象とした17名の高齢者（平均86.3歳）のうち，8名が質問をした際に立ち止まった．また，質問によって立ち止まった高齢者は，質問後も歩き続けた高齢者に比べて，歩行中の左右方向（前額面方向）の動揺が大きいことがわかった．

SWWTテストは，「質問に答える」という認知性負荷を歩行中に与えることになる．Lundin-Olssonら[49]は，これとは別のテストとして，Timed Up and Go（TUG）テスト（椅子から立ち上がり，3 m先のコーンを回って，再び椅子に座るまでの時間を計測する）を主たる歩行課題として，コップを持ちながら歩くという運動性の負荷を与えることの影響を検討した．42名の高齢者（平均79.7歳）を対象として検討した．その結果，コップを持つことで，何も持たない時よりもTUGテストの所要時間が4.5秒以上長くなってしまう高齢者は，その後6カ月以内に転倒する確率が高かった（図5-2-5）．この結果は，歩行に対する運動性の負荷であっても，高齢者の転倒率を予測できることを示唆している．なお，パーキンソン病患者を対象とした最近の研究によれば[50]，運動性負荷を与えたTUGテストの成績よりも，認知性負荷（実験者により与えられたランダムな数字から3を引きながら歩く）を与えたTUGテストの成績のほうが，過去の転倒の有無を正確に予測できたという．このような結果を考慮すると，運動性負荷や認知性負荷のインパクトは，対象によって異なるといえよう．

日本国内でも，SWWTテストを積極的に利用しようとする取り組みがある．例えば，井上[47]は簡便な転倒リスクの評価項目の一つとして，この

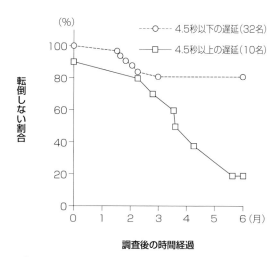

図5-2-5 コップを持って歩くという運動性負荷を与えた時の TUG テストの成績により,転倒発生率を予測できることを示した研究 (文献49)より引用)

評価を導入した．井上によれば，質問に対して立ち止まるかどうかは，質問の内容，すなわちどのような記憶情報を検索すべきなのかの影響を受けるという．特に，「昨日は何を食べましたか？」といった，エピソード記憶に関する質問をした場合に立ち止まりの現象が頻出しやすいと報告している．

ただし，必ずしも SWWT の有効性を検討した多くの研究が，Lundin-Olsson らの研究結果を支持したわけではなかった．脳卒中者63名（平均68.4歳）を対象とした研究[51]では，対象者のうち 26 名が，質問された直後に立ち止まった．しかし，立ち止まるかどうかによる転倒危険性の予測力は，Lundin-Olsson らが報告したほど高くはなかった．Lundin-Olsson ら[46]の研究に対する追試が必ずしもうまくいかない理由がいくつか考えられる．ここで紹介した脳卒中者対象の研究では，質問された直後に立ち止る対象者は，運動機能が低く，抑うつ傾向が高かった．つまり，質問によって立ち止まるという現象は，必ずしも質問に答えるという認知的負荷の影

響だけにその原因を帰属できない可能性がある．

また，Bloemら[52]は，一般論として，誰かに質問された時に意図的に立ち止まることもあるなど，立ち止まる理由の多義性について指摘した．例えば，ある人は質問を考えながら歩くとバランスを崩すことを自覚して意図的に立ち止まったかもしれない．またある人は，社会的礼儀として，会話をしている人にきちんと顔を向けて話すために立ち止まったかもしれない．このように考えると，質問された直後に立ち止まるという現象は，いつでもデュアルタスク能力が低いことを示すものではないといえよう．こうした多義性を考えれば，SWWTテスト単独で転倒危険性を予測するのではなく，複数の評価指標の一つとして有効利用すべきであろう．

高齢者のposture-first strategy—歩行の場合

「第4章 姿勢制御」では，高齢者のデュアルタスク条件下における立位姿勢バランスは，必ずしも若齢者と顕著な違いがみられないことについて説明した．これは，高齢者であっても立位姿勢バランスの維持を最優先するためであると考えられる(posture-first strategy)．その結果として，デュアルタスク課題における若齢者との違いは，主として二次課題として利用された課題の成績に表れる．こうした特性は，歩行中のバランス維持においてもあてはまるだろうか．

さまざまな研究を概観すると，歩行についても，デュアルタスク条件下において，歩行課題の成績低下よりも二次課題として利用された認知課題の成績低下のほうが顕著であるという報告が，比較的多くみられる．例えば，ある研究では189名の高齢者を対象に（平均80.9歳，糖尿病者，脳卒中などさまざまな病歴をもつ高齢者が参加），歩行中にアルファベットを1字飛ばしで回答する（"a"から始まる場合，"a, c, e…"と発話する）というデュアルタスク条件の課題を行った[53]．実験では，「アルファベット課題に集中してください」と教示した条件と，「アルファベット課題と歩行課題の両方に集中してください」と教示した条件の歩行速度が，歩行だけを行った条件（つまり，シングルタスクとしての歩行課題の実施）の速度に比べ

て，どの程度低下するかを検討した．その結果，アルファベット課題のみに集中するよう教示した条件のほうが，両方に集中するよう教示した条件よりも，歩行速度の低下が大きかった（それぞれ28.3％と26.4％）．2つの課題のいずれも重要な条件の場合には，歩行課題を優先するため，歩行速度の低下が一定レベルに抑えられたと解釈できる．

　しかし，こうした報告とは逆に，デュアルタスク条件下で歩行課題の成績が低下してしまうと結論づける研究も少なくない．「第4章　姿勢制御」では，一部のパーキンソン病患者において，デュアルタスク状況下で立位姿勢を最優先とした方略をとることができず，姿勢動揺量の増大といった現象がみられることを説明した（posture-second strategy）[52]．こうした先行知見を背景として，ある研究ではパーキンソン病患者と健常高齢者（いずれも平均70歳程度）を対象に，デュアルタスク条件下での30m区間歩行の成績を比較した．二次課題として利用した認知課題は，事前に指定されたアルファベットで始まる単語を，できるだけたくさん再生するというものであった．実験の結果，いずれの対象者においても，デュアルタスク条件下ではシングルタスク条件下に比べて，歩幅のばらつきが増大するなど，歩行のパフォーマンス低下がみられた．少なくともこの実験に参加した高齢者は，認知課題とのデュアルタスク条件下において，posture-first strategy を完全には維持できなかったといえる．

　また，別の研究では，バーチャルリアリティ環境と連動したトレッドミル上での歩行課題を用いて，やはり高齢者がデュアルタスク条件下で歩行パフォーマンスを低下させたことを報告している[54]．この研究では，高齢者24名（平均66.9歳）と若齢者24名を対象に，道幅（広い，狭い）と道路の傾斜（なし，あり）を組み合わせた4つの歩行条件をつくった．参加者は，できるだけ早く，かつ道路から足を踏み外さないで歩くことが求められた．二次課題として利用した認知課題には，3-back課題という課題を用いた．この課題では，ランダムな数字が約2秒間隔でスピーカーから連続呈示される中で，現在の数字が3つ前の数字と一致していたら，「tap」といって知らせるという，比較的難易度の高い課題であった（例えば，1 7

387528…という数字列であれば，アンダーラインを引いた7を聞いた直後に「tap」という）．

　4つの各歩行条件をデュアルタスク条件下で実施し，シングルタスク条件下での結果と比較検討した結果，3-back課題については，歩行課題が難しくなるほど，正答数が低下した（図5-2-6）．この現象自体は，posture-first strategy としてみられる典型的な結果ともいえる．しかしながら，高齢者は歩行課題においても，狭い道幅の条件において足を踏み外す回数が多くなった．つまり，この研究に参加した高齢者は，認知課題とのデュアルタスク条件下において，posture-first strategy を完全には維持できなかったといえる．

　ただし，高齢者が posture-first strategy が維持できないという実験結果を，バランス能力の低下と結び付けて考えるのは，いささか早計な印象を受ける．特に，前述のバーチャルリアリティ研究の場合[54]，認知課題の難易度が比較的高い．加えて，バーチャルに設定された道から足を踏み外しても，バランスを崩すことはない．こうしたことを考えると，高齢者がデュアルタスクとしてのパフォーマンスを総合的に維持するために，狭い道幅に対して正確に接地することを重視しなかった可能性もある．実際，歩行速度自体はデュアルタスク条件でも低下しておらず（むしろ統計的に有意に増大した），歩行のパフォーマンス全体がデュアルタスク条件下で低下したわけではない．posture-first strategy の現象がみられるかどうかは，課題の性質など，文脈による影響を受けるのだろう[55]．

パーキンソン病患者の「逆説的歩行」と注意

　前節の「隙間通過行動」のセクションでも紹介したように，パーキンソン病患者は，隙間の存在といった視覚性の要因で，すくみ足が生じることがある．ところがその一方で，床面に横断歩道のような横線（縞模様）を付与することで，逆にすくみ足が改善されることもある．視覚性の要因の影響に関する，このような矛盾した状況を考慮し，縞模様の付与がもたらす歩行改善のことを，逆説的歩行（paradoxical gait）と呼ぶことがある．

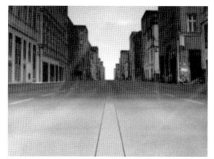

a．トレッドミルと連動して風景が動くバーチャルリアリティ環境

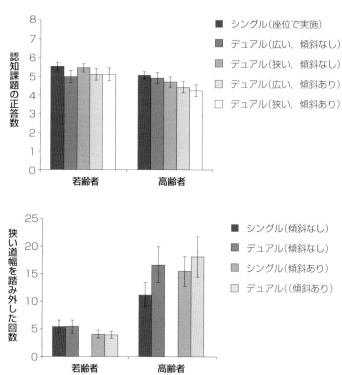

b．各歩行条件における認知課題の成績（上図），および歩行課題の成績（下図；狭い道幅条件で道を踏み外した数）

図5-2-6　バーチャルリアリティ環境を利用した，デュアルタスク条件下での歩行研究　（文献54）より引用）

縞模様の存在によって逆説的歩行が生じるのは，縞模様が視覚的手がかりとなって，パーキンソン病患者の注意を下肢（またはその近傍）に引き付けるからではないか，という考え方がある[56]．こうした考え方を，注意誘導説という．一般に，パーキンソン病患者においては，大脳基底核が関与する運動制御機構がうまく機能していない場合が多い．大脳基底核は，歩行速度や歩幅，歩行周期のような歩行パターンを自動的に制御することに関与する[57,58]．したがって，この経路が損傷を受けると，歩行の自動的な調整が困難になると予想される．注意誘導説では，足元に引いた縞模様が視覚的な手がかりとなって，パーキンソン病患者の注意を下肢の制御に誘導する結果，自動的な制御の問題が克服され，すくみ足が改善するのではないかと考える．特に，パーキンソン病患者に対して「縞模様に接地してください」という教示を与えることで，下肢の動きに注意を誘導する効果がさらに高まるという指摘もある[59]．

パーキンソン病患者のバランス能力が，デュアルタスク条件下において顕著に低下するという現象（posture-second strategy）も，パーキンソン病患者にとって立位姿勢の保持中や歩行中のバランス維持に注意を向けることが重要であることを示唆している[52]．実際，パーキンソン病患者を対象として，その場で一回転する（360°回転）という動作課題をデュアルタスク条件下で行うと，シングルタスク条件下で行う場合よりもすくみ足が発生する[60]．こうした現象から，やはりパーキンソン病患者においては，下肢を動かしながらバランスを維持することに対して，注意の機能が重要な役割をもつといえる．

ある研究は，床の縞模様がすくみ足を改善するのは，縞模様そのもの（つまり通路）に対して注意を向けるからではなく，下肢に注意を向けるからである可能性を示した[61]．実験は22名のパーキンソン病患者を対象とした（残念ながらこの研究の参加者は，日常生活においてすくみ足の症状を呈しているわけではなかった）．実験では，床に縞模様を引く条件，何もない条件（コントロール条件）のほかに，ウエストに取り付けたレーザーにより1歩先を常に照射して歩く条件を設定した．この条件の場合，縞模様

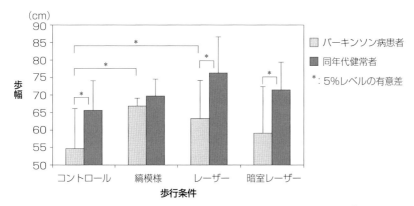

図5-2-7 床の縞模様や一歩先の接地位置に対するレーザー照射がパーキンソン病患者の歩幅改善にもたらす影響　（文献61)より引用）

を引かなくても，レーザー光が常に足元に視覚的手がかりを与えることになる．実験ではこのレーザーの効果を，照明ありの場合（レーザー条件）となしの場合（暗室レーザー条件）とで検討した．もし，床に視覚的手がかりがあることが重要ならば，照明の有無にかかわらず，レーザーの効果が示されるはずである．一方で，視覚的手がかりをきっかけに下肢に注意を向けることが重要ならば，照明のない暗室条件では下肢がみえないため，レーザーの効果は消えてしまうはずである．

　その結果，縞模様条件とレーザー条件では，何も視覚的手がかりを床に施さないコントロール条件に比べて，歩幅が有意に広くなった（**図5-2-7**)．これに対して，暗室レーザー条件（つまり下肢の見えない条件）では，コントロール条件との間に差がみられなかった．この結果から，縞模様の効果の一部は，下肢に対する視覚的注意を促す役割にあると考えられる．

　ただし，パーキンソン病患者の中には，注意の配分に関わる中央実行系（実行機能；第3章第1節を参照）にも障害がみられる場合がある[62〜64]．この場合，下肢に注意を誘導させること自体が難しいため，仮に床の縞模様の効果が得られたとしても，それは別の要因によるのかもしれない．床の縞模様の効果に関する別の説明は，オプティックフロー（第4章第1節を参

照)の利用に関するものである[65,66]．縞模様をつけるということは，床面に輝度の異なる2色のコントラストをつけるということである．こうしたコントラストがついているほうが，歩行中に下方周辺の視野にてオプティックフローを鮮明に知覚できるため，歩行の調節に利用しやすくなるのではないかというのが，オプティックフローに基づく縞模様の効果の説明である．

障害物回避と注意

　前節で概説した歩行中の障害物回避行動についても，注意が関与している．デュアルタスク条件を利用したさまざまな検証によれば，加齢や脳損傷，および下方周辺の視野が利用できない条件下において，障害物回避に多くの注意資源が必要になる．以下に，具体的な研究例について紹介する．

　ある研究では，自立歩行が可能な脳卒中者8名(平均57.0歳)を対象に，トレッドミル上の歩行課題中に不意に出てくる障害物をまたいで回避させた(図5-2-8)[67]．参加者は，障害物回避課題を行うと同時に，音のピッチの高低を判断するという課題を行った．実験の結果，障害物回避の精度については，いずれのグループにおいても，シングルタスク条件とデュアルタスク条件の間で，有意な差がなかった．つまり，自立度の高い脳卒中者の場合，posture-first strategy に基づき行動が制御されているといえる．これに対して，音のピッチの高低の判断成績については，音が障害物を回避している最中に呈示された場合，脳卒中者の判断は，年齢をそろえた健常者よりも有意に遅れた．以上の結果から，自立度の高い脳卒中者であっても，障害物をまたぐための下肢制御には，一定の注意資源が必要であるといえる．

　障害物をまたいで回避する時，特に先導脚においては，下方周辺の視野情報が利用される(詳細は図5-1-8を参照)．なんらかの理由により，下方周辺の視野が制限された場合，通常よりも注意資源の投入が必要になる．図5-2-9のように，両手に段ボールのような大きな荷物を抱えた場合，荷物の重量や形状により歩行の力学的特性が変わるだけでなく，歩行中の下

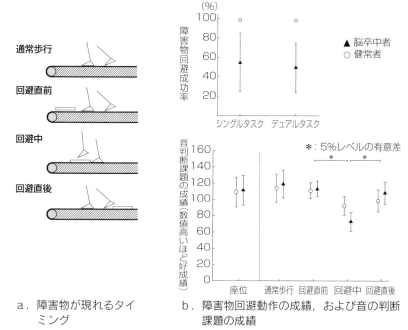

a. 障害物が現れるタイミング
b. 障害物回避動作の成績, および音の判断課題の成績

図 5-2-8　脳卒中者を対象としたデュアルタスク条件下での障害物回避行動の研究　（文献 67) より引用）

音が呈示されるタイミングが 4 段階で操作された

方周辺の視野が利用できなくなる．ある研究では若齢者を対象に，先導脚が障害物をまたぐ瞬間に呈示される音刺激に対して，できるだけ素早く反応してもらった[68]．障害物の重さを 3 段階設定（2 kg, 5 kg, 10 kg）して検討した結果，障害物回避動作そのものについては，荷物の影響はみられなかった．よって，たとえ荷物が重たくとも，荷物把持に対しては，力学的な調整ができたといえる．一方，音刺激の反応時間は，荷物を持っていない時よりも有意に遅延した．反応時間は，荷物の重量が重くなるほど，さらに遅延した．以上の結果から，荷物把持による下方周辺の視野制限，ならびに重量負荷に対する力学的調整が必要な条件で，障害物を回避することには，通常よりも多くの注意資源が必要といえる．

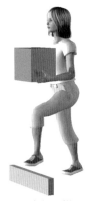
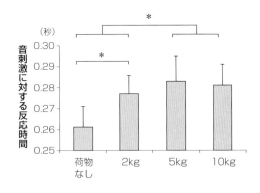

a．歩行の様子　　　　　　b．音刺激に対する各条件での反応時間

図 5-2-9　両手に荷物をもって障害物を回避する実験　（文献 68）より引用）
先導脚が障害物をまたぐ瞬間に音刺激が呈示された．＊は 5％レベルの有意差

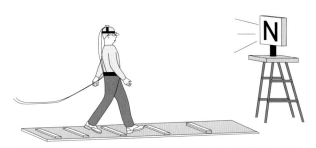

図 5-2-10　高齢者を対象に，視覚的注意を必要とする課題とのデュアルタスク条件下で行われた障害物回避実験　（文献 12）より引用）

　また別の研究では，30 名の高齢者（平均 76.7 歳）を対象に，障害物を回避しながら歩いている最中に，前方のディスプレイに呈示された文字を声に出して読むというデュアルタスクを行った（**図 5-2-10**）[12]．この状況では，文字を読む課題に注意が奪われるだけでなく，前方のディスプレイを注視する必要があるため，下方周辺の視野情報が得られにくくなる．実験の結果，障害物回避課題を単独で行った場合に比べて，障害物との接触頻度，および文字課題のエラー率がともに高くなった．以上のように，障害物を

回避する動作については，特に下方周辺の視野を制限された場合には，多くの注意資源が必要であることがわかる．

歩行を対象とした研究ではないものの，バーチャルリアリティゲームを利用して，不意に障害物をみつけた際の注意機能に関する脳活動を計測した研究がある．この研究では，若齢者を対象に，ボタン操作によりバーチャル空間を移動する課題を実施し，その最中の脳活動を，機能的核磁気共鳴断層画像法（fMRI：functional Magnetic Resonance Imaging）により測定した．その結果，不意に障害物が登場した時には，大脳右半球における側頭葉と頭頂葉の接合部（temporo-parietal junction）や，補足運動野，運動前野などに大きな脳活動がみられた．これらの脳領域は，不意の外部刺激に対して注意を向ける機能に関わるとされており[69]，こうした領域が，移動行動中の不意の障害物の検知にも寄与していることが示唆される．さらに，障害物の出現により移動のルート（軌道）を変更しなくてはならない状況においては，前頭前野（ブロードマンの45野など）に大きな活動がみられた．この前頭前野には，ルート変更に伴う判断や意思決定のプロセスが関連していると思われる．

認知性・運動性の負荷を考慮した歩行介入

　本節では，デュアルタスク条件下での歩行に関するさまざまな研究を紹介した．ここでは，一般的なデュアルタスク課題（歩行に対して注意を投入できないようにするために二次課題を与える）とは性質が異なる歩行介入として，MTS（Multi-Target Stepping）課題について紹介する．

　MTS課題は，山田を中心に開発された課題である[70〜72]．筆者も成果発表に関するサポートメンバーとして，その開発に加わった．MTS課題は，10mの直線歩行路に対して，3色の色ターゲット（白，黄，赤，10cm四方の正方形）を幅1mの通路内に均等に配置し，これを15列配置して行

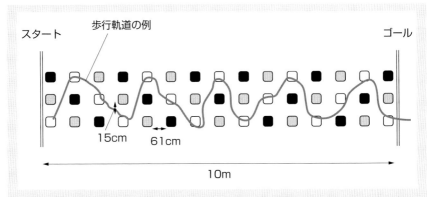

図 5-2-11　MTS（Multi-Target Stepping）課題　（文献70）より引用）
スタート直前に指定された色ターゲットに着地しながら歩く．色ターゲットは各列でランダムに配置されているため，歩行軌道を切り替えながら歩く，ジグザグ歩行となる

う（図5-2-11）．スタートラインに立った対象者は，その場で指定された色（例えば，白）を着地ターゲットとして，各列にある色ターゲットにすべて着地することが求められる．色ターゲットは各列によりランダムに配置されているため，対象者はターゲット位置に応じて常に歩行軌道を修正することが求められる．また，ターゲット以外の色の四角形は，障害物とみなすため，それを踏まずに避けることも合わせて求められる．それ以外の制約条件は特になく，歩行速度やターゲット間の歩数は，対象者の任意である．

MTS課題は，一般的なデュアルタスク条件と違い，二次課題として認知課題などを付加するわけではない．その代わり，歩くことに対する認知性・運動性の負荷を与えることになる．対象者は，色ターゲットの位置関係を把握して，どのような歩行軌道を描くべきかについて，常に注意を払う必要がある（認知性負荷）．また，結果的にその歩行は「ジグザグ歩行」となる．状況によっては，方向転換時に足のクロスオーバーが起こるなど，バランスが不安定になることもありうる（運動性負荷）．MTS課題は，こうした状況で，高齢者がどの程度安全に，かつ予期的に歩行を制御できるかを評価できる．

これまでの研究の結果，過去1年間の転倒歴や歩行機能検査（TUG）の

結果からみて，転倒危険性が高いと評価された高齢者のうち，65％の高齢者が，15個ある色ターゲットのうち最低1つは踏み外してしまうことがわかっている[70]．つまり，転倒危険性と，色ターゲットに対する正確な接地能力については，なんらかの関係性があることがわかる．さらに，6カ月間にわたり一般的な運動介入に加えて，MTS課題を実施した高齢者は，MTS課題を実施しなかった高齢者に比べて，介入後1年間の転倒発生数が少なくなることが報告された[72]．これらの結果は，MTS課題を用いて認知性・運動性の負荷が高い歩行を比較的長期に経験することで，日常環境における転倒リスク低下に寄与しうることを示唆している．

文献

1) 樋口貴広，他：身体運動学―知覚・認知からのメッセージ．三輪書店，2008
2) 樋口貴広：運動支援の心理学―知覚・認知を活かす．三輪書店，2013
3) Higuchi T : Visuomotor control of human adaptive locomotion : Understanding the anticipatory nature. *Frontier Conscious Res* 4：277, 2013
4) 樋口貴広：視覚と歩行．理学療法 30：746-753, 2013
5) Marigold DS, et al : Gaze fixation patterns for negotiating complex ground terrain. *Neurosci* 144：302-313, 2007
6) Marigold DS, et al : Visual information from the lower visual field is important for walking across multi-surface terrain. *Exp Brain Res* 188：23-31, 2008
7) Grasso R, et al : Eye-head coordination for the steering of locomotion in humans : an anticipatory synergy. *Neurosci Lett* 253：115-118, 1998
8) Abrams RA, et al : Eye-hand coordination : oculomotor control in rapid aimed limb movements. *J Exp Psychol Hum Percept Perform* 16：248-267, 1990
9) Paquette MR, et al : Age-related kinematic changes in late visual-cueing during obstacle circumvention. *Exp Brain Res* 203：563-574, 2010
10) Higuchi T, et al : Gaze behavior during adaptive locomotion. Stewart LC (ed)：Eye movement : developmental perspectives, dysfunctions and disorders in humans. Nova Scienc Publishers, New York, 2013, pp111-127
11) 吉田啓晃，他：脳卒中片麻痺患者の足元を遮蔽した場合の歩行能力変化―歩行中の視覚-運動制御に関する研究．臨床理学療法研究 28：51-55, 2011
12) Menant JC, et al : Impaired depth perception and restricted pitch head movement increase obstacle contacts when dual-tasking in older people. *J Gerontol A Biol Sci Med Sci* 65：751-757, 2010

13) Lamontagne A, et al：Gaze and postural reorientation in the control of locomotor steering after stroke. *Neurorehabil Neural Repair* **23**：256-266, 2009
14) Saavedra S, et al：Eye hand coordination in children with cerebral palsy. *Exp Brain Res* **192**：155-165, 2009
15) Moraes R, et al：Strategies and determinants for selection of alternate foot placement during human locomotion：influence of spatial and temporal constraints. *Exp Brain Res* **159**：1-13, 2004
16) Krell J, et al：The influence of multiple obstacles in the travel path on avoidance strategy. *Gait Pos* **16**：15-19, 2002
17) Patla AE, et al：What guides the selection of alternate foot placement during locomotion in humans. *Exp Brain Res* **128**：441-450, 1999
18) Moraes R：A model for selecting alternate foot placement during human locomotion. *Psychol Neurosci* **7**：319-329, 2014
19) Weerdesteyn V, et al：Older women strongly prefer stride lengthening to shortening in avoiding obstacles. *Exp Brain Res* **161**：39-46, 2005
20) Den Otter AR, et al：Step characteristics during obstacle avoidance in hemiplegic stroke. *Exp Brain Res* **161**：180-192, 2005
21) Mohagheghi AA, et al：The effects of distant and on-line visual information on the control of approach phase and step over an obstacle during locomotion. *Exp Brain Res* **155**：459-468, 2004
22) Patla AE, et al：Where and when do we look as we approach and step over an obstacle in the travel path？ *Neuroreport* **8**：3661-3665, 1997
23) Patla AE, et al：Any way you look at it, successful obstacle negotiation needs visually guided on-line foot placement regulation during the approach phase. *Neurosci Lett* **397**：110-114, 2006
24) Rietdyk S, et al：Control of adaptive locomotion：effect of visual obstruction and visual cues in the environment. *Exp Brain Res* **169**：272-278, 2006
25) McVea DA, et al：Stepping of the forelegs over obstacles establishes long-lasting memories in cats. *Curr Biol* **17**：R621-623, 2007
26) Shinya M, et al：Enhancing memory of stair height by the motor experience of stepping. *Exp Brain Res* **223**：405-414, 2012
27) Warren WHJ, et al：Visual guidance of walking through apertures：body-scaled information for affordances. *J Exp Psychol Hum Percept Perform* **13**：371-383, 1987
28) Higuchi T, et al：Locomotion through apertures when wider space for locomotion is necessary：adaptation to artificially altered bodily states. *Exp Brain Res* **175**：50-59, 2006
29) Higuchi T, et al：Rule for scaling shoulder rotation angles while walking through apertures. *PLoS One* **7**：e48123, 2012
30) Higuchi T, et a.：Athletic experience influences shoulder rotations when running through apertures. *Hum Mov Sci* **30**：534-549, 2011
31) Gerin-Lajoie M, et al：The negotiation of stationary and moving obstructions during

walking : anticipatory locomotor adaptations and preservation of personal space. *Motor Control* **9** : 242-269, 2005
32) Franchak JM, et al : Gut estimates : Pregnant women adapt to changing possibilities for squeezing through doorways. *Atten Percept Psychophys* **76** : 460-472, 2014
33) Franchak JM, et al : Perception of passage through openings depends on the size of the body in motion. *Exp Brain Res* **223** : 301-310, 2012
34) Franchak JM, et al : Learning by doing : action performance facilitates affordance perception. *Vision Res* **50** : 2758-2765, 2010
35) Hackney AL, et al : Action strategies of individuals during aperture crossing in nonconfined space. *Q J Exp Psychol*（*Hove*） **66** : 1104-1112, 2013
36) Cowie D, et al : Insights into the neural control of locomotion from walking through doorways in Parkinson's disease. *Neuropsychol* **48** : 2750-2757, 2010
37) Hackney AL, et al : Older adults are guided by their dynamic perceptions during aperture crossing. *Gait Pos* **37** : 93-97, 2013
38) Olivier AH, et al : Minimal predicted distance : a common metric for collision avoidance during pairwise interactions between walkers. *Gait Pos* **36** : 399-404, 2012
39) 樋口貴広：前方の環境情報を捉える"先読み型"歩行能力を鍛える訓練プログラム：視線位置の重要性．月刊デイ **46** : 44-47, 2013
40) St George RJ, et al : The sense of self-motion, orientation and balance explored by vestibular stimulation. *J Physiol* **589** : 807-813, 2011
41) Fitzpatrick RC, et al : Effects of galvanic vestibular stimulation during human walking. *J Physiol* **517**（**Pt 3**）: 931-939, 1999
42) Bent LR, et al : When is vestibular information important during walking ? *J Neurophysiol* **92** : 1269-1275, 2004
43) Bent LR, et al : Magnitude effects of galvanic vestibular stimulation on the trajectory of human gait. *Neurosci Lett* **279** : 157-160, 2000
44) Glasauer S, et al : Differential effects of labyrinthine dysfunction on distance and direction during blindfolded walking of a triangular path. *Exp Brain Res* **145** : 489-497, 2002
45) Deshpande N, et al : Trunk, head, and step characteristics during normal and narrow-based walking under deteriorated sensory conditions. *J Mot Behav* **46** : 125-132, 2014
46) Lundin-Olsson L, et al : "Stops walking when talking" as a predictor of falls in elderly people. *Lancet* **349** : 617, 1997
47) 井上和章：ながら力が歩行を決める—自立歩行能力を見きわめる臨床評価指標「F&S」．協同医書出版社，2011
48) de Hoon EW, et al : Quantitative assessment of the stops walking while talking test in the elderly. *Arch Phys Med Rehabil* **84** : 838-842, 2003
49) Lundin-Olsson L, et al : Attention, frailty, and falls : the effect of a manual task on basic mobility. *J Am Geriatr Soc* **46** : 758-761, 1998
50) Vance RC, et al : Dual tasking with the timed "up & go" test improves detection of risk of falls in people with Parkinson disease. *Phys Ther* **95** : 95-102, 2015

51) Hyndman D, et al : Stops walking when talking as a predictor of falls in people with stroke living in the community. *J Neurol Neurosurg Psychiatry* **75** : 994-997, 2004
52) Bloem BR, et al : The "posture second" strategy : a review of wrong priorities in Parkinson's disease. *J Neurol Sci* **248** : 196-204, 2006
53) Verghese J, et al : Walking while talking : effect of task prioritization in the elderly. *Arch Phys Med Rehabil* **88** : 50-53, 2007
54) Schaefer S, et al : Walking in high-risk settings : Do older adults still prioritize gait when distracted by a cognitive task ? *Exp Brain Res* **233** : 79-88, 2015
55) Beurskens R, et al : Age-related deficits of dual-task walking : a review. *Neural Plast* **2012** : 131608, 2012
56) Morris ME, et al : Stride length regulation in Parkinson's disease. Normalization strategies and underlying mechanisms. *Brain* **119**（Pt 2）: 551-568, 1996
57) 矢野雅文，他：適応的な歩行運動のシミュレーション．*BRAIN and NERVE* **62** : 1173-1181, 2010
58) Takakusaki K, et al : Basal ganglia efferents to the brainstem centers controlling postural muscle tone and locomotion : a new concept for understanding motor disorders in basal ganglia dysfunction. *Neuroscience* **119** : 293-308, 2003
59) Azulay JP, et al : Influence of visual cues on gait in Parkinson's disease : contribution to attention or sensory dependence ? *J Neurol Sci* **248** : 192-195, 2006
60) Spildooren J, et al : Freezing of gait in Parkinson's disease : the impact of dual-tasking and turning. *Mov Disord* **25** : 2563-2570, 2010
61) Lebold CA, et al : An evaluation of mechanisms underlying the influence of step cues on gait in Parkinson's disease. *J Clin Neurosci* **18** : 798-802, 2011
62) 武澤信夫，他：大脳皮質と基底核の障害に伴う歩行障害．*BRAIN and NERVE* **62** : 1193-1202, 2010
63) Matsui H, et al : Wisconsin Card Sorting Test and brain perfusion imaging in Parkinson's disease. *Parkinsonism Relat Disord* **12** : 273-278, 2006
64) Amboni M, et al : Freezing of gait and executive functions in patients with Parkinson's disease. *Mov Disord* **23** : 395-400, 2008
65) Azulay JP, et al : Visual control of locomotion in Parkinson's disease. *Brain* **122**（Pt 1）: 111-120, 1999
66) Ferrarin M, et al : Effect of optical flow versus attentional strategy on gait in Parkinson's Disease : a study with a portable optical stimulating device. *J Neuroeng Rehabil* **5** : 3, 2008
67) Smulders K, et al : Community-dwelling people with chronic stroke need disproportionate attention while walking and negotiating obstacles. *Gait Pos* **36** : 127-132, 2012
68) Hawkins KM, et al : Attentional demands associated with obstacle crossing while carrying a load. *J Mot Behav* **43** : 37-44, 2011
69) Corbetta M, et al : Control of goal-directed and stimulus-driven attention in the brain. *Nat Rev Neurosci* **3** : 201-215, 2002
70) Yamada M, et al : Measurements of stepping accuracy in a multitarget stepping task as a

potential indicator of fall risk in elderly individuals. *J Gerontol A Biol Sci Med Sci* **66**：994-1000, 2011
71) Yamada M, et al：Maladaptive turning and gaze behavior induces impaired stepping on multiple footfall targets during gait in older individuals who are at high risk of falling. *Arch Gerontol Geriatr* **54**：e102-108, 2012
72) Yamada M, et al：Multitarget stepping program in combination with a standardized multicomponent exercise program can prevent falls in community-dwelling older adults：a randomized, controlled trial. *J Am Geriatr Soc* **61**：1669-1675, 2013

おわりに

　筆者の自宅（京都）からそう遠くないところに詩仙堂はある．玄関より入り読書室として使われていた至楽巣に出ると，目の前にはのどかな庭園が広がる．そこでは，内と外の境界があいまいであり，内にいながらにして外とも接していることが実感される．内と外とが重なり合う領域には，そこでしか味わえない独特の心地よさがある．そして，外（自然＝環境）が変化した時には，仕切り方によりその境を自由に変化させることもできる．古の日本人のセンスに敬服するとともに，自然と見事に協調したその佇まいは，本書を貫くテーマである，身体（中枢神経系，筋骨格系）と環境との間および身体内部での協調関係をも連想させる．

　本書では，身体と環境というヒトが合目的に安定して安全に動くために必要不可欠な要素の協調関係（循環的関係）という観点から，姿勢と歩行の制御やその障害を論じた．身体と環境との関係性においては，変化する環境が身体の動きを規定し，また身体が動くことで環境から情報を得て調節作用が働き，環境に適合した振る舞いをすることが可能になる．そして，身体内部においても筋間および関節間，また受動的システムと能動的システムの協調作用により関節の安定と運動を成り立たせ，身体の効率的な動きを作り出すことができる．しかし，本書で主眼を置いた「協調」が意味することの重要な点は，独立した個々の要素間の関係性だけを意味するのではなく，むしろそれらが重なり合う領域に生まれる制御の妙にこそあるように感じられる．例えば，筆者の一人である樋口らの研究にみられるように，隙間を通り抜ける際の身体の挙動の変化（体幹の回旋）は，隙間幅と身体幅の相対値により決定される傾向にあり，しかもその制御は，荷物を持

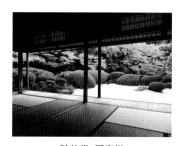

詩仙堂　至楽巣

つなどにより大きなスペースが必要な場合においても，適切にその寸法が考慮されて衝突を回避する制御がなされる．それはあたかも，荷物などの身体外の物体を身体の一部として認識しているかのような振る舞いである．また，筆者らの研究にあるように，股関節・膝関節の安定化にかかわる腸脛靱帯は，組織が伸張されることにより力を発揮する受動的システムの一つであるが，それは能動的システムである筋と解剖学的にも機能的にも密接に関係し，能動的システムの一部と捉えることもできる．さらに実際的には，ある状況下（なにげなく立っている時など）では，受動的要素があえて優先される傾向にあり，筋活動は低く抑えられるような制御がなされる．受動的システムと能動的システムは，完全に区別されるものではなく，連続的なシステムとしてあいまいに区別されることで効果的なシステムとなっているようである．このように，（個々の要素が重要であることはもちろんであるが）要素間の関係性やそれらが重なり合う領域をも含めた協調関係は，まるで日本家屋に残る縁側のように，内と外との状況変化によりいかようにも様相を変える調整作用の要となりうる存在に思える．

　2人の著者は，本書において，それぞれの感性で重要と思われる科学的な知見を厳選し，それを広く伝えるために，できるだけ忠実に，なおかつ，できるだけわかりやすい形に加工して執筆したつもりである．しかし，忠実に伝えようとすればするほど，一つのテーマにおいても断定的な結論に至ることは難しく，多様な結果の解釈は，読者諸氏の感性に委ねられている部分もあることをお許しいただきたい．そういう意味では，「クリニカルヒント」として設けた，臨床家にとって特に有益と思われる部分以外の本文も，すべて研究・臨床のヒントとなりうるかもしれない．

　本書が，姿勢や歩行を対象とする研究者や治療の新たな展開を模索する臨床家，さらにヒトの動きの巧みさに魅せられたすべての人々にとって，いささかなりとも発想の源となれば幸いである．

2015年5月吉日

筆者を代表して　建内宏重

謝　辞

　本作の執筆機会をくださった三輪書店代表取締役の青山智氏，執筆を多角的にサポートしてくださった三輪書店編集室の濱田亮宏氏，ならびに共著者である建内宏重氏に，深く感謝申し上げる．本書の着想に至る経緯は，拙著「身体運動学―知覚・認知からのメッセージ」の出版（2008年，森岡周氏との共著）にまで遡る．この本は，運動学に造詣の深い方々の目にとまってほしいという思いから，あえて"身体運動学"というタイトルにした（正確にいえば，経験豊かな青山氏に命名いただいた）．しかし実際のところ，この本ではいわゆる運動学的な知識にはほとんど触れてはいなかった．この点に関する葛藤から，いつの日か，運動学としての知識と，知覚・認知に関する知識が網羅された本を執筆したいという想いを持ち続けてきた．
　2013年6月に単著「運動支援の心理学―知覚・認知を活かす」を出版し，その直後の濱田氏との会合にて，雑談ながらにこの話をしたところ，思いを形にしたほうがよいとのご助言をいただき，すぐに具体的な作業が始まった．最も重要な作業は，共著者の人選であった．単に卓越した運動学的知識を持つだけでなく，知覚・認知的な知識にも理解を示しながら，同じコンセプトに基づき執筆してくれる人である必要があった．建内氏は，こちらの希望をすべて理解したうえで，"協調"という本書のキーワードに即した形で，姿勢と歩行の運動学的知識をわかりやすく解説してくださった．
　故Aftab E Patla氏に感謝する．Patla氏には，2004年10月から2006年3月までの1年半，日本学術振興会特別研究員として指導をしていただいた．文学研究科心理学専攻の筆者は，姿勢・歩行はおろか，運動学的な知識を専門的に学ぶ機会はきわめて限定されていた．Patla氏の専門はバイオメカニクスであるが，心理学的な問題にも造詣が深かった．筆者に運動学的な知識がほとんどないことなど一切気にせず，筆者の専門性をうまく活かす形で，歩行の研究に導いてくださった．Patla氏は2007年1月に，

50代の若さで急逝された．それ以後，Patla 氏の想いを日本でも実現させたいと考え，現在まで研究活動を続けている．本書には Patla 氏の関わる論文，ならびに筆者が Patla 氏の研究室で当時一緒に研究を進めてきた仲間の論文が，合わせて 18 篇引用されている．

　筆者の研究活動は，研究室に在籍してくれる大学院生と，常に研究や教育をサポートしてくれる福原和伸助教の貢献なしには成り立たない．本書においても，修了生の業績も含めた 9 篇の論文が，本書を支えてくれた．特に，安田和弘氏には，本書に関連する貴重な論文情報を教えていただいた．また美野裕佳氏には，誤字・誤植の多い原稿の細部確認をご担当いただいた．ここに記して深く感謝する．

樋口貴広

―――――――――――――――――――――――――――――

　本書の執筆にあたり，三輪書店代表取締役の青山智氏および三輪書店編集室の濱田亮宏氏，さらに共著者の樋口貴広氏，そして恩師である市橋則明氏に感謝の意を表する．

　共著者である樋口氏とはじめて言葉を交わしたのは，10 年ほど前のバイオメカニクス関連の学会であったと記憶している．まだ臨床家としても研究者としても未熟な筆者の演題発表の直後に，唯一，樋口氏は直接質問にこられ，数分間ディスカッションをさせていただいた．筆者の研究内容に対して興味をもってくれたこと，そしてそれが近隣ではあるが他領域の研究者であったことに驚くとともにたいへん感動したことを，今でも鮮明に覚えている．そして今回，その樋口氏の熱い思いに共鳴する形で，本書の執筆に携わった．一つの作品を作り上げていく過程において，樋口氏の大局的かつ繊細な視点を間近で感じられたことは，筆者にとってこの上なく貴重な経験であった．

また，三輪書店の濱田氏には，本書籍の構想段階から，育ちも専門分野も異なる二人の著者の感性を"協調"させ，具体的な形になるまで導いていただいた．そして，われわれの執筆の遅れによりたいへんな時間的制約がある中でも，最後まで一切の妥協をせず書籍を完成させていただいたことに，改めて感謝申し上げる．

　最後に，本書には筆者自身あるいは筆者が関わる大学院生と行った研究内容を多く含んでいる．今まで，京都大学臨床バイオメカニクス研究室に所属したすべての大学院生に感謝する．また，それらの成果のすべては，京都大学の市橋則明教授の御尽力・御指導なくしては，成り立たないものであった．ここに深甚の謝意を表する．

建内宏重

索 引

欧文

ankle rocker　93
Bernstein　150, 160
C7 plumb line　2
C7 垂線　2
coupled motion　66
coupling biomechanics　66
CPG（Central Pattern Generator）　89
Craig test　28
crouch gait　107
flexion-relaxation phenomenon　37
fMRI（functional magnetic resonance imaging）　155, 305
forefoot rocker　93
FTA（Femorotibial Angle）　25
Gerdy 結節　49
Gibson　174
heel rocker　93
kinematic chain　59
kinetic chain　59
knee-in　30
lumbo-pelvic upright sitting　40
navicular drop　29
pelvic incidence　21
pelvic step　132
posture-first strategy　232, 268, 296
posture-second strategy　233, 297, 300
Q 角　25
slump sitting　40
stiff-knee gait　114
stretch-shortening cycle　98
sway-back posture　74
THA（Total Hip Arthroplasty）　126
thoracic upright sitting　40
trochanteric prominence angle test　28
TUG（Timed Up and Go）　294, 306

あ

アーチ　44
アフォーダンス　176, 177, 179, 180, 182
アンクルロッカー　93
安全マージン　181
安定化機構　36
イメージ　241
インピンジメント症候群　70
運動の経済性　266
運動連鎖　59
遠心性コピー　260, 275
円背　16
オーバーユース　121
オプティックフロー　206, 208, 259, 302
重みづけ　190, 199, 208, 217, 219, 220, 221, 229

か

外側筋間中隔　49
外側広筋　49, 105

角運動量　135
角運動量保存の法則　135
学習　242，264
学習の特殊性　154
下行性運動連鎖　64
荷重量　33
荷重連鎖　59
片麻痺者　101，169，173，179，216，
　　246，261，263，268，275，286
下半身　6
下方周辺の視野　302，304
感覚統合機能テスト　199，202
環境　146，149，151，160，163，
　　174，176，180，184，258，277
寛骨　33
関節間力　106
関節モーメント　95
利き手　31
機能的核磁気共鳴画像法　155
機能的核磁気共鳴断層画像法　305
機能的支持基底面　7
逆説的歩行　300
胸郭　72
共収縮　213
胸椎　20
胸椎圧迫骨折　9
胸椎後弯　2
胸椎直立座位　40
恐怖感　196
胸部大動脈　34
棘間靱帯　38
棘上靱帯　38
距骨下関節　24
距腿関節　24
筋腱複合体　100
筋張力　116
筋電図　153，171，173，191
空間マージン　277

屈曲弛緩現象　37
クリープ現象　42
脛骨　24
脛骨過労性骨膜炎　24
頸椎　20
腱　99
肩甲骨　31
行為境界　181
広筋群　105
後仙腸靱帯　41
後続脚　270，271
後足部　124
後方非代償バランス　18
高齢者　182，192，193，199，200，
　　208，216，219，223，232，233，
　　246，264，268，275，281，286，
　　291，293，296，304，307
股関節外転筋群　15
股関節疾患患者　31，101
股関節スティフネス　127
股関節方略　191
骨盤帯痛　134
コヒーレンス解析　153

さ

座位　39
坐骨結節　43
残効　217
視覚　151，152，190，198，199，
　　200，202，205，215，226，229，
　　232，240，258，270，273，281
自己組織化　175
支持基底面　6，150，190，194，198，
　　220，234，239，241，267
視線　258，261，264，270，286
膝蓋大腿関節痛　24
実行機能　166，301

膝前面痛　24
自動化　164
シナジー　171
重心　4, 190, 194, 212, 239
重心線　4
自由度　150, 170, 175
周辺視野　204, 259, 261, 273
受動的システム　36
受動的弾性モーメント　96
受動的歩行　89
受動的歩行ロボット　92
受動的要素　96
障害物　149, 167, 261, 263, 266, 270, 283, 286
障害物回避　302
上行性運動連鎖　62
踵骨　24
小殿筋　15
上半身　6
床反力計　194
神経的システム　36
人工股関節全置換術　31, 126
シンスプリント　24
身体外部への注意　238
身体重心　4
身体内部への注意　238
スウェイバック姿勢　74
隙間　149, 156, 181, 184
隙間通過行動　275
すくみ足　279
ステップ　193
ステップ方略　192, 235
ストレッチショートニングサイクル　98
スポーツ競技熟練者　154
スポーツ競技の選手　219, 230
スポーツ選手　249
生態心理学　174, 177, 184

脊柱　36
脊柱起立筋　37
線維輪　38
仙骨前傾　2
前十字靱帯　24
前足部　124
前庭　229, 288
前庭感覚　151, 190, 198, 199, 215, 217, 224, 226
先導脚　270
全内臓逆位症　34
前方非代償バランス　18
足圧中心　4, 194, 197, 202, 239
足関節方略　191
測定過大　228
足底腱膜　44
足底腱膜炎　24
足底踵舟靱帯　45
側弯症　34
損傷　24

■■■■■　た　■■■■■

代償バランス　18
体性感覚　151, 168, 190, 198, 199, 212, 217, 222, 226, 229, 232, 274, 291
大腿筋膜張筋　15, 49
大腿骨　24
大腿骨前捻角　25
大腿直筋　110
大殿筋　15, 41, 107
大内転筋　107
ダイナミックカップリング　105
ダイナミックタッチ　179
大脳皮質　88
多様性練習　161, 164
多裂筋　40

短足底靱帯　45
注意　164, 230, 239, 300
中央実行系　166
中間広筋　105
中心視野　204
中枢パターン発生器　89
中足部　124
中殿筋　15, 49
超音波エラストグラフィ機能　53
腸脛靱帯　49
腸脛靱帯炎　24, 49
調整　146, 150, 151, 152, 161, 166, 181, 190, 213, 258, 266, 268, 276
調節　190
長足底靱帯　45
腸腰筋　116
定位　191
デュアルタスク　230, 233, 234, 247, 287, 292, 296, 300, 305
デュシャンヌ型筋ジストロフィー症　101
転移　154, 158, 160, 161
転倒危険性　233, 294, 307
頭部　20
倒立振子運動　89
トラス構造　44
トレンデレンブルグ徴候　77

な

内在筋　45
内側広筋　105
内腹斜筋　40
二重課題　292
妊婦　134
脳卒中者　295, 302
能動的システム　36

能動的要素　96
脳波　153, 178

は

パーキンソン病患者　134, 197, 279, 294, 297, 298
バーチャルリアリティ　297, 305
ハムストリングス　107
反張膝　25
反応機構　151
ヒールロッカー　93
非利き手　31
腓腹筋　116
ヒラメ筋　107
疲労骨折　24
不安　263
フィードバック制御　151
フィードフォワード制御　152
フォアフットロッカー　93
フォースプレート　194
ブロック練習　161
分離すべり症　74
平衡　191, 194
平背　16
変形性膝関節症　27
方向転換　128, 259, 263, 264, 286
歩隔　94
歩行軌道　284, 288, 290
歩行周期　191, 291
歩行率　133
母趾外転筋　45
歩幅　94, 266, 268

ま

前かがみ座位　40
またぎ動作　270

ミラーニューロンシステム　155,
　178
メンタルローテーション　241
モーメント　53
モーメントアーム　110

や

指先接触　221, 229, 234
腰椎骨盤直立座位　40
腰椎前弯　2
腰椎椎間板変性　9
腰椎分離症　74
腰痛　38
腰方形筋　38
予期機構　152
予期的制御　259, 266, 286
予測機構　152

ら

力学的平衡　2
梨状筋　41
両眼視差　203

わ

ワーキングメモリー　162

著者略歴

樋口　貴広（ひぐち　たかひろ）

1973 年	長崎県に生まれる
1996 年	東北大学文学部卒業
1998 年	東北大学文学研究科博士前期課程修了　修士（文学）
2001 年	東北大学文学研究科博士後期課程修了　博士（文学）
2001 年	東北大学文学研究科 講師（研究機関研究員）
2002 年	横浜国立大学エコテクノロジー・システム・ラボラトリー　講師（研究機関研究員）
2003 年	日本学術振興会特別研究員
2004 年	University of Waterloo（Canada）客員研究員
2006 年	首都大学東京人間健康科学研究科　助教
2008 年	首都大学東京人間健康科学研究科　准教授
2015 年	首都大学東京人間健康科学研究科　教授（2020 年 4 月に大学名称が東京都立大学に変更）

代表著書
1. 樋口貴広，他：身体運動学―知覚・認知からのメッセージ．三輪書店，2008
2. 樋口貴広：運動支援の心理学―知覚・認知を活かす．三輪書店，2013
3. 樋口貴広：研究的思考法―想いを伝える技術．三輪書店，2019

建内　宏重（たてうち　ひろしげ）

1977 年	兵庫県に生まれる
1998 年	京都大学医療技術短期大学部理学療法学科卒業
1998 年	大阪医科大学附属病院リハビリテーション科　理学療法士
2004 年	神戸大学大学院医学系研究科博士前期課程修了　修士（保健学）
2006 年	京都大学医学部保健学科理学療法学専攻　助手
2007 年	京都大学大学院医学研究科人間健康科学系専攻　助教
2009 年	Washington University in St. Louis, Program in Physical Therapy（USA）客員研究員
2011 年	京都大学大学院人間・環境学研究科博士後期課程修了　博士（人間・環境学）
2018 年	京都大学大学院医学研究科人間健康科学系専攻　特定准教授
2021 年	京都大学大学院医学研究科人間健康科学系専攻　准教授

代表著書
1. 対馬栄輝（編）：筋骨格系理学療法を見直す―はじめに技術ありきの現状からどう新展開するか．文光堂，2011
2. 市橋則明（編）：運動療法学―障害別アプローチの理論と実際 第 2 版．文光堂，2014
3. 建内宏重：股関節―協調と分散から捉える．ヒューマン・プレス，2020

姿勢と歩行─協調からひも解く

発　行	2015 年 6 月 6 日　第 1 版第 1 刷
	2025 年 2 月 1 日　第 1 版第 6 刷Ⓒ
著　者	樋口貴広・建内宏重
発行者	青山　智
発行所	株式会社 三輪書店
	〒113-0033　東京都文京区本郷 6-17-9
	TEL03-3816-7796　FAX03-3816-7756
	http://www.miwapubl.com
装　丁	柳川貴代
印刷所	三報社印刷株式会社

本書の内容の無断複写・複製・転載は，著作権・出版権の侵害となることがありますのでご注意ください．

ISBN 978-4-89590-517-6　C 3047

JCOPY ＜出版者著作権管理機構 委託出版物＞
本書の無断複製は著作権法上での例外を除き禁じられています．複製される場合は，そのつど事前に，出版者著作権管理機構（電話 03-5244-5088，FAX 03-5244-5089，e-mail: info@jcopy.or.jp）の許諾を得てください．

■ 思考を整理し　アカデミックに書く！話す！
あらゆるコミュニケーションに役立つ　伝えるための思考法

研究的思考法
想いを伝える技術

好評書

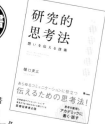

著　樋口　貴広（首都大学東京 人間健康科学研究科）

研究上の作法を利用して、自分の考えをクリアーに伝える方法を解説した書。学術文書の基本であるパラグラフ・ライティングの作法に基づき、「最初に意見・主張を示し、後に根拠を述べる」スタイルで伝える意義を解説。さらに、研究法の観点から「根拠となるデータを正しく吟味する方法」を紹介。レポートや論文の文書作成、プレゼンのスライド作成などに対応できる思考法・表現技法を学ぶことができる。つまずきやすいポイントは、例文を使って丁寧に解説。「自分の意見がなぜか人に伝わらない」と感じている人にとって、文章力・プレゼン力アップの第一歩を後押ししてくれる。

■ 主な内容

第 1 章　研究的思考法
第 1 節　研究的思考法とは
研究を教育する立場から ／ 研究的思考法 ／ 研究法ではなく研究的思考法
研究＝数値データを得ることではない ／ 数値データだけの発表はつまらない
第 2 節　大事なことを先に伝える
"大事なこと"とは何かを理解する ／ 事実＋解説で情報に意味をもたせる
大事なことを先に伝える ／ 本書の構成
コラム　事実の情報そのものが面白い場合「特別な場合」
コラム　日本人は「大事なことを先に伝える」のが苦手？

第 2 章　意見伝達の型─パラグラフ・ライティングに学ぶ
第 1 節　パラグラフの概念
パラグラフ構成のルール
ルール1：1つのパラグラフでは1つのトピック（話題）だけについて論じる
ルール2：パラグラフ内の配置によって、各文に明確な役割分担をもたせる
ルール3：パラグラフの冒頭に、パラグラフにおける意見・主張を書く努力をする
第 2 節　パラグラフから文書へ
文書におけるパラグラフの役割 ／ 読んで実感：パラグラフを作ることの重要性
長い文書の管理 ／ コラム　あえて文書にハイライトをつけるならば……
第 3 節　パラグラフ・リーディング
英文エッセイの構成が短時間で理解できる ／ センター試験の英文エッセイに挑戦
解説：英文エッセイ ／ コラム　ざっと読む：スキミングとスキャニング

第 3 章　思考と表現の整理─パラグラフ・ライティングの実践
第 1 節　大事なことを絞り込む
身近な話題でエッセイを書く ／ 時間的制約の中で書かれる典型的なエッセイ
意見・主張を1つに絞る ／ 関連要素をたくさん書く≠意見・主張
大学生のエッセイ事例から ／ コラム　1つの発表や論文で言えることは1つ
第 2 節　大事なことを際立たせる
どっちつかずの意見・主張を避ける ／ テーマに対する視点を明確にする
根拠をわかりやすく明示する ／ 想いが先走るのを避ける
コラム　想いを伝えることを忘れない
第 3 節　表現の整理
重要語句・専門用語の統一 ／ 文書の中で使用する用語を自分で決める
表現用語の使い分け ／ 表現用語により大きく変わる印象
コラム　簡潔な表現

第 4 章　科学的根拠─研究法入門
第 1 節　因果関係の推定
科学的根拠と研究法 ／ 相関関係と因果関係
因果関係を推定する：実験法の考え方
第 2 節　因果関係推定のための事前対策
順序効果 ／ 繰り返し測定での注意点 ／ 異なる対象者間の比較
何を統制するかで主張が決まる ／ コラム　大学院生時代の失敗

第 3 節　平均値の差の検定
検定の意義 ／ 統計的仮説検定 ／ ばらつきに左右される平均値
平均値の差の検定における注意点 ／ まとめ：研究法への関心
コラム　シングルケース研究

第 5 章　プレゼンテーション─パラグラフの概念を生かす
第 1 節　パラグラフの概念の活用方法
スライドをパラグラフの概念に沿って作る ／ プレゼンテーション全体の構成
構成の自由度が高い導入スライド ／ メインボディはパラグラフの概念に忠実に
結論は意見・主張（再掲載）とメッセージで締める
コラム　意見・主張から派生するメッセージ：あえて制約に触れる意味
第 2 節　わかりにくさの改善
結局何が言いたいの？ ／ 意見・主張が明示されていない
提示した情報に基づく意見・主張が自明とは限らない
口頭での説明を過信しすぎている
アニメーション機能の利用により瞬間提示になってしまった
意見・主張が情報に埋もれている ／ コラム　発表に対するコメントにも配慮を
第 3 節　スピーチで伝える
質疑への対応 ／ 話し言葉と書き言葉 ／ 話し言葉の長さ ／ "間"を挟む
実例：スピーチのための台本作り ／ コラム　言いよどみのなさすぎるスピーチ

第 6 章　論文で伝える─データの発表
第 1 節　データ発表型論文のポイント
データ発表型論文と総説型論文
3つのポイント
ポイント1：なぜ研究するのか
ポイント2：誰に読んでもらうのか
ポイント3：予想した結果が得られたか
大事な情報を言葉にしておく
コラム　書くために読む
第 2 節　タイトル・要約
タイトルと要約 ／ タイトルの事例 ／ 要約のポイント
第 3 節　目的
目的と考察をセットで考える ／ 長すぎる総論を書かない
何がわかっていて、何がわかっていないか
「先行研究がない」という主張は慎重に
引用文献が多すぎると感じる場合 ／ 引用が不足していると感じる場合
コラム　新規性、独創性が高い論文ほど先行研究をよく調べている
コラム　バイブル的な文献を作らない
第 4 節　方法・結果・考察
方法にも意識の意識が必要 ／ 研究対象・手続き・測定内容と分析
結果 ／ 考察：仮説が支持された場合 ／ 考察：仮説が支持されなかった場合
コラム　有意差に振り回されない

● 定価 3,300 円（本体 3,000 円＋税 10％）　A5　228 頁　2019 年　ISBN 978-4-89590-651-7

お求めの三輪書店の出版物が小売書店にない場合は、その書店にご注文ください。お急ぎの場合は直接小社に。

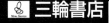

〒113-0033　東京都文京区本郷6-17-9 本郷綱ビル
編集 ☎03-3816-7796　FAX03-3816-7756　販売 ☎03-6801-8357　FAX03-6801-8352
ホームページ：https://www.miwapubl.com